土家族抗肿瘤药物集

主　审　杨　柱

主　编　龙奉玺　唐东昕

副主编　吴文宇　王娅杰　王　征　曹　岗
　　　　裴　刚　郭　斌

编　委　（以姓氏笔画为序）
　　　　王　倩　王雪雁　邓　茜　冉光辉
　　　　刘欣欣　李　高　李　娟　杨　兵
　　　　张　震　陈　杰　陈志平　陈启亮
　　　　苗翠影　黄雯琪　税会利

中国中医药出版社

·北　京·

图书在版编目（CIP）数据
土家族抗肿瘤药物集/龙奉玺，唐东昕主编．—北京：中国中医药出版社，2019.9
ISBN 978-7-5132-4806-8

Ⅰ.①土…　Ⅱ.①龙…②唐…　Ⅲ.①土家族—民族医学—抗癌药　Ⅳ.①R297.3

中国版本图书馆CIP数据核字（2018）第047043号

中国中医药出版社出版
北京经济技术开发区科创十三街31号院二区8号楼
邮政编码　100176
传真　010-64405750
三河市同力彩印有限公司印刷
各地新华书店经销

开本 787×1092　1/16　印张 17.25　字数 376 千字
2019年9月第1版　2019年9月第1次印刷
书号　ISBN 978-7-5132-4806-8

定价　69.00元
网址　www.cptcm.com

社长热线　010-64405720
购书热线　010-89535836
维权打假　010-64405753

微信服务号　zgzyycbs
微商城网址　https://kdt.im/LIdUGr
官方微博　http://e.weibo.com/cptcm
天猫旗舰店网址　https://zgzyycbs.tmall.com

如有印装质量问题请与本社出版部调换（010-64405510）

内容提要

土家族在对药物的认知方面，从药物的命名、分类、采集、炮制到药味、药性的认定都有着一套独特的体系。本书根据国家中药管理局组织编写的《土家族药物志》进行整理检索，以其中的抗肿瘤土家族药物作为重点，每一味药物保留了土家族药物三性、八味的特点，结合传统中药学所具有的归经，将其历代论述及现代抗肿瘤机制融入其中，列出临床常用抗肿瘤作用推荐，使读者能清晰地了解药物适用的肿瘤，给出使用注意，为临床运用提供参考意见。本书适合肿瘤专业工作者及医药院所工作人员阅读参考。

自 序 PREFACE

2012年《国务院办公厅关于印发少数民族事业“十二五”规划的通知》指出：“加大民族医药的保护和抢救力度，实施民族医药保护与发展工程。加强民族医药基础理论和临床应该研究……”因此，挖掘、整理少数民族传统医学，充分发挥祖国传统医药在防病治病中的重要作用，成为我们的迫切工作。

土家族对肿瘤疾病有其独到的认识，也有很多特有的用药经验。土家族医学认为肿瘤的病因是乍毒侵袭，从而产生烧箕臌、锁骨窝长羊子、癥瘕、养儿肠石瘕、滴尿症、奓肿等与肿瘤疾病或症状相类似的疾病，进而运用土家族药物进行治疗。土家族在长期的医学实践过程中，既有中国传统医药的烙印，又有独特的民族性，形成了独具特色的土家族医学体系，其内容丰富且寓含着深奥的哲理。

编写本书的目的是为了传承和弘扬中国传统医药，我们特别对土家族抗肿瘤药物进行了挖掘和整理。本次编写组织了本院吴文宇和郭斌老师及王倩、王雪雁、邓茜、冉光辉、李娟、李高、刘欣欣、陈启亮、杨兵、陈杰、张震、陈志平、苗翠影、黄雯琪、税会利等硕士研究生共同参与。在编写过程中，还得到了湖南中医药大学药学院副院长裴刚教授、中国中医科学院中药研究所王娅杰博士、陕西中医药大学中药资源产业化协同创新中心王征博士、浙江中医药大学中药炮制技术研究中心曹岗博士的大力支持，特别邀请了贵阳中医学院校长杨柱教授对本书全稿进行了审阅。在此，一并感谢！

当然，作为一本专论，编者们虽做了大量工作，并注意吸取学界最新的研究成果，花费了大量心血，但由于涉及面广泛，对土家族医药多角度、多层次的把握是否客观、准确，尚待学术上的争鸣与讨论。

龙奉玺　唐东昕

2017年8月

前言 PREFACE

土家族作为我国历史悠久的少数民族之一，他们世代生活在湘、鄂、渝、黔边区的武陵山区一带，经过土家族先民的生产实践，与其他民族的交融互通，形成了土家族医学这样一门人文与自然相结合的学科。其独具特色的民族医学体系在土家族群众的日常生活、繁衍后代中起到了防病、保健，甚至是推动社会进步等重要作用。土家族医学在历史长河中，不断发展进步，纵然经历了朝代更迭、社会动荡，土家族医学也以其特有的活力，在我国民族医学领域中占得了一席之地。

土家族群众聚集区具有得天独厚的地理环境和良好的自然气候，这使之成为天然药库。土家族对药物的认知方面，从药物的命名、药物的分类、药物的采集、药物的炮制到药味、药性的认定都有其独特的体系。基于此，编者对土家族药物进行了研究，发现土家族日常运用的药物中许多药物具有抗肿瘤作用。本书根据国家中医药管理局组织编写的《土家族药物志》进行整理检索，对关键词进行了筛选，针对筛选出的药物进行了较全面的文献查询，以确定药物的抗肿瘤作用，最终收录了148种明确具有抗肿瘤作用的土家族常用药物，每种药物均保留了土家族对药物三性、八味的介绍，再结合传统中药学对其归经的介绍，分析其中药渊源，顺序列明其历代论述及现代抗肿瘤机制，给予临床常用肿瘤的使用推荐，使读者能清晰了解药物适用的肿瘤，还注明使用注意，为临床运用提供参考意见。

由于土家族药物涵盖内容繁多，编者查阅资料的时间及精力有限，在日常工作之余组织编写，未能做到查阅详尽，其中可能存在疏漏之处，敬请各位同道及读者不吝指正，以便作为日后继续挖掘、整理的方向。

编　者

2017年8月

目 录 CONTENTS

第一章 土家族医药肿瘤防治理论

一、土家族医学相关理论的构成

（一）三元学说

三元学说作为土家族医学的指导思想，凭借“天、地、人（水）”的自然认识观，分析人体自身结构与生理、病理现象。将人体物质基础归纳为气、血、精三元物质，具有相互依存、相互制约、相互为用的关系，这些人体物质基础经三元脏器往复灌注于肌体，以维持人体的生命活动。三元学说将人体分为头部、躯干、四肢3个部分，分别称之为上、中、下三元骨架，将颅腔与胸腔、腹腔、盆腔内脏器分属上、中、下三元，将眼、耳、鼻定为上元官窍，口、皮肤汗孔和肌肉、肛门定为中元官窍，尿道口、外生殖器为下元官窍。将人体部位解剖分为上、中、下三元：上元为天，由脑、心、肺组成，统摄人体气血神志，为三元之首；中元为地，由肝、脾（胃）、肠组成，为人水谷出入之地，人体营养之“土地”也；下元为水，由肾及尿脬（膀胱）、养儿肠（子宫）、精脬（睾丸、卵巢）等脏器组成，共居下元，有排泄余水之功，为人体孕精生成处，是人的生命发生之根。

（二）毒气致病学说

土家族医学认为，毒气是疾病发生的一个重要病因，是多种疾病的致病因子，包括了天毒、蔫毒、午毒与无名之毒四类。天毒亦称“瘟毒”，多为天地间产生的秽浊之气，可以经空气传播与接触感染。蔫毒多指有形之毒，常分为虫毒、食毒、水毒、草毒。午毒是有机体代谢产物不能正常及时排除，蓄积体内产生，分为气毒、血毒、尿毒、粪毒、脓毒、痰毒、胎毒、巴达毒。无名之毒多为没有找到明确致病因素之毒。土家医药认为：“毒气致病，内而脏腑，外而肌皮，证候各异，临床表现复杂，病情变化多端，又因侵入机体毒邪量的不同，病情又有轻重之别。”土家族医学之毒气性质复杂，可具有传染性与时行性，毒性亦有强弱之别，缓急之分，致病后具有临床表现多样、内外传变的特点。

（三）病因的认识

土家族医学中并没有明确的肿瘤疾病的记载，但有与肿瘤疾病症状相类似的疾病，如烧箕臌、锁骨窝长羊子、癥瘕、养儿肠石瘕、滴尿症、奓肿等。烧箕臌是腹部如胀大鼓形，似土家人烧饭用的烧箕，会出现腹胀如鼓、青筋暴露、面黄肌瘦、厌油纳少等与肝癌中晚期样类似的症状。锁骨窝长羊子是锁骨上窝的淋巴结肿大，其常预示着肺癌的发生。癥瘕及养儿肠石瘕为养儿肠中积块坚硬，固定不移，疼痛拒按，以及面色暗、月经量多或期延后、舌边瘀点、脉沉涩等症，与卵巢癌症状相类似。滴尿症、奓肿可出现小便不利、少腹疼痛，或尿血、癃闭等与膀胱癌类似的症状。

土家医对上述疾病病因的认识有以下共性：①三元脏器所属脏腑气、血、精环流的失衡，脏腑功能受损。②生毒侵袭。生毒分为气毒、血毒、尿毒、粪毒、脓毒、痰毒、胎毒、巴达毒等，其中巴达毒为机体组织因病变日久产生肉毒邪气，使正常组织生长恶肉，是肿瘤疾病的重要病因之一。③瘟气，如风、寒、暑、湿、火异常；饮食的失度或偏嗜；情志活动的异常等。以上病因根据脏腑功能特性的不同，可以表现为多种病因相互夹杂、共同或先后出现等特点。

（四）病机的认识

土家医认为疾病变化的过程是错综复杂的，然而对于其发展变化的规律不外乎机体的气血失调、冷热失衡两种，肿瘤疾病亦是如此。三元之气亏，脏腑功能衰退，抗病能力降低；气滞，气机运行不畅，脏腑功能障碍；气逆，脏腑功能失调，气机升降失常。血亏，脏腑失于濡养，官窍不充；血瘀，血不循经或凝结成块。若上元脏器亏损，御邪能力降低，上元脏器阻滞，则津液布散不利，上元脏器上逆，可发咳嗽气喘。上元脏器血不充盈，不循经而行或凝结成块，可见神疲倦怠，或发刺痛肿块。气血失调打破气、血、精相互为用，维持机体平和的状态，给了肿瘤致病因素发生、发展与变化的空间。在各种病因作用下，破坏机体冷热的平衡，可以促进相关病理因素的进展，使得肿瘤疾病发为冷症、热症或冷热错杂之症。气血与冷热的平和是人体生命活动功能的基本保证，气血失调是肿瘤疾病发展的根本条件，冷热失衡是肿瘤疾病进展的重要因素之一。

二、土家族医学对肿瘤疾病诊断、治则治法的分析

（一）肿瘤疾病的诊断

土家医诊断疾病的方法形式多样，基本诊法里面包括了看诊、问诊、听诊、摸诊、闻诊、脉诊，具有其民族特色的诊法包括指诊、掌诊、耳诊、卦诊。众多的诊断技法，在肿瘤疾病当中运用广泛。看诊是通过对患者整体形色，以及舌苔、眼、嘴、口、鼻、皮肤、毛发等进行观察，以诊查病情的重要方法。问诊是医生通过对患者或是患者家属进行询问，以了解疾病的起因、发生、发展和现状。听诊是通过听患者的话声、呼吸、咳嗽、心跳、肠鸣、呻吟等声音以诊断疾病。摸诊是指医生用手触摸病处以了解病情。闻诊是通过嗅患者身体的气味和病室的气味来辅助诊查疾病。脉诊是给患者号脉，土家医脉象种类有三十余种，通过号脉可以判断疾病性质与状态。指诊是观察患者的手指、指甲、指纹、指形，掌诊是观察患者手掌的颜色，耳诊是用看、摸、鸡爪探等方法诊查判断“三部九区”和“三海”反射区。以上方式用于诊查三元脏器的状况。卦诊作为诊病方法的同时，也是神、药并用的治疗方法，可给予患者一定的心理安慰。

运用摸诊，可以直接触及浅层的痞肿硬块，以判断肿瘤的大小程度；通过问诊，

了解肿瘤疾病的发病时间、疼痛状态等一般情况；看诊与脉诊结合，可明确肿瘤疾病的病因病机、进展状态，确定治则治法。土家医对于肿瘤疾病的诊断以摸诊、问诊、看诊、脉诊为主，结合具有民族特色的指诊、掌诊、耳诊、卦诊为辅，多种诊断技法联合运用，结合土家族医学理论进行综合分析，给出明确的诊断。

（二）肿瘤疾病的治则治法

土家医根据疾病的性质总结出七法八则。七法为：汗法、泻法、赶法、止法、补法、温法、清法。八则为：寒则热之、热则寒之、亏则补之、实则泻之、阻止通之、肿则消之、惊则镇之、湿则祛之。

根据疾病致病因素的特点，临床上总结出十种治毒法：攻毒法、败毒法、赶毒法、清毒法、排毒法、拔毒法、化毒法、散毒法、放毒法、调毒法。肿瘤初期，正气尚足，毒邪实发，多实则泻之，可选取攻毒、败毒或拔毒之法，直达祛毒之功。肿瘤中期，疾病进展，正邪相争，多阻则通之或肿则消之，常选赶毒法或放毒法，驱除尚未完全深入脏腑的毒气。肿瘤晚期，毒邪强盛，正气衰败，多用补法，常选调毒法，以求补虚不留邪，除毒不伤体。肿瘤病位较浅，常选用清毒法或提毒法；肿瘤病位较深，常选用散毒法。

根据肿瘤疾病阶段、部位、性质的不同，七法八则与治毒十法灵活运用，随证治之。

三、土家族药物治疗肿瘤疾病的特点

土家族抗癌药物种类繁多，具有鲜明的民族特色，其优势有：①土家族聚居的山区药源丰富，药物易于获取，有些药物在乡间小道即可见到。②药物治疗肿瘤范围广，大部分抗肿瘤药物能充分涵盖临床常见肿瘤，其中单味药物往往还可用于多种肿瘤疾病的治疗。③药物具有确切的疗效，众多抗癌药物都具有良好的抑制肿瘤效果，比如蜚蠊对肝癌、结直肠癌有良好的抑制作用。

用药特点方面：①多用鲜品、生品，土家族人常将获取到的药物鲜品直接煎煮，有时还可碾碎、搅汁内服或外敷。②用量较模糊，对于药量的使用，民间土家医常用一把、一块、一兜作为计量单位。③内服外用为主，外敷、泡酒、调擦、煎洗等用药方法多样。

四、土家族抗肿瘤药物收集概况

土家族聚集区药物种类繁多，贵州与湖北接壤的武陵山区一带，作为土家族人世代繁衍生活的地方，更是满山皆草药。当地人都知道有这样一句话："黔地无闲草，夜郎多灵药。"土家族药物从药物的命名、药物的分类、药物的采集、药物的炮制到药味、药性的认定都有着一套独特的体系，其具有三性、八味，没有归经的特点。

本书收录内容以《土家族药物志》作为采集资料库。

《土家族药物志》是在国家中医药管理局指导下，由恩施土家族苗族自治州卫生局组织湖北民族学院、首都医科大学中医药学院、恩施自治州药检所等单位长期从事土家族医药研究的相关人员进行整理和编写而成，书中收载了土家族常用药物1500种和土家族药物少用品种422种，包括以下内容：正名、别名、来源、植物形态、生境与分布、采收加工、药材鉴别、民族用药经验及现代研究等，书后附有中名索引、拉丁名索引和分类索引、土家族药物少用品种附表。

编者通过建立土家族抗肿瘤药物数据库，进行相关数据分析。设定关键词：肿瘤、癌、癥瘕、痞块、包块、无名肿块等近似现代肿瘤疾病的名词，对《土家族药物志》进行整理，初步筛查出相关药物277味，建立土家族抗肿瘤药物名录。对筛查出的药物在中国知网、万方数据知识服务平台、PubMed医学文献检索服务系统中拟定关键词："药物名称"+癌、"药物名称"+肿瘤、"英文名称"+cancer、"英文名称"+tumor进行主题检索，确定药物的抗肿瘤作用，最终检索出144味明确具有抗肿瘤作用的土家族常用药物。依据二次检索结果，从《土家族药物志》正文中搜集出抗肿瘤中药的有关原始资料，包括以下几项：药名项、科属项、药味项、药性项、毒性项、来源项，利用Microsoft Office Excel 2013软件建成土家族抗肿瘤药物数据库。结合土家族药学理论进行归纳统计，将药性分为温、平、凉三性，药味分为辣、酸、甜、苦、咸、涩、淡、麻八味，毒性分为有大毒、有毒、小毒、无毒四类。通过对土家族抗肿瘤药物的科属、性味、来源等利用Microsoft Office Excel 2013软件进行频数分析，通过分析结果建立相应图表，寻找其中隐藏的规律。结合分析结果，对土家族抗肿瘤的药性规律进行分析探讨，得出相应结论。

（一）土家族抗肿瘤药物收录结果

表1　土家族抗肿瘤药物

药物大类	药物名称
动物类（8味药）	壁虎、土鳖虫、蜈蚣、蛐蟮、四脚蛇、蚂蟥、花斑蝥、蛴螬
植物类（136味）	大蒜、天冬、金刚藤、海螺七、土茯苓、野黄花根、珍珠菜、水荆芥、石板花、上天梯，千金子、刮金板、猫儿草、算盘子、地瓜、苦参、黄芪、葛根、含羞草、乌饭果，茯苓、鼻血莲、金线吊乌龟、急性子、喜树、五谷子、苞谷心、南竹笋、三棱、绞股蓝，藤贝母、木鳖子、老鼠瓜、百味莲、八仙花、九节茶、地黄瓜、铧口尖、木芙蓉花、木槿花，棉花根、狗牙半枝莲、狗牙瓣、还魂草、白术、苍术、野苦荬菜、紫菀、血当归、兔耳伞，铁刺盖、野菊、泥鳅串、蒲公英、癞子草、卷柏、凤眼草、臭椿根皮、白及、山慈菇，叫花子七、草河车、酸汤杆、大黄、何首乌、龙胆地丁、羊角细辛、白首乌、神豆腐、马兜铃，青木香、马桑根、升麻、岩黄连、铁棒槌、威灵仙、老鼠屎、洋桃根、女贞子、连翘，三叶青、五爪龙、独正岗、隔山消、干漆、白花蛇舌草、拉拉藤、鸡屎藤、绣花针、木瓜，刺梨、桃仁、蛇泡草、月月红、毛和尚、狗奶子、野辣椒、烟叶、蛇床子、前胡，满天星、木头针、无花果、奶母、奶浆果、茶树根、油菜子、石蒜、棕树七、漆姑草，黄药子、抱石莲、老龙须、蛇苞谷、魔芋、三步跳、狗爪半夏、独角莲、耗儿七、老虎麻，三角枫、一口印、江边一碗水、玄参、飞蛾藤、红苕藤、白木耳、白屈菜、血灌肠、延胡索，龙江黄芪、射干、搜山虎、六月雪、地泡、马尿泡

表1所统计的结果表明,《土家族药物志》收录的药物中,具有直接抗肿瘤作用机制的药物大部分来源于植物,共计136味药(占94.44%),动物类药有8味(占5.56%)。

(二)土家族抗肿瘤药物科属分析

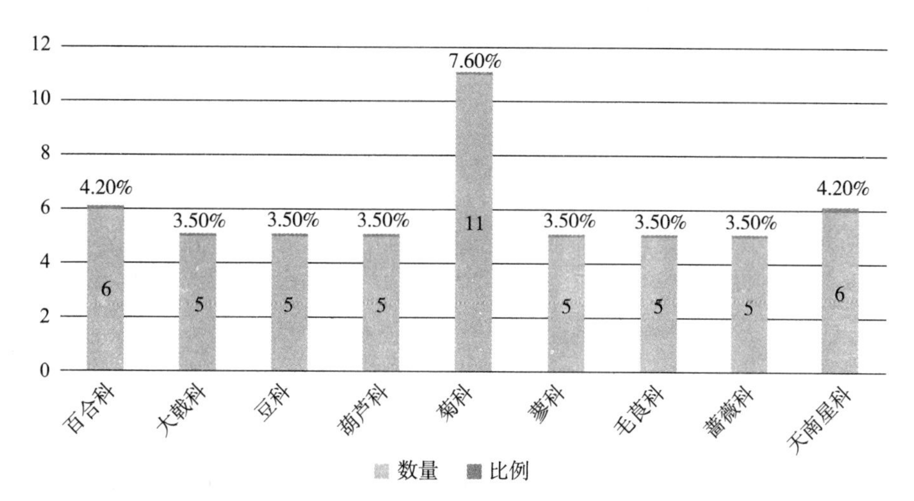

图1　土家族抗肿瘤药物高频科属柱状分布情况

如图1所示,图中收录了土家族抗肿瘤药物出现频次≥5的科属,其中菊科药物占所有药物的7.60%,其次是百合科与天南星科植物,各占4.20%,大戟科、豆科、葫芦科、蓼科、毛茛科及蔷薇科各占3.50%,以上高频科属占144味抗肿瘤药物的37.00%。

表2　土家族抗肿瘤药物科属分布情况

频次	科属	比例
11	菊科	7.05%
6	百合科、天南星科	8.40%
5	大戟科、豆科、葫芦科、蓼科、毛茛科、蔷薇科	20.90%
4	桑科、茄科、葡萄科、茜草科	11.10%
3	罂粟科、伞形科、景天科、锦葵科、禾本科	10.40%
2	唇形科、防己科、堇菜科、兰科、苦木科、萝藦科、马兜铃科、木犀科、石蒜科、小檗科、旋花科、鸢尾科	16.70%
1	鳖科、壁虎科、报春花科、大蜈蚣科、多孔菌科、杜鹃花科、珙桐科、凤仙花科、黑三棱科、金粟兰科、金龟子科、虎耳草科、卷柏科、巨蚓科、龙胆科、马鞭草科、马桑科、猕猴桃科、漆树科、石龙子科、十字花科、山茶科、松萝科、水蛭科、水龙骨科、薯蓣科、石竹科、五加科、卫矛科、玄参科、银耳科、酢浆草科、紫金牛科、泽泻科、元青科、雨久花科	25.00%

如表2所示,频次最高的科属为菊科,11次,占土家族抗肿瘤药物的7.05%;频

次在6的科属包含了2种，分别为百合科、天南星科，占土家族抗肿瘤药物的8.40%；频次在5的科属包含了6种，分别为大戟科、豆科、葫芦科、蓼科、毛茛科、蔷薇科，占土家族抗肿瘤药物的20.90%；频次在4的科属包含了4种，分别为桑科、茄科、葡萄科、茜草科，占土家族抗肿瘤药物的11.10%；频次在3的科属包含5种，分别为罂粟科、伞形科、景天科、锦葵科、禾本科，占10.40%；频次在2的科属包含12种，分别为唇形科、防已科、堇菜科、兰科、苦木科、萝藦科、马兜铃科、木犀科、石蒜科、小檗科、旋花科、鸢尾科，占16.70%；频次为1的科属包含36种，分别为鳖科、壁虎科、报春花科、大蜈蚣科、多孔菌科、杜鹃花科、珙桐科、凤仙花科、黑三棱科、金粟兰科、金龟子科、虎耳草科、卷柏科、巨蚓科、龙胆科、马鞭草科、马桑科、猕猴桃科、漆树科、石龙子科、十字花科、山茶科、松萝科、水蛭科、水龙骨科、薯蓣科、石竹科、五加科、卫矛科、玄参科、银耳科、酢浆草科、紫金牛科、泽泻科、元青科、雨久花科，占25.00%。

（三）土家族抗肿瘤药物药性分析

土家族药物具有独特的理论体系，对于药物药性的认定分别为凉、温、平。由于《土家族药物志》受中医药的影响，里面记载的药物具有热性、寒性、微热、微寒、微凉、微温等药性，针对数据库的药性进行整理，将中药注明的热、微热、微温性质的药物，统一整理为温性药；将中药注明为寒、微寒、微凉的药物，统一整理为凉性药。表3对土家族抗肿瘤药物的药性进行统计分析。

表3 土家族抗肿瘤药物药性频数

药　性	数　量	比　例
凉	77	53.47%
平	36	25.00%
温	31	21.53%

如表3所示，土家族抗肿瘤药物中，有一半以上的药物为凉性，高达77味；温性药物的比例最低，为21.53%，为31味药；平性药物有36味药，占25.00%。对于肿瘤药物的运用，土家族多集中在凉性药。用饼状图（图2）示例如下。

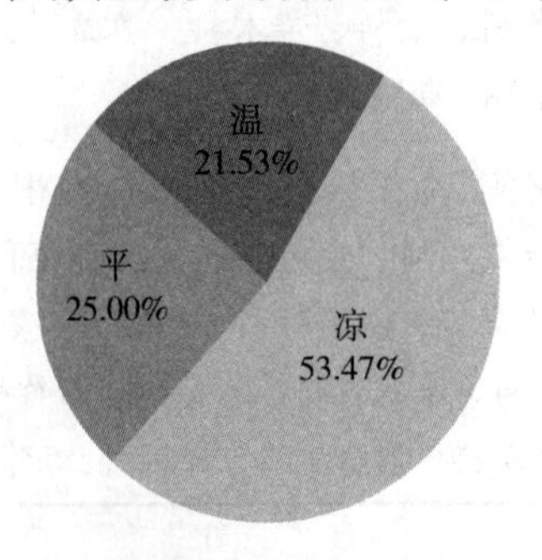

图2 土家族抗肿瘤药物药性百分比

（四）土家族抗肿瘤药物药味分析

土家族药物对于药味的认定为：酸、苦、甜、辣、咸、麻、淡、涩八味，因为每一味药物兼具的药味数繁多，药物的首列药味多为主要药味，故将土家族抗肿瘤药物数据库中首列药味作为统计分析对象，对各药分析见图 3。

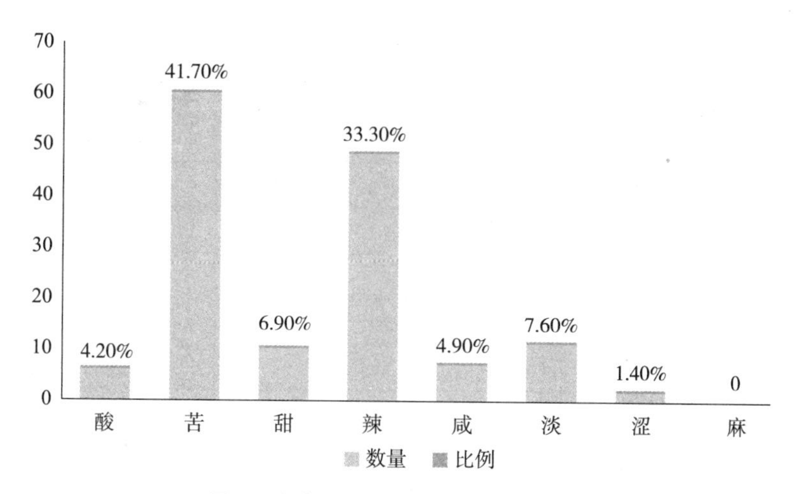

图 3　土家族抗肿瘤药物药味柱状分析

如图 3 所示，土家族抗肿瘤药物药味主要集中在苦味与辣味，各占总药味数的 41. 7%、33. 30%；排在第三位的为淡味，共 11 味，占 7. 60%；第四位的为甜味，共 10 味，占 6. 90%；第五位的为咸味，共 7 味，占 4. 90%；第六位为酸味，共 6 味，占 4. 20%；最后一味为涩味，共 2 味，占 1. 40%。其中麻味没有出现在首列药味中，故统计为 0 味药。如图 4 饼状图所示。

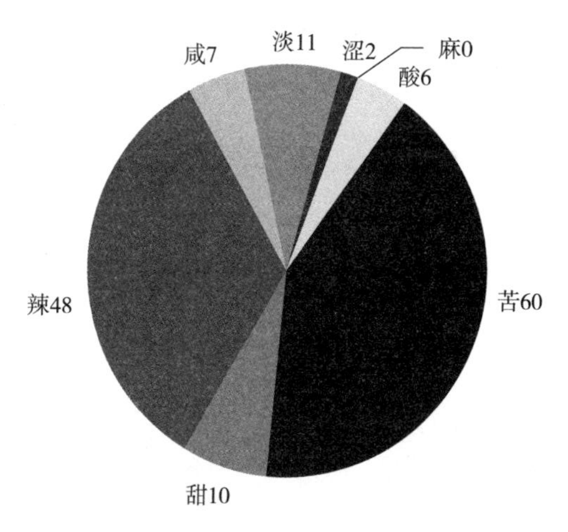

图 4　土家族抗肿瘤药物药味饼状图分析

（五）土家族抗肿瘤药物药用部位分析

表 4 土家族抗肿瘤药物药用部位比例

药用部位	数量	比例
茎	51	35. 42%
全草	44	30. 56%
果实	14	9. 72%
根	9	6. 25%
干燥虫体	8	5. 56%
种子	7	4. 86%
鳞茎	4	2. 78%
花	3	2. 08%
菌核	1	0. 69%
穗轴	1	0. 69%
树脂	1	0. 69%
子实体	1	0. 69%

对土家族抗肿瘤药物药用部位进行统计，结合实际药用情况，将部分根茎类药物整理为茎类，幼苗类整理为全草，得出上表数据。如表 4 所示，茎类药物种数最多，有 51 味药，占 35. 42%；其次是全草类药物数达 44 味，占 30. 56%；第三是果实，有 14 味药，占 9. 72%；根类药物 9 味，占 6. 25%；干燥虫体 8 味，占 5. 56%；种子 7 味，占 4. 86%；鳞茎 4 味，占 2. 78%；花 3 味，占 2. 08%；菌核、穗轴、树脂、子实体均为 1 味，各占 0. 69%。抗肿瘤药用部位柱状分析如图 5 所示。

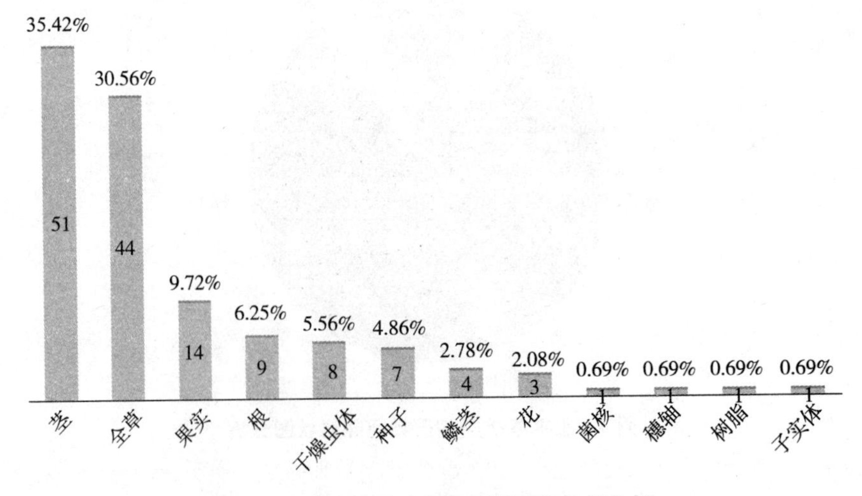

图 5 土家族抗肿瘤药物药用部位柱状分析

（六）土家族抗肿瘤药物毒性分析

表 5 土家族抗肿瘤药物毒性分析

毒　性	药　味	比　例
有毒	22	15%
小毒	14	10%
大毒	4	3%
无毒	104	72%

由表 5 可见，土家族抗肿瘤药物中无毒药物数量最多，为 104 味，占 72%。其中有毒、小毒与大毒类药物总计 40 味，占 28%。有毒是介于无毒与小毒之间的一种毒性，且根据其趋势看，大毒至无毒呈现递增趋势。详情见图 6。

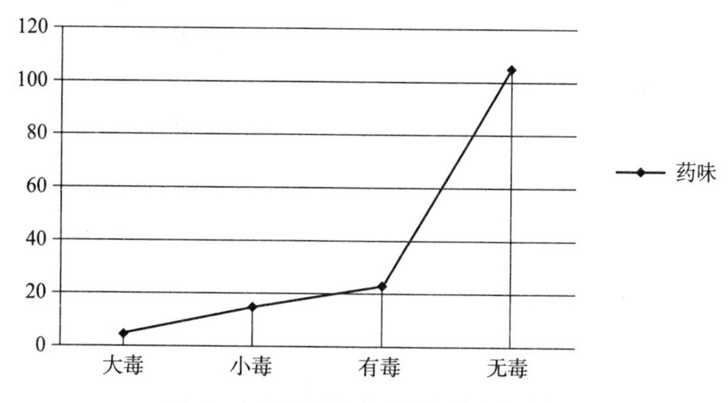

图 6 土家族抗肿瘤药物毒性比例趋势

如图 6 所示，土家族抗肿瘤药物中，有一部分药物具有毒性，可起到以毒攻毒之效，但整体趋势在于使用无毒药物，以保证临床使用的安全，符合药物使用上少用或不用有毒药的基本原则。

由以上数据可以发现，土家族肿瘤药物植物药中，菊科、百合科、天南星、大戟科、豆科、葫芦科、蓼科、毛茛科、蔷薇科等高频科属植物具有抗肿瘤作用的药物居多，且大部分药用部位来源于茎类，这为现代抗肿瘤药物的筛选、靶向肿瘤药物的筛查、抗肿瘤药物的研发，提供了文献基础及研究方向。对药性及药味的分析结果发现，一半以上的药物具有凉性，且苦味药与辣味药居多，由传统中药四气五味理论反向推导可知，土家医治疗肿瘤多使用养阴、清热、散结的药物，与传统医学中治疗肿瘤多选用扶正、攻毒、散结之原则相似。根据毒性药物的使用及用药安全趋势来看，土家医擅长使用毒性药，懂得利用以毒攻毒之法治疗肿瘤疾病，对于毒性药物的选择，整体用药上以无毒、有毒或小毒居多，大毒占少数，以保障患者的用药安全，基本符合传统中医学安全使用药物的原则。

参考文献

[1] 龙奉玺，唐东昕．土家族医学三元学说及毒气致病理论探讨［J］．江西中医药大学学报，2012，24（1）：1-3.

[2] 陈启亮，唐东昕，冉光辉，等．土家族三元学说与中医学三焦学说之异同［J］．中国民族医药杂志，2016，22（3）：71-72.

[3] 陈启亮，唐东昕，龙奉玺．土家族抗癌药物的收集整理［J］．中医学报，2016，31（5）：628-631.

[4] 方志先，赵晖，赵敬华．土家族药物志（上下）［M］．中国医药科技出版社，2007：1-1220.

[5] 葛月宾，万定荣．《湖北省中药材质量标准》拟收载部分土家族药材的成分和药理研究进展［J］．中南民族大学学报（自然科学版），2008，27（4）：50-55.

[6] 李春，张雅，林丽美，等．中药常山中常山碱和异常山碱的含量测定［J］．中国药学杂志，2011，46（8）：623-626.

[7] 韦波，王仁生，苏莉，等．肿节风减轻鼻咽癌放射性口干的成本-效果分析［J］．广西医科大学学报，2010，27（2）：247-250.

[8] Bin-Yan GU，Xiang SL，Zhuang YZ，et al. Diallyl disulfide inhibit migration and invasion in human gastric cancer SGC7901 cells and its mechanism［J］. Chinese Pharmacological Bulletin，2012，28（2）：213-217.

[9] 李璘，邱蓉丽，周长慧，等．女贞子多糖对荷瘤小鼠免疫功能的影响［J］．南京中医药大学学报，2008，24（6）：388-390.

[10] 曾美怡．关于马兜铃酸类成分的毒性反应［J］．中药新药与临床药理，1995，6（2）：48.

[11] 张运钧，张煜．外用良药土大黄［J］．中医外治杂志，2008，17（3）：35.

[12] 李毓，胡笑克，吴棣华，等．薏苡仁酯对人鼻咽癌细胞裸鼠移植瘤的治疗作用［J］．华夏医学，2003，16（1）：1-3.

[13] 罗俊，龙庆德，李诚秀，等．地冬及天冬对荷瘤小鼠的抑瘤作用［J］．贵阳医学院学报，2000，25（1）：15-16.

[14] 上海南昌制药厂．木瓜抑制艾氏腹水癌有效成分的研究（初报）［J］．中草药通讯，1976，7（6）：15.

[15] 宫丽华，汪海霞，王先磊，等．柘木根多糖对小鼠腹腔巨噬细胞活性的影响及其抑瘤作用［J］．山东中医药大学学报，2002，26（2）：145-146.

[16] 曾晓芳，黄显．木芙蓉根提取物的急性毒性及体外抗肿瘤活性的实验研究［J］．福建中医药，2014，45（2）：55-58.

[17] Yun B S，Ryoo I J，Lee I K，et al. Two bioactive pentacyclic triterpene esters from the root bark of Hibiscus syriacus［J］. Journal of Natural Products，1999，62（5）：764-766.

[18] 李雪萍．臭椿皮提取物体内抗肿瘤作用的实验研究［J］．甘肃科学学报，2003，15（4）：124-125.

[19] 范云双，姚智，滕杰，等．绿升麻中具有抗肿瘤活性的三萜类化合物［J］．中草药，2007，38（2）：167-170.

[20] 郭润妮，倪孟祥．无花果多糖体外抗氧化及抗肿瘤活性研究［J］．化学与生物工程，2015，32（3）：49-52.

[21] 余清．乌饭树叶中黄酮等有效成分分析及抗肿瘤作用研究［D］．福州：福建农林大学，2003：100.

[22] 蔡云，孙烨，刘昳，等．白术挥发油对癌性恶病质小鼠血清细胞因子 TNF-α、IL_2 的影响［J］．陕西中医，2006，27（11）：1432-1434.

[23] 武汉医学院病理学系中草药教研室．白及抗肿瘤作用研究简报［J］．武汉医学院学报，1978，6（2）：115.

[24] 周爱如，吴彦坤，侯元怡．银耳多糖抗肿瘤作用的研究［J］．北京医科大学学报，1987，18（3）：150.

[25] 曹喆，王丽娟，吴明辉，等．白屈菜红碱逆转人乳腺癌多药耐药的机制［J］．中国医学科学院学报，2011，33（1）：45-50.

[26] 高超，刘颖，蔡晓敏，等．白花蛇舌草抑制 Hela 细胞肿瘤活性的体外实验研究［J］．徐州医学院学报，2007，27（9）：571-574.

[27] Ruifang Liu，Zhifei Cao，Jian T，et al. Lycorine hydrochloride inhibits metastatic melanoma cell-dominant vasculogenic mimicry［J］. Pigment Cell & Melanoma Research，2012，25（5）：630-638.

[28] 鄂少廷，唐新德，闵德潜，等．薜荔果多糖对小白鼠免疫功能影响的探讨［J］．武汉医学院学报，1980，8（4）：13-17.

[29] 王乙同，马立东，孟宪生．基于微流控芯片技术研究水红花子复方抗肿瘤的作用［J］．中国现代中药，2014，16（2）：100-108.

[30] 高巍，胡人杰．生物多糖非免疫活性的抗癌作用机制［J］．天津药学，2005，17（5）：42-45.

[31] 刘湘摘，尤金校．豆薯种子的细胞毒作用［J］．国外医药·植物药分册，1991，6（6）：272.

[32] 郑莹．荨麻中鞣质的含量及其抗肿瘤抗氧化药理作用研究［D］．哈尔滨商业大学，2015：25.

[33] 段志刚，毕志明．萝藦科植物中甾类成分的抗肿瘤作用［J］．药学进展，2010，34（10）：443-448.

[34] 彭飞，彭玲，黄琼瑶．血根碱调控肿瘤细胞周期机制研究进展［J］．湖南中医杂志，2011，27（2）：130-132.

[35] 何卓阳，张齐，王桃云，等．茅苍术醇提取物在子宫颈癌 SKOV-3 细胞的抗肿瘤作用［J］．中药药理与临床，2013，29（2）：88-90.

[36] 张鹏，林晨，张晓凯，等，去甲斑蝥素抑制胃癌 MGC_{803} 细胞生长并诱导其凋亡［J］．暨南大学学报（自然科学与医学版），2013，34（4）：385-390.

[37] 张家铨，王继光，李常春，等．土青木香降压成分——广玉兰碱的药理作用［J］．上海第一医学院学报，1965，3（1）：40.

[38] 许国平，张春妮，汪俊军，等．刺梨汁和诺丽汁对人卵巢癌细胞株 COC2 抑制作用的研究［J］．临床检验杂志，2006，24（2）：137.

[39] 赵春超．凤眼草和蓬子菜化学成分及生物活性研究［D］．沈阳：沈阳药科大学，2007：20.

[40] 陈立波．苦参碱对宫颈癌 Hela 细胞增殖、凋亡及 Survivin 基因表达的影响［J］．中国实验方剂学杂志，2013，19（15）：235-238.

[41] Katz N，Shapiro D，Herrmann T，et al. Rapid onset of cutaneous anesthesia with EMLA cream after pretreatment with a new ultrasound-emitting device［J］. Anesth Analg，2004，98（2）：371-376.

[42] 黄显章，邹鹏程，高秋芳．金刚藤有效部位群治疗慢性盆腔炎的抗炎镇痛作用［J］．中国实验方剂学杂志，2010，16（7）：114-117.

[43] 段文杰．枸杞子的药理作用及价值［J］．黑龙江医药，2013，26（1）：127-128.
[44] 黄丹丹，张伟云．垂盆草醇提物对人肝癌细胞 $HepG_2$ 的抑制作用及其机制初探［J］．东南大学学报（医学版），2009，28（4）：302-306.
[45] 陈雨洁，林亲雄，万定荣，等．景天属三种植物药不同提取部位及总黄酮抗肿瘤作用研究［J］．中央民族大学学报（自然科学版），2011，20（2）：88-92.
[46] 钟振国，张雯艳，张凤芬，等．中越猕猴桃根提取物的体外抗肿瘤活性研究［J］．中药材，2005，28（3）：215-218.
[47] 陆柏益．竹笋中甾醇类化合物的研究［D］．杭州：浙江大学，2007：80.
[48] 马秀红．水蛭的药理及临床应用［J］．中国社区医师，2001，17（12）：8.
[49] 施建平，金怒云，邬梅花，等．草河车治疗不同阶段胃癌病变的实验动物研究［J］．氨基酸和生物资源，2016，38（2）：50-53.
[50] 刘林，霍志斐，史树堂，等．茯苓多糖的药理作用概述［J］．河北医药，2010，32（9）：1427-1428.
[51] Conde V R，Alves M G，Oliveira P F，et al. Tea（Camellia Sinensis（L.））：a Putative Anticancer Agent in Bladder Carcinoma?［J］．Anti-cancer agents in medicinal chemistry，2015，15（1）：26-36.
[52] 史琳，赵红，张璐雅，等．绞股蓝药理作用的研究进展［J］．药物评价研究，2011，34（2）：125-129.
[53] 徐向毅．珍珠菜有效部位抗肿瘤作用及其机制研究［D］．苏州：苏州大学，2003：40-50.
[54] Lee MS，Yuet-Wa JC，Kong SK，et al. Effects of polyphyllin D，a steroidal saponin in Paris polyphylla，in growth inhibition of human breast cancer cells and in xenograft［J］．Cancer Biol Ther，2005，4（11）：1248-1254.
[55] 王亭，徐暾海，徐海燕，等．伏毛铁棒锤的研究进展［J］．时珍国医国药，2008，19（9）：2162.
[56] 郭继龙，王世军．椿皮抑制 S_{180} 肉瘤血管生成机理的实验研究［J］．中国实验方剂学杂志，2008，14（8）：48-50.
[57] Yamaki K，Kim D H，Ryu N，et al. Effects of naturally occurring isoflavones on prostaglandin E_2 production［J］．Planta Medica，2002，68（2）：97-100.
[58] 谷俊朝，余微波，王宇，等．黄芪多糖对 TA2 小鼠乳腺癌 MA-891 移植瘤生长及 HSP70 表达的影响［J］．中华肿瘤防治杂志，2006，13（20）：1534-1537.
[59] 李俊萱，于海食，宋雨婷，等．黄药子的现代研究进展［J］．中国医药指南，2013，11（26）：52-55.
[60] 梅全喜，董鹏鹏，李红念，等．鲜龙葵果治疗肿瘤的药理学基础与临床应用研究进展［J］．时珍国医国药，2016，27（7）：1713-1716.
[61] 周黎，赵颖，王玉，等．中华苦荬菜提取物 Chinensiolide A 的体外抗肿瘤活性［J］．中国医学创新，2015，12（34）：109-111.
[62] 程丽霞，张本宏．蛇床子素联合顺铂对人肺癌细胞的杀伤效应及机制［J］．检验医学，2015，30（6）：631-634.
[63] 徐正哲，王飞雪，陈正爱．异叶天南星氯仿萃取物对肝癌 $HepG_2$ 细胞的凋亡作用［J］．延边大学医学学报，2016，39（1）：10-13.
[64] 张昱．ApoG2 抑制乳腺癌细胞增殖并诱导其凋亡的实验研究［D］．广州：南方医科大学，2015：55-60.
[65] 袁涛，朱炳喜，刘军权，等．葛根素对 γδT 细胞杀伤肝癌 $SMMC_{7721}$ 细胞的影响［J］．中国现代

应用药学，2015，32（4）：419-424.

[66] 常娟娟.5，6-二羟基-3，7，4'-三甲氧基黄酮醇化合物的抗肝癌活性及机制研究［D］. 济南：山东大学，2015：25-60.

[67] 靳彩玲，赵树鹏，张清琴，等．低毒性磁性纳米颗粒搭载喜树碱的抗肺癌作用［J］. 中国病理生理杂志，2016，32（5）：928-932.

[68] 韩立军．蚯蚓组织提取物的抗菌、抗肿瘤及免疫增强活性研究［D］. 保定：河北农业大学，2007：24-46.

[69] 陈百先，丁元生，陈陵际．蓖麻子炮制品抗肺癌作用的实验研究［J］. 中国中药杂志，1994，19（12）：726-727.

[70] 张素英，周万镜．漆姑草提取物体外抗肿瘤活性的初步筛选研究［J］. 亚太传统医药，2012，8（8）：21-23.

[71] 任建琳，季青，陈文婷，等．白藜芦醇防治结直肠癌的研究进展［J］. 国际消化病杂志，2014，34（1）：48-51.

[72] 崔朝初，王建刚，段冷昕，等．壁虎醇提物诱导人喉癌细胞 Hep2 凋亡的实验研究［J］. 天然产物研究与开发，2013，25（4）：551-554.

[73] Cheng G，Zhang Y，Zhang X，et al. Tubeimoside V（I），a New Cyclic Bisdesmoside from Tubers of Bolbostemma paniculatum，Functions by Inducing Apoptosis in Human Glioblastoma U87MG Cells.［J］. Bioorganic & Medicinal Chemistry Letters，2006，37（17）：4575-4580.

[74] Ansil P N，Wills P J，Varun R，et al. Cytotoxic and apoptotic activities of Amorphophallus campanulatus，（Roxb.）Bl. tuber extracts against human colon carcinoma cell line HCT-15［J］. Research in Pharmaceutical Sciences，2014，9（4）：524-531.

[75] 王刚，麻兵继．岩白菜素的研究概况［J］. 安徽中医药大学学报，2002，21（6）：59-62.

[76] 丁丽，纪其雄，吕雯婷，等．三叶青水提物体内、体外抗肿瘤作用的研究［J］. 中成药，2013，35（5）：1076-1078.

[77] 张铁，彭翠平，王永林，等．α-常春藤皂苷抗肿瘤作用机制研究［J］. 中药新药与临床药理，2015，26（2）：175-179.

[78] 周茜，唐瑛，孙欢，等．半夏总生物碱对人肺癌细胞增殖的抑制作用［J］. 药学实践杂志，2013，31（1）：38-41.

[79] 徐小娟，蔡懿鑫，毛宇，等．山慈菇多糖对荷 H22 肝癌小鼠的抗肿瘤机制研究［J］. 食品研究与开发，2015，36（7）：23-25.

[80] 童洪飞，林海舵，张伟，等．大黄素对胰腺癌细胞 BXPC-3 的体内抑制作用［J］. 中华中医药杂志，2010，25（8）：1211-1214.

[81] 杨晓鲲，苏杰，徐贵森．土茯苓提取物对消化道肿瘤细胞的体外作用［J］. 西南国防医药，2014，24（3）：253-256.

[82] 葛钢锋，余陈欢，吴巧凤．土鳖虫醇提物对体外肿瘤细胞增殖的抑制作用及其机制研究［J］. 中华中医药杂志，2013，28（3）：826-828.

[83] 李静．酢浆草提取物体外抗肿瘤和抗氧化研究［D］. 保定：河北大学，2011：12-34.

[84] 金莲花．中药干漆的药理作用及临床应用［J］. 现代医药卫生，2007，23（16）：2467-2468.

[85] 黄晓桃，黄光英，薛存宽，等．千金子甲醇提取物抗肿瘤作用的实验研究［J］. 肿瘤防治研究，2004，31（9）：556-558.

[86] 陶雪芬，张如松．告达庭葡萄糖苷的合成及抗肿瘤活性研究［J］．中国现代应用药学，2011，28（7）：644-648.
[87] 陈娅萍，史廷娇，高淞文，等．黄瓜香总黄酮对 H_2O_2 诱导的肝损伤的保护作用［J］．中国民族民间医药，2012，21（2）：23-24.
[88] 谭建宁，高振霞．丁公藤的研究进展［J］．广西科学院学报，2008，24（1）：49-52.
[89] 赵婧，阮红，高秋萍，等．紫心甘薯多糖的分离及组分抑癌活性研究［J］．浙江大学学报（医学版），2011，40（4）：365-373.
[90] Li J，Di L H，Liu W X，et al. Usnic acid inhibits ER stress activation through AMPK signaling pathway in rat cardiomyocytes［J］. European Review for Medical & Pharmacological Sciences，2014，18（17）：2538-2543.
[91] 曾文雪，宋小玲，张尧，等．龙胆苦苷药理学活性及药动学研究进展［J］．江西中医药，2014，45（5）：69-71.
[92] 李玲．马桑化学成分研究及马桑中黄酮的生物活性研究［D］．郑州：郑州大学，2005：10-20.
[93] 于向艳，崔雯萱，孙士萍，等．木鳖子对羟基桂皮醛对小鼠黑素移植瘤生长的抑制作用及机制研究［J］．中草药，2016，47（10）：1740-1745.
[94] 郭润妮，倪孟祥．无花果多糖体外抗氧化及抗肿瘤活性研究［J］．化学与生物工程，2015，32（3）：49-52.
[95] Aboul-Enein A M，Shanab S M，Shalaby E A，et al. Cytotoxic and antioxidant properties of active principals isolated from water hyacinth against four cancer cells lines［J］. Bmc Complementary & Alternative Medicine，2014，14（1）：1-11.
[96] 孙启文，吴松，柳航，等．荔枝草的化学成分及药理作用研究新进展［J］．中国药师，2014，17（3）：481-483.
[97] 侯新楠，赓迪，蔡昂，等．壁虎鲜品和炮制品抗肿瘤活性比较研究［J］．中药材，2008，31（7）：957-959.
[98] 亢寿海，王佾先，张琴芬．复方五爪龙抗癌作用的实验研究［J］．铁道医学，1999，27（2）：36-37.
[99] 陈莉华，廖微，肖斌，等．玄参多糖体外清除自由基和抗氧化作用的研究［J］．食品工业科技，2013，34（7）：86-89.
[100] 张国铎，谢丽，胡文静，等．延胡索总碱对人肝癌细胞系 $HepG_2$ 抑制作用及其对 microRNA 表达谱的影响［J］．南京中医药大学学报，2009，25（3）：181-183.
[101] 李治甫．抱石莲化学成分及其抗结核等生物活性研究［D］．贵阳：贵阳中医学院，2011：12-25.
[102] Konoshima T，Konishi T，Takasaki M，et al. Anti-tumor-promoting activity of the diterpene from Excoecaria agallocha. Ⅱ.［J］. Biological & Pharmaceutical Bulletin，2002，24（12）：1440-1442.
[103] 孙颖桢，陈科力，刘震．江南卷柏总黄酮对 HT-29 细胞增殖及 COX-2mRNA 表达的抑制作用［J］．中成药，2010，32（9）：1590-1591.
[104] 孙桂波，邓响潮，郭宝江，等．何首乌蒽醌苷类化合物抗肿瘤作用研究［J］．中国新药杂志，2008，17（10）：837-841.
[105] 万进，方建国．环烯醚萜类化合物的研究进展［J］．医药导报，2006，25（6）：530-533.
[106] Bruning A. Inhibition of mTOR signaling by quercetin in cancer treatment and prevention［J］. Anti-

cancer agents in medicinal chemistry，2013，13（7）：1025-1031.

[107] 胡文静，钱晓萍，涂云霞，等．连翘乙醇提取物抗肿瘤作用的实验研究［J］．南京中医药大学学报，2007，23（6）：379-381.

[108] 陈磊，王津江，宋洪涛，等．菊三七属植物化学成分和药理作用研究进展［J］．中草药，2009，40（4）：666-668.

[109] 付瑾．维药老鼠瓜化学成分和抗肿瘤活性的初步研究［D］．乌鲁木齐：新疆医科大学，2010：12-30.

[110] 陶朝阳，吕泰省．雪胆根抗肿瘤活性成分研究［J］．第二军医大学学报，1999，20（5）：337-339.

[111] 周莉，王汉楚，郑飞云，等．应用双向凝胶电泳分析掌叶半夏总蛋白对人卵巢癌 SKOV3 细胞蛋白质表达谱的影响［J］．中华中医药学刊，2010，28（4）：789-792.

[112] 范超敏，卢秀彬，钟耕，等．臭黄荆叶理化组成及挥发油成分分析［J］．食品科学，2011，32（8）：248-251.

[113] 吴素珍，李加林，朱秀志．兔儿伞醇提物的抗肿瘤实验［J］．中国医院药学杂志，2011，31（2）：102-104.

[114] Zhang G G，Jing Y，Zhang H M，et al. Isolation and cytotoxic activity of selaginellin derivatives and biflavonoids from Selaginella tamariscina［J］．Planta Medica，2012，78（4）：390-392.

[115] 吴洋博，巩江，倪士峰，等．含羞草药学研究进展［J］．安徽农业科学，2010，38（15）：7874-7875.

[116] Zhang J X，Fong W F，Wu J Y，et al. Pyranocoumarins isolated from Peucedanum praeruptorum as differentiation inducers in human leukemic HL-60 cells［J］．Planta Medica，2003，69（3）：223-229.

[117] 徐明丽，韩伟，吴勇杰．蛇葡萄素钠协同卡铂抑制人肺腺癌 SPC-A-1 细胞增殖［J］．中国临床药理学与治疗学，2011，16（8）：890-894.

[118] 杜新春，宋艳玲，庞颖，等．独角莲多糖的提取及体外抗肿瘤活性研究［J］．沈阳化工大学学报，2015，29（1）：7-9.

[119] 蔡阳，宋文，杨俊，等．急性子不同提取部位在 PC-3 细胞中抗肿瘤作用研究［A］//中国医师协会、中国医师协会中西医结合医师分会．2014 中国医师协会中西医结合医师大会论文摘要集［C］．中国医师协会、中国医师协会中西医结合医师分会，2014：2.

[120] 赵英，余春粉，张桂英，等．威灵仙总皂苷抗肿瘤作用及其对癌细胞增殖周期的影响［J］．时珍国医国药，2010，21（8）：1908-1909.

[121] Ohrishi M，et al. Inhibitory effects of chlorogenic acids or linoleic acid perox idation and haemolysis［J］．Phytochemistry，1994，36（3）：576-583.

[122] 吴英花，张红英．桃仁乙醇提取物对小鼠移植性 S_{180} 肿瘤的抑制作用［J］．延边大学医学学报，2015，11（4）：283-285.

[123] 张庆英，赵玉英，涂光忠，等．飞廉中新型生物碱和生藤中新甾体皂苷的结构与生物活性研究［A］//第七届北京青年科技论文评选获奖论文集［C］，2003：2.

[124] 何秀霞，张春兰，何乃彦，等．独角莲提取液体外抗宫颈癌 Hela 细胞增殖和诱导凋亡的研究［J］．时珍国医国药，2011，22（7）：1620-1621.

[125] 赵冬，刘红耀，赵唤．冬凌草甲素对膀胱癌 T24 细胞增殖的抑制作用［J］．中国当代医药，

2013，20（14）：4-8.

[126] 施剑明，殷嫦嫦，殷明，等．野菊花总黄酮联合顺铂对人骨肉瘤 MG-63 细胞抑制作用［J］．中成药，2014，36（10）：2013-2017.

[127] Kaneshiro T，Suzui M，Takamatsu R，et al. Growth inhibitory activities of crude extracts obtained from herbal plants in the Ryukyu Islands on several human colon carcinoma cell lines［J］．Asian Pacific Journal of Cancer Prevention Apjcp，2005，6（3）：353-358.

[128] 姚学军，孟素蕊，王喆．泽漆的化学成分及其抗肿瘤转移活性研究［J］．现代药物与临床，2013，28（6）：826-829.

[129] 张涛，苍薇，田黎明，等．紫花地丁对 U14 荷瘤鼠抑瘤作用的实验研究［J］．时珍国医国药，2011，22（12）：2926-2927.

[130] 伍世恒，龚又明．蛇莓提取物对肝癌 H_{22} 小鼠的抑瘤作用及机制［J］．广东医学，2016，37（9）：1300-1302.

[131] 彭梅，张振东，杨娟．14 种多糖对小鼠 S_{180} 肉瘤抑制活性筛选［J］．山地农业生物学报，2011，30（1）：56-59.

[132] 贾敏，张寒．白蔹、乌头单用及合用对人胃腺癌细胞 SGC-7901 增殖、凋亡的影响［J］．现代中西医结合杂志，2011，20（27）：3388-3390.

[133] 王丹，马瑞丽，张蓉，等．虎刺提取物对 CCl_4 致肝损伤的保护作用［J］．中国野生植物资源，2015，34（6）：20-23.

[134] 刘高强，丁重阳，章克昌．药用昆虫蜣螂对灵芝发酵产物体外抗肿瘤活性的影响［J］．菌物学报，2008，27（6）：964-972.

[135] 欧丽兰，余昕，张椿，等．慈菇多糖的提取工艺及其抗肿瘤活性［J］．中成药，2016，38（8）：1835-1838.

[136] 李炜，周详，钱萍，等．不同浓度的盐酸千金藤碱对人鼻咽癌细胞的抑制作用实验研究［J］．中华全科医学，2015，13（4）：562-564.

[137] 冯睿，薛爱芳，李秀娟，等．碱提油菜子多糖的抗肿瘤活性研究［J］．湖北农业科学，2008，47（6）：696-698.

[138] 张莹，朱萱萱，王海丹．三棱、莪术组方对人胃癌细胞 SGC-7901 移植瘤裸鼠血清 COX-2、VEGF 和 bFGF 含量的影响［J］．中华中医药学刊，2016，34（5）：1196-1199.

[139] 杜崇民，刘春宇．黄酮类化合物抗肿瘤研究进展［J］．中国野生植物资源，2007，26（3）：4-7.

[140] 关频，王建农．天葵子化学成分和抗肿瘤活性的初步研究［J］．时珍国医国药，2011，22（1）：255-256.

[141] 程莉君，石雪萍．野菜马兰营养、药理作用及其加工利用研究进展［J］．食品研究与开发，2008，29（4）：189-191.

[142] 李炜，周详，钱萍，等．不同浓度的盐酸千金藤碱对人鼻咽癌细胞的抑制作用实验研究［J］．中华全科医学，2015，13（4）：562-689.

[143] Thelen P，Seseke F，Ringert R H，et al. Pharmacological potential of phytoestrogens in the treatment of prostate cancer［J］．Der Urologe，2006，45（2）：197-201.

[144] 陈红林，乔华，孙体健．蒲公英花提取物的体外抗肿瘤活性研究［J］．中国药物与临床，2014，14（9）：1179-1181.

[145] 刘兵，谭竹钧，孔祥平，等．少棘蜈蚣活性蛋白对舌癌细胞 Tea-8113 的抑制作用研究 [J]. 时珍国医国药，2013，24（6）：3-4.

[146] Sakkrom P，Pompimon W，Meepowpan P，et al. The Effect of Phyllanthus taxodiifolius Beille Extracts and its Triterpenoids Studying on Cellular Energetic Stage of Cancer Cells [J]. American Journal of Pharmacology & Toxicology，2010，5（3）：139-144.

[147] 蒲首丞．天胡荽抗肿瘤活性成分研究 [J]. 安徽农业科学，2014，42（11）：3238-3239.

[148] 董政起，李琳琳，徐珍，等．泥胡菜属植物化学成分与药理作用研究 [J]. 长春中医药大学学报，2012，28（2）：353-355.

第二章　土家族抗肿瘤药物

1. 一口印

【品种来源】 本品为小檗科植物八角莲 *Dysosmapleiantha*（*Hance*）Woods. 的根状茎。秋季采挖，洗净，晒干或鲜用。别名包袱七、对角七、红八角莲、黄包袱。

【中药渊源】 一口印是土家药特有名称，其在侗药被称为一把伞，毛难药称为勒铎，苗药称为乌培棘，是民间常用的中草药，在少数民族地区广泛使用，在土家族治则治法的理论指导下，常在八法中用于赶法，七则中用于热则寒之、肿则消之等。

【药物功效】 祛瘀止痛，清热解毒，化痰散结。

【性味归经】 辣、苦，凉，归肺、肝经。

【临床应用】

（1）治肿毒初起：八角莲加红糖或酒糟适量，共捣烂敷贴，日换两次。

（2）治疔疮：八角莲二钱，蒸酒服；并用须根捣烂敷患处。

（3）治瘰疬：八角莲一至二两，黄酒二两。加水适量煎服。

（4）治带状疱疹：八角莲根研末，醋调涂患处。

（5）治单双蛾喉痛：八角莲一钱，磨汁吞咽。

（6）治跌打损伤：八角莲根一至三钱，研细末，酒送服，每日二次。

（7）治痰咳：八角莲四钱，猪肺二至四两，糖适量。煲服。

（8）体虚弱，痨伤咳嗽，虚汗盗汗：八角莲三钱，蒸鸽子或炖鸡或炖猪肉半斤服。

（9）治疗各种疣：从八角莲根部提取八角莲脂，用安息香酊制成25%酊剂外涂，对治疗尖锐湿疣疗效较好。但要特别注意，本药会对柔嫩皮肤或黏膜产生局部刺激，甚至会引发浅溃疡。

【文献论述】

（1）《本草纲目拾遗》："八角连，绥宁产之，可以伏蛇。谚云：识得八角连，可与蛇共眠。治一切毒蛇伤。"

（2）《贵州民间方药集》："治虚弱脱肛；外用消伤肿，并治蛇咬伤、疔疮。"

（3）《福建民间草药》："散结活瘀，消瘿解毒。"

（4）《广西中药志》："清热化痰，解蛇虫毒。治肺热痰咳，虫蛇咬伤，单双蛾喉痛，疮疖。"

【常用剂量】 3～12g

【服用方法】 内服：煎汤，或入丸、散；外用：适量，磨汁或浸醋、酒涂搽；捣烂敷或研末调敷。

【药理作用】

（1）八角莲根中提取物可对离体蛙心产生兴奋作用，可导致其心律不齐，最终停于收缩状态。

（2）八角莲水煎剂在体外具有一定的抑菌作用，尤其是对金黄色葡萄球菌的抑制作用最为明显。

（3）八角莲中的鬼臼素、去氧鬼臼素等毒素能阻碍细胞分裂前期（G2 期）及从 G2 期进入分裂过程，对小鼠移植性肝癌细胞（HepA）、小鼠艾氏腹水癌细胞（EAC）、前列腺癌细胞及白血病 P388 淋巴细胞等肿瘤细胞均有一定的抑制作用[4-5]。

【常用肿瘤】常用于肺癌、肝癌、乳腺癌、前列腺癌等肿瘤。

【使用注意】孕妇禁服，体质虚弱者慎服。

参考文献

[1] 卢军．八角莲的药理及临床应用［J］．现代医药卫生，2009，25（23）：3608-3609.

[2] 应春燕，钟成．八角莲中毒机理探讨［J］．广东药学，1997，7（3）：43，33.

[3] 浙江省药用植物志编写组．浙江药用植物志（上册）［M］．杭州：浙江科学技术出版社，1980：350.

[4] 葛月宾，万定荣．《湖北省中药材质量标准》拟收载部分土家族药材的成分和药理研究进展［J］．中南民族大学学报（自然科学版），2008，27（4）：50-55.

[5] 佚名．八角莲和两种山荷叶中抑制肿瘤的芳基萘满木脂素［J］．现代药物与临床，1991，5（5）：255-256.

2. 八仙花

【品种来源】本品为虎耳草科植物绣球 *Hydrangeamacrophylla*（*Thunb.*）Ser. 的根、叶、花。春、夏季采收。别名绣球花、紫阳花、粉团花、土常山。

【中药渊源】土家药也称其为八仙花，维药称其为塔格来依力斯，苗药称其为阿英久，是民间常用的中草药，在少数民族地区广泛使用，在土家族治则治法的理论指导下，常在八法中用于赶法，七则中用于热则寒之、阻则通之等，治毒十法中用于清毒法、散毒法等。

【药物功效】截疟，消食，清热解毒，祛痰散结。

【性味归经】辣、苦，凉，归心经。

【临床应用】

（1）治疟疾：八仙花叶三钱，黄常山二钱，水煎服。

（2）治肾囊风：粉团花七朵，水煎洗患处。

（3）治喉烂：粉团根，醋磨汁；以鸡毛涂患处，涎出愈。

【文献论述】

（1）《药品化义》：“土常山宣可去壅，善开结痰，凡痰滞于经络，悉能从下涌上。”

（2）《本草撮要》：“土常山，功专劫痰截疟，得知母、贝母、草果治诸疟，得丹砂能劫痰疟，得槟榔、草果治瘴疟，得甘草治肺疟，得豆豉、乌梅、竹叶治肾疟，得小麦、淡竹叶治温疟，得黄连治久疟，得云母、龙骨治牝疟独寒，得麻黄、甘草、牡蛎治牡疟独热。”

（3）《福建民间草药》：“散结活瘀，消瘿解毒。”

（4）《本草正义》：“恒山、蜀漆，本是一物，气味皆辛苦而寒，泄热破结，降逆下气，开痰逐水，其用皆同。”

【常用剂量】 6~12g

【服用方法】 内服：煎汤。外用：捣碎外敷，或研末调擦，或煎水洗。

【药理作用】

（1）八仙花叶提取物对鼠疟具有显著的抑制作用。

（2）八仙花发酵叶子，能抑制D-半乳糖胺诱导肝损伤，抑制率为82.5%，其保护肝胆作用比牛奶蓟和姜黄粉的作用强。

（3）八仙花水提液和醇提液对鸡疟（P. Gallinaceum）有显著疗效。八仙花叶的抗疟效价为根的5倍，但不能防止复发。

（4）土常山总碱对小鼠艾氏腹水癌、肉瘤 S_{180} 及腹水型肝癌有抑制作用。土常山碱丙体外试验对艾氏腹水癌细胞也有一定杀伤作用。

【常用肿瘤】 常用于胃癌、肝癌等肿瘤。

【使用注意】 正气虚弱，久病体弱者忌服。

（1）《雷公炮炙论》：“勿令老人、久病服之，切忌也。”

（2）《本草经集注》：“畏玉札。”

（3）《药性论》：“忌葱。”

（4）《本草蒙筌》：“忌鸡肉。”

（5）《本草经疏》：“疟非由于瘴气及老痰积饮所致者勿用。”

参考文献

[1] 黄世英，王光添．绣球花抗疟实验研究及临床疗效研究［J］．广西中医药，1988（3）：44.

[2] RyusukeN，ErikaH，ShunK，et al. Suppresion by Hydrangeae dulcis folium of D－galac tosamine－induced liver injury invitroand invivo［J］. Bioscience Biotechnology & Biochemistry，2003，67（12）：2641-2643.

[3] 佚名．八仙花的抗鸡疟作用及其初步药理观察［J］．福建医科大学学报，1959，1（1）：250-251.

[4] 李春，张雅，林丽美，等．中药常山中常山碱和异常山碱的含量测定［J］．中国药学杂志，2011，46（8）：623-626.

3. 九节茶

【品种来源】 本品为金粟兰科植物九节茶 *Sarcandra glabra*（*Thunb.*）Nakai. 的枝、

叶。夏季采收。别名草珊瑚、观音茶、接骨木、九节风、驳节茶、嫩头子、草珠兰、山石兰、按骨兰、山鸡茶、鸡膝风、山胡椒、骨风消、大威灵仙、九节兰、青甲子、满山香、隔年红、九节红、十月红、九节蒲、鸡骨香、接骨茶、鱼子兰等。

【中药渊源】九节茶是土家药特有名称，其在苗药称为豆你欧角，维药称为黑乃，是民间常用的中草药，在华东、华南、湖南及西南东部地区广泛使用，在土家族治则治法的理论指导下，常在八法中用于赶法，七则中用于阻则通之、湿则祛之等。

【药物功效】祛风除湿，疏筋活血。

【性味归经】辣，平，归心经。

【临床应用】

（1）治跌打损伤，骨折，风湿性关节炎：鲜接九节茶捣烂，酒炒敷患处，或用根五钱至一两，浸酒服。

（2）治劳伤腰痛：接骨茶、四块瓦、退血草各五钱，煨酒服。

（3）治胃癌：接骨茶五钱，煨水服。

（4）治外伤出血：鲜九节茶叶，捣烂敷患处。

【文献论述】

（1）《植物名实图考》："接骨木，江西广信有之。绿颈圆节，颇似牛膝。叶生节间，长二寸，圆齿稀纹，末有尖。以有接骨之效，故名。"

（2）《分类草药性》："九节风，大热有毒，治一切跌打损伤、风湿麻木、筋骨疼痛，洗一切风毒。"

（3）《生草药性备要》："观音茶，味苦劫，性平。煲水饮，退热，其种甚少。叶、梗、似鸡爪兰；子，檬红色。一名九节茶。"

【常用剂量】6~12g

【服用方法】内服：煎汤。外用：捣碎外敷，或研末调擦，或煎水洗。

【药理作用】

（1）九节茶具有抗恶性肿瘤和增强非特异性免疫的作用，在体内对S_{180}实体瘤和肝癌 HepA 腹水瘤均有抑制作用。

（2）九节茶具有广谱抗菌作用，对金黄色葡萄球菌及其耐药菌株、志贺菌、鲍氏痢疾杆菌、福氏痢疾杆菌、伤寒杆菌、副伤寒杆菌、铜绿假单胞菌（绿脓杆菌）、牙龈卟啉单胞菌等均有不同程度的抑制作用。

（3）九节茶能够对抗大剂量 5-FU 所造成的血小板减少，这种防止外周血小板减少的作用机制可能是减轻化疗药物对骨髓系统的抑制，加速骨髓的巨核系造血功能的恢复，从而预防并治疗化疗后血小板症的发生。同时，九节茶有抗免疫性血小板减少性紫癜的作用。

（4）九节茶的水提物具有良好的体内外抗流感病毒作用，且对甲型流感病毒感染小鼠的细胞免疫系统有良好的调节作用。

（5）九节茶粗浸膏及单体化合物对 D-GaLN 引起的肝细胞损伤有保护作用。

（6）九节茶浸膏能增强鼻咽癌细胞的放射敏感性，选择性加强对肿瘤细胞的杀伤作用，在鼻咽癌的治疗中具有巨大的潜在临床应用价值。同时，九节茶水提物可缓解鼻咽癌放化疗所致放射性口干的不良反应，提高患者生存质量，且成本低廉。

【常用肿瘤】常用于胃癌、肝癌、鼻咽癌等肿瘤。

【使用注意】阴虚火旺及孕妇忌服。

参考文献

[1] 王劲，杨峰，沈翔，等．肿节风抗肿瘤的实验研究［J］．浙江中医杂志，1999，34（10）：450-451.

[2] 王爱琴，马锡荣．肿节风有效成分初步研究［J］．中草药通讯，1979，4：8-9.

[3] 许旭东，胡晓茹，袁经权，等．草珊瑚中香豆素化学成分研究［J］．中国中药杂志，2008，33（8）：900-902.

[4] 钟立业，刘天浩，陈运贤，等．肿节风防治化疗后血小板减少症的研究［J］．中药材，2005，28（1）：35-38.

[5] 徐国良，肖宾华，陈奇，等．肿节风及其分离部位对免疫性血小板减少性紫癜小鼠血小板的影响［J］．中国实验方剂学杂志，2005，11（4）：33-36.

[6] 马梅香．九节茶抗病毒作用的实验研究［D］．广州：广州中医药大学，2007.

[7] 朱丽萍．九节茶的保肝活性成分研究［D］．北京：中国协和医科大学，2008.

[8] 王仁生，黄国军，韦波，等．肿节风浸膏溶液对鼻咽癌细胞系 CNE+的放射增敏作用［J］．广西医科大学学报，2009，26（2）：208-210.

[9] 韦波，王仁生，苏莉，等．肿节风减轻鼻咽癌放射性口干的成本-效果分析［J］．广西医科大学学报，2010，27（2）：247-250.

4. 大蒜

【品种来源】本品为百合科植物蒜 *Allium sativum* L. 的鳞茎。春、夏采收，扎把，悬挂通风处，阴干备用。别名蒜、蒜头。

【中药渊源】土家药也称其为大蒜，维药称其为沙木沙果，是民间常用的中草药，在西部和东部地区广泛使用，在土家族治则治法的理论指导下，常在八法中用于温法、清法，七则中用于寒则热之、肿则消之等，治毒十法中用于攻毒法、清毒法等。

【药物功效】行气暖胃，消积杀虫，解毒。

【性味归经】辣，温，归脾、胃、肺经。

【临床应用】

（1）预防流行性感冒：大蒜捣烂取汁，加 10 倍水，滴鼻。

（2）治疗百日咳：紫皮大蒜 1 两，捣烂，加冷开水 1 小碗，浸泡 5~6 小时，取出浸出液，加糖适量。3 岁以下每服半匙，3~5 岁每服 1 匙，每日 3 次。

（3）治细菌性痢疾，阿米巴痢疾：大蒜 3~5 钱，捣烂，用白糖水冲服或制成大蒜糖浆，每次服 5~20mL。亦可用 5%的大蒜液保留灌肠。

（4）治急性阑尾炎：大蒜 12 头，芒硝、大黄末各 2 两，醋适量。将大蒜去皮洗净，同芒硝捣成糊状，先用醋在压痛处涂搽，再将药敷上，周围以纱布围成圈，以防药液外流；2 小时后去掉，以温水洗净，再用醋调大黄末敷 12 小时。

【文献论述】

（1）《名医别录》："散痈肿䘌疮，除风邪，杀毒气。"

（2）《唐本草》："下气消谷，除风破冷。"

（3）《食疗本草》："除风，杀虫。"

（4）《本草拾遗》："去水恶瘴气，除风湿，破冷气，烂痃癖，伏邪恶；宣通温补，无以加之；疗疮癣。"

（5）《日华子本草》："健脾，治肾气，止霍乱转筋、腹痛，除邪辟温，疗劳疟、冷风、痃癖、温疫气，敷风损冷痛，蛇虫伤，并捣贴之。"

（6）《日用本草》："燥脾胃，化肉食。"

（7）《滇南本草》："祛寒痰，兴阳道，泄精，解水毒。"

（8）《本草纲目》："捣汁饮，治吐血心痛；煮汁饮，治角弓反张；同鲫鱼丸治膈气；同蛤粉丸治水肿；同黄丹丸治痢疟孕痢；同乳香丸治腹痛；捣膏敷脐，能达下焦，消水，利大小便；贴足心，能引热下行，治泄泻暴痢及干湿霍乱，止衄血；纳肛中，能通幽门，治关格不通。"

（9）《四川中药志》："治肺结核、血痢及崩中带下。"

【常用剂量】 6~12g

【服用方法】 内服：煎汤，生食、煨食或捣泥为丸。外用：捣敷、作栓剂或切片灸。

【药理作用】

（1）大蒜挥发性物质、大蒜浸出液及大蒜粥体外试验，对多种致病真菌，包括白色念珠菌，有抑制和杀灭作用。

（2）大蒜中所含的硫基化合物能竞争性地结合亚硝酸盐，阻断致癌亚硝胺成分，有防治消化道癌的疗效。

（3）大蒜中蒜氨酸+蒜酶可通过不同机制诱导 MGC_{803} 和 HeLa 肿瘤细胞的凋亡，且对 MGC_{803} 细胞 S 期的阻滞更明显。大蒜辣素还能抑制胃癌细胞 SGC-7901 端粒酶活性，而 DADS 可抑制其迁移与侵袭能力，诱导胃癌细胞凋亡。大蒜辣素还能增强细胞内 Nrf2 信号通路诱导结肠癌细胞的凋亡。表明大蒜活性成分能通过不同作用机制抑制消化系统肿瘤的产生和生长。

（4）大蒜主要通过抗血小板聚集、增加纤维蛋白溶解系统活性、降血脂与防治动脉粥样硬化等作用来抵抗心脑血管疾病。

（5）有研究证实，大蒜辣素的分解产物 DADS 能抑制高脂血症大鼠胆固醇的合成，降低血脂、胆固醇水平，有助于预防和治疗高血压、高脂血症、高胆固醇血症。

【常用肿瘤】 常用于胃癌、结直肠癌等消化道肿瘤。

【使用注意】 阴虚火旺者，以及目、口齿、喉、舌诸患和时行病后，均忌食。

（1）《本草经疏》："凡肺胃有热，肝肾有火，气虚血弱之人，切勿沾唇。"

（2）《本经逢原》："脚气、风病及时行病后忌食。"

(3)《随息居饮食谱》：“阴虚内热，胎产，痧痘，时病，疮疟血证，目疾，口齿喉舌诸患，咸忌之。”

参考文献

[1] 于新蕊，丛月珠．大蒜的化学成分及其药理作用研究进展［J］．中草药，1994，25（3）：158-160.

[2] 梅行，王美岭，李天岭等．大蒜与胃癌Ⅱ：大蒜对胃液硝酸盐还原菌生长及产生亚硝酸盐的抑制作用［J］．营养学报，1985，7（3）：173-177.

[3] GuBY，Xiang SL，Zhuang YZ，et al. Diallyl disulfide inhibit migration and invasion in human gastric cancer SGC7901 cells and its mechanism［J］. Chin Pharmacol Bull，2012，28（2）：213-217.

[4] Zhang W，Ha M，Gong Y，et al. All icin induces apoptosis in gastric cancer cells through activation of both extrins icandint rinsic pathways［J］. Oncol Rep，2010，24（6）：1585-1592.

[5] 刘萍．大蒜的药理作用及临床应用［J］．天津药学，1999，11（4）：18.

[6] ElkayamA，PelegE，GrossmanE，et al. Effects of all icinon cardiova scular risk factors inspontaneously hyper tensiverats［J］. Isr Med Assoc J，2013，15（3）：170-173.

5. 女贞子

【品种来源】本品为木犀科植物女贞 *Ligustrum lucidum* Ait. 的干燥果实。冬季果实成熟时采收，除去枝叶，稍蒸或置沸水中略烫后，干燥；或直接干燥。别名爆格蚤、冬青子。

【中药渊源】土家药也称其为女贞子，在中国长江流域及南方各地区广泛使用，在土家族治则治法的理论指导下，常在八法中用于补法、清法，七则中用于亏则补之、热则寒之等。

【药物功效】补益肝肾，明目，清虚热。

【性味归经】苦、甜，平，归肝、肾经。

【临床应用】

(1) 补腰膝，壮筋骨，强阴肾，乌髭发：女贞子（冬至日采：不拘多少，阴干，蜜酒拌蒸，过一夜，粗袋擦去皮，晒干为末，瓦瓶收贮，或先熬干，旱莲膏旋配用）。墨旱莲（夏至日采，不拘多少），捣汁熬膏，和前药为丸，临卧酒服。

(2) 治神经衰弱：女贞子、鳢肠、桑葚子各五钱至一两。水煎服。或女贞子二斤，浸米酒二斤，每天酌量服。

(3) 治风热赤眼：冬青子不以多少，捣汁熬膏，净瓶收固，埋地中七日，每用点眼。

(4) 治瘰疬，结核性潮热等：女贞子三钱，地骨皮二钱，青蒿一钱五分，夏枯草二钱五分，水煎，一日三回分服。

(5) 治肾受燥热，淋浊溺痛，腰脚无力，久为下消：女贞子四钱，生地六钱，龟板六钱，当归、茯苓、石斛、花粉、萆薢、牛膝、车前子各二钱，大淡菜三枚，水煎服。

（6）治口舌生疮，舌肿胀出：取女贞叶捣汁，含浸吐涎。

【文献论述】

（1）《本草经疏》：“女贞子，气味俱阴，正入肾除热补精之要品。肾得补，则五脏自安，精神自足，百病去而身肥健矣。其主补中者，以其味甘，甘为主化，故能补中也。此药有变白明目之功，累试辄验，而经文不载，为阙略也。”

（2）《本经逢原》：“女贞，性禀纯阴，味偏寒滑，脾胃虚人服之，往往减食作泻。”

（3）《神农本草经》：“主补中，安五脏，养精神，除百疾。久服肥健。”

（4）《本草拾遗》：“去水恶瘴气，除风湿，破冷气，烂痃癖，伏邪恶；宣通温补，无以加之；疗疮癣。”

（5）《本草述》：“女贞实，固入血海益血，而和气以上荣……由肾至肺，并以淫精于上下，不独髭须为然也，即广嗣方中多用之矣。女贞同固本健阳丸服之，尚有腹疼，则信兹味性果寒也，时珍云‘温’，亦不察之甚矣。”

（6）《本草新编》：“女贞实，近人多用之，然其力甚微，可入丸以补虚，不便入汤以滋益……女贞子缓则有功，而速则寡效，故用之速，实不能取胜于一时，而用之缓，实能延生于永久，亦在人之用之得宜耳。”

（7）《本草正》：“养阴气，平阴火，解烦热骨蒸，止虚汗，消渴，及淋浊，崩漏，便血，尿血，阴疮，痔漏疼痛。亦清肝火，可以明目止泪。”

（8）《本草再新》：“养阴益肾，补气舒肝。治腰腿疼，通经和血。”

【常用剂量】 6~15g

【服用方法】 内服：煎汤，或入丸剂；外用：适量，敷膏点眼。清虚热宜生用，补肝肾宜熟用。

【药理作用】

（1）女贞子中的主要成分齐墩果酸（OLA）对于 CCl_4 诱导的肝损伤有保护作用，能显著降低丙氨酸氨基转移酶（谷丙转氨酶）和天冬氨酸氨基转移酶（谷草转氨酶）的活性；对多种肝毒物都有抵抗作用。

（2）女贞子所含齐墩果酸有广谱抗菌作用，对金黄色葡萄球菌、溶血性链球菌、大肠杆菌、弗氏痢疾杆菌、伤寒杆菌都有抑制作用，特别是对伤寒杆菌和金黄色葡萄球菌作用比氯霉素强。

（3）女贞子中齐墩果酸有强心利尿的作用，女贞子水煎浸液能使离体兔心冠脉血流量增加，且同时抑制心肌收缩力，但是对心率影响并不明显。

（4）女贞子中齐墩果酸能够降低灌饲胆固醇、猪油的家兔血清胆固醇及三酰甘油的作用，可预防和消减动脉粥样硬化斑块，减轻斑块厚度，减少冠状动脉粥样硬化病变数，降低血管的阻塞程度。

（5）女贞子中女贞素和齐墩果酸具有良好的降糖作用，能显著降低四氧嘧啶造成的糖尿病小鼠的血糖，还可降低小鼠口服葡萄糖造成的外源糖引起血糖升高。

（6）女贞子多糖可以提高荷瘤小鼠 B 淋巴细胞、T 淋巴细胞的增殖能力，提高其自然杀伤细胞的活性，增加荷瘤小鼠单核巨噬细胞的吞噬功能。

(7) 女贞子可通过逆转肿瘤细胞对巨噬细胞的功能抑制而发挥抗肿瘤作用。其主要成分齐墩果酸具有提高细胞内钙离子水平，从而抑制人乳腺癌、肺癌细胞（MCF27）增殖和诱导凋亡的作用。

(8) 女贞子提取物齐墩果酸能清除氧自由基，提高机体对自由基的防御力，提示齐墩果酸对延缓衰老具有积极意义。

【常用肿瘤】常用于胃癌、大肠癌、乳腺癌、肺癌等肿瘤。

【使用注意】脾胃虚寒泄泻及阳虚者忌服。

《本草经疏》："当杂保脾胃药及椒红温暖之类同施，不则恐有腹痛作泄之患。"

参考文献

[1] 田丽婷，马龙，堵年生．齐墩果酸的药理作用研究概况［J］．中国中药杂志，2002，27（12）：884.

[2] 毛春芹，陆兔林，高士英．女贞子不同炮制品抗炎抗菌作用研究［J］．中成药，1994，18（7）：17-18.

[3] 车德亚，陈林．女贞子化学成分及其药理研究进展［J］．现代临床医学，2009，35（5）：323.

[4] 李建芬．中药女贞子研究进展［J］．内蒙古中医药，2012，31（16）：45.

[5] 彭小英，李晴宇，饶芳，等．复方女贞子降血糖作用的实验研究［J］．上海实验动物科学，2001，21（2）：103.

[6] 柳占彪，张小平，胡刚．齐墩果酸对四氧嘧啶性高血糖大鼠肝糖原含量的动态研究［J］．中国民族医药杂志，2002，8（4）：29.

[7] 李璘，邱蓉丽，周长慧，等．女贞子多糖对荷瘤小鼠免疫功能的影响［J］．南京中医药大学学报，2008，24（6）：388-390.

[8] 李建芬．中药女贞子研究进展［J］．内蒙古中医药，2012，31（16）：45.

[9] 梁晓天．常用中药基础研究［M］．北京：科学出版社，2003：30.

6. 马兜铃

【品种来源】本品为马兜铃科植物北马兜铃或马兜铃 *Aristolochia debilis* Sieb. 的干燥果实。秋季果实由绿变黄时采收，干燥。别名水马香果、蛇参果、三角草、秋木香罐。

【中药渊源】土家药也称其为女贞子，苗药称其为削散，在湖北、湖南、江西一带广泛使用，在土家医治则治法的理论指导下，常在八法中用于止法、清法，七则中用于实则泻之、肿则消之等。

【药物功效】清肺降气，止咳平喘，清肠消痔。

【性味归经】辣、苦，凉，归肺、大肠经。

【临床应用】

(1) 治肺气喘嗽：马兜铃二两（只用里面子，去却壳，酥半两，入碗内拌和匀，慢火炒干），甘草一两（炙）。二味为末，每服一钱，水一盏，煎六分，温呷，或以药末含咽津亦得。

（2）治久水腹肚如大鼓者：水煮马兜铃服之。

（3）治心痛：大马兜铃一个，灯上烧存性，为末，温酒服。

（4）治小儿肺虚，气粗喘促：阿胶一两五钱（麸炒），鼠黏子（炒香）、甘草（炙）各二钱五分，马兜铃五钱（焙），杏仁七个（去皮、尖），糯米一两（炒）。上为末，每服一二钱，水一盏，煎至六分，食后温服。

【文献论述】

（1）《本草纲目》："马兜铃，寒能清肺热，苦辛能降肺气。钱乙补肺阿胶散用之，非取其补肺，乃取其清热降气也，邪去则肺安矣，其中所用阿胶、糯米，则正补肺之药也。汤剂中用多，亦作吐，其不能补肺，又可推矣。"

（2）《本草经读》："马兜铃，虽云无毒，而偏寒之性，多服必令吐利不止也。"

（3）《日华子本草》："治痔瘘疮，以药于瓶中，烧熏病处。"

（4）《药性论》："主肺气上急，坐息不得，咳逆连连不可。"

（5）《开宝本草》："主肺热咳嗽，痰结喘促，血痔瘘疮。"

【常用剂量】 3~9g

【服用方法】 内服：煎汤，或入丸、散。

【药理作用】

（1）体外试验表明，马兜铃水浸剂（1∶4）对许兰黄癣菌、奥杈盎小芽孢癣菌、羊毛状小芽孢癣菌等常见皮肤真菌有一定抑制作用。马兜铃煎剂对铜绿假单胞菌无效，但对史氏痢疾杆菌有抑制作用。马兜铃酸在体外对多种细菌、真菌和酵母菌均有抑制作用。

（2）一定浓度的青木香、北马兜铃煎剂腹腔注射，能显著抑制二甲苯所致的小鼠耳壳肿胀，抗炎作用随剂量增加而增强。绵毛马兜铃挥发油不仅对炎症早期毛细血管通透性增加、渗出和水肿具有明显抑制作用，对炎症增殖期肉芽组织增生亦有抑制作用。

（3）从北马兜铃块根中提取到的总生物碱，具有明显的镇痛作用。

（4）马兜铃酸及其甲酯，具有较好的抗着床和引产作用。

（5）马兜铃内酰胺体外有抑制血小板聚集和影响血小板内前列腺素合成的作用，马兜铃内酯对PAF引起的血小板聚集有中等强度的抑制活性。

（6）马兜铃酸、马兜铃内酰胺对P. 淋巴细胞白血病和NSCLCN. 肺癌细胞有细胞毒作用，并有一定的抗菌作用。马兜铃内酰Ⅱ对三种人体癌细胞（A.、SK-MEL.、SK-OV.）均表现出显著的细胞毒活性。

（7）从管花马兜铃中分离得到的奥伦胺乙酰化物对A. 肺癌细胞、MCF. 乳腺癌细胞、HT. 结肠癌细胞均有细胞毒活性。

【常用肿瘤】 常用于肺癌、乳腺癌、结直肠癌等肿瘤。

【使用注意】 虚寒咳喘及脾弱便泄者慎服。

参考文献

[1] 黎克湖，李灵芝．马兜铃属植物的药理学研究 [J]．武警医学院学报，2000，9（3）：230.

[2] 张宏．北马兜铃根与青木香镇痛抗炎作用比较 [J]．中药材，1990，13（9）：35.

[3] 李国贤．绵毛马兜铃油抗炎作用的研究 [J]．中药通报，1985，10（6）：39.

[4] 雎大员，吕忠智．北马兜铃镇痛作用的研究 [J]．白求恩医科大学学报，1995，21（5）：500.

[5] 王文华，郑锦海．中药骨寻风及其成分马兜铃酸 A 终止妊娠作用和毒性作用研究 [J]．药学学报，1984，19（6）：405.

[6] 黎克湖，李灵芝．马兜铃属植物的药理学研究 [J]．武警医学院学报，2000，9（3）：230.

[7] Hinou J，Demetzos C，Harvala C，et al. Cytotox icandant imicrobial principles from theroot sof Aris tolochia longa [J]．Crude Drug Research，1990，28（2）：149.

[8] Park JD，Baek NL，lee YH. Isolationo facy totoxic agent from as iasa riradix [J]．Pharmacal Research，1996，19（6）：559.

[9] 曾美怡．关于马兜铃酸类成分的毒性反应 [J]．中药新药与临床药理，1995，6（2）：48.

7. 毛和尚

【品种来源】 本品为茄科植物野海茄 *Solanumjaponense Nakai.* 的全草。夏、秋季采收全草，鲜用或晒干。别名毛风藤、白英、毛果、毛和尚头。

【中药渊源】 毛和尚是土家药特有名称，其在苗药称为加丢欧里，常用于治疗关节疼痛、黄疸；白药称为细介思切，常用于治疗感冒、咳嗽，是民间常用的中草药，在土家医治则治法的理论指导下，常在八法中用于清法、赶法，七则中用于实则泻之、阻则通之、肿则消之等，治毒十法中用于散毒法、清毒法等。

【药物功效】 清热解毒，祛风利湿。

【性味归经】 辣、苦，平，归胃、肝经。

【临床应用】

（1）治胃癌：上海中医药大学附属龙华医院用藤梨根、野葡萄藤与白英配伍治疗Ⅳ期胃癌 58 例，治疗后平均生存期 40.6 个月。

（2）治宫颈癌：安徽医学院附属医院用白英与红枣、党参、红茜草配伍治疗宫颈癌 45 例，治愈 23 例，显效 4 例，有效 6 例，总有效率为 73.3%。

（3）治胃癌和胰腺癌：白英与其他中药配伍，可用于治疗晚期胃癌和胰腺癌患者，有很好的效果。

（4）治疗肺癌：用白英汤（白英、百合、冬虫夏草、天冬、鱼腥草）联合化疗治疗晚期非小细胞肺癌，发现白英汤能减小晚期非小细胞肺癌瘤体体积，改善患者临床症状，并减轻化疗不良反应，提高患者生存质量等。

（5）治风湿性关节炎：用白英合剂治疗顽固性类风湿关节炎（RA）30 例，其中男 17 例，女 13 例；年龄 14～68 岁，病程 13～33 年，平均疗程 18.5 天，总有效率为 53.33%。

（6）治脓耳炎：尹德珍等用白英汁滴耳，治疗脓耳 21 例，均取得良好效果。

【文献论述】

（1）《证类本草》："味甘，寒，无毒。主寒热，八疸，消渴，补中益气。久服轻身延年。一名谷菜，一名白草。生益州山谷。春采叶，夏采茎，秋采花，冬采根。"

（2）《神农本草经》："味甘寒。主寒热，八疸，消渴，补中益气。久服，轻身延年。""一名谷菜，生山谷。"

【常用剂量】15~30g

【服用方法】内服：煎汤，或浸酒。外用：适量，鲜全草捣烂敷患处。

【药理作用】

（1）白英水提物及其含药血清对各细胞株的抑制作用呈剂量-效应关系。白英甾体皂苷组分能显著抑制人卵巢癌细胞 SKOV3 及人宫颈癌细胞 ME180 的生长。

（2）白英鲜汁可明显降低无损伤小鼠血清、肝、肾组织中 MDA 的含量及增加 SOD 的活性和小鼠血清 POD 的含量，从而具有明显的抗脂质过氧化作用。

（3）白英中白毛藤多糖 SI-1、SL-2 在体外均具有明显提高正常小鼠胸腺淋巴细胞免疫活性的作用。

（4）白英水提取液（SLAE）对由聚合物 48/80 导致的过敏性休克抑制率为 100%；口服 SLAE，对皮肤过敏症的抑制率为 69.3%，另外 SLAE 还能抑制由混合物 48/80 引起的腹腔肥大细胞组胺的过敏。

（5）白英中莨菪亭（7-羟基-6-甲氧基香豆素）能减少聚丙酮转氨酶和山梨醇脱氢酶的释放，具有明显的护肝作用。

【常用肿瘤】常用肺癌、食管癌、胃癌、肝癌、胰腺癌、膀胱癌和前列腺癌等肿瘤。

【使用注意】白英有小毒，使用时需注意其毒副作用。

参考文献

[1] 张运钧，张煜．外用良药土大黄［J］．中医外治杂志，2008，17（3）：35.

[2] 杜原瑗．中西医结合治疗晚期胃癌的临床护理［J］．现代中西医结合杂志，2001，10（19）：1889.

[3] 张炫炫．中医药治疗胰腺癌存活［J］．浙江中医学院学报，2000，24（4）：25.

[4] 尹礼烘，赵凤达，王慧民．白英汤联合化疗治疗晚期非小细胞肺癌临床研究［J］．江西医学院学报，2005，45（1）：96-97.

[5] 张慈禄，应渊，水端英，等．白英合剂治疗顽固类风湿性关节炎［J］．中国康复医学杂志，1989，4（6）：35-37.

[6] 尹德珍，胡若兰．白毛藤外用治疗脓耳 21 例［J］．实用中医药杂志，1998，14（10）：32.

[7] 孙立新，任靖，王敏伟，等．白英水提物抗肿瘤作用的初步研究［J］．中草药，2006，37（1）：98-100.

[8] 任靖，冯国楠，王敏伟，等．白英乙醇提取物抗肿瘤作用初步研究［J］．中国中药杂志，2006，31（6）：497-500.

[9] 严杰，罗菁．白英抗肿瘤研究进展［J］．经验交流，2007，4（4）：116-118.

[10] 谢永芳，廖系晗，梁亦龙，等．白英提取物的抗氧化作用研究［J］．时珍国医国药，2006，17（6）：899-900.

[11] Wu Yalin, Huang Jing, Pan Yuanjiang. Study on immunocompetence of biology and isolation of polysaccharides of Solariumly ratum ThunbE [J]. Journal of Zhejiang University (Science Edition), 2004, 31 (3): 319-321.

[12] Book yung Kang, Eunhee Lee, Insup Hong, et al. Abolition of anaphy lacti chock by Solanumly ratum Thunb [J]. Int. J. Immunopharmac, 1997, 19 (11): 729-734.

[13] Kang, So Young, Sang, et al. Hepato protective activity scopoletin, aconstituent of Sol anumlyra-tum [J]. Arch Pharmacal Res, 1998, 21 (6): 718-722.

8. 五谷子

【品种来源】本品为禾本科植物薏苡 *Coixlacryma-jobiL.* Var. 的干燥成熟种仁。秋季果实成熟时采割植株，晒干，打下果实，再晒干，除去外壳、黄褐色种皮和杂质，收集种仁。别名薏苡、苡米、薏仁米、沟子米。

【中药渊源】五谷子是土家药特有名称，其在苗药称为比操田，常用于治疗黄疸或各种浮肿；彝药称为哀牢，常用于治疗脱肛、便血、经带浊闭；侗药称为候报罢，常用于治疗肝硬化腹水，在土家医治则治法的理论指导下，常在八法中用于补法，七则中用于亏则补之等，治毒十法中用于散毒法、放毒法等。

【药物功效】健脾渗湿，除痹止泻，清热排脓。

【性味归经】甜、淡，凉，归脾、胃、肺经。

【临床应用】

（1）治肿瘤：张芝兰应用薏苡仁提取液治疗晚期恶性肿瘤 64 例，经治疗后，病程缓解率达 18.8%，半数病情稳定。

（2）治痛风：苡仁木瓜汤（生薏苡仁 60g，土茯苓 30g，虎杖 10g，木瓜 15g，威灵仙 10g，牡丹皮 20g，丹参 15g，白术 10g，甘草 6g），通过清热利湿、祛风通络方法治疗痛风患者 51 例，总有效率 96%，疗效显著。

（3）治疗肺痈：排痈保肺汤中用薏苡仁与冬瓜仁、牡丹皮、枳实、桔梗、川贝母等清肺排脓，治疗肺痈获显效。

（4）治疗汗症：薏苡仁配合茯苓、泽泻、猪苓、白术、黄柏、知母、木通、紫苏子、葶苈子、桂枝等治疗 138 例原发性多汗症，临床治愈 80 例，总有效率 92.0%。

（5）治男科疾病：薏苡仁配川楝子治疗睾丸痛，薏苡仁甘淡，具有利湿消肿散结之功，同时兼有柔肝养筋的作用，两药配伍，用之有效。

【文献论述】

（1）《本草衍义》："薏苡仁，《本经》云：微寒，主筋急拘挛。"

（2）《本草纲目》："薏苡仁，阳明药也，能健脾、益胃，虚则补其母，故肺痿、肺痈用之。筋骨之病，以治阳明为本，故拘挛筋急、风痹者用之。土能胜水除湿，故泄痢、水肿用之。"

（3）《本草经疏》："薏苡仁，性燥能除湿，味甘能入脾补脾，兼淡能渗泄，故主筋急拘挛不可屈伸及风湿痹，除筋骨邪气不仁，利肠胃，消水肿，令人能食。”

（4）《本经疏证》：“论者谓益气、除湿、和中、健脾，薏苡与术略似，而不知有毫厘之差，千里之谬也。盖以云乎气，则水温而薏苡微寒。以云乎味，则术甘辛而薏苡甘淡。且术气味俱厚，薏苡气味俱薄，为迥不相侔也。”

【常用剂量】 15~30g

【服用方法】 内服：煎汤，或入丸、散；浸酒，煮粥，作羹。

【药理作用】

（1）薏苡仁能以量-效方式抑制人鼻咽癌细胞的转移，其所含的白英甾体皂苷组分能显著抑制人卵巢癌细胞 SKOV3 及人宫颈癌细胞 ME180 的生长。

（2）薏苡仁中所含的薏苡仁酯（coixenolide，CXL）能选择性地抑制 NPC 肿瘤细胞 CNE-2Z 的增殖，这种抑制作用对骨髓没有副作用，显著优于一般的抗癌药物。

（3）薏苡仁酯（KLT）能诱导人宫颈癌 HeLa 细胞凋亡，此外，凋亡相关基因 Fas 转录水平比用药前增强，而 FasL 转录水平减低。

（4）薏苡仁多糖可显著提高免疫低下小鼠腹腔巨噬细胞的吞噬百分率和吞噬指数；促进溶血素及溶血空斑形成，促进淋巴细胞转化。薏苡仁水提液对机体免疫功能具有较好的增强作用，主要表现为体液免疫、细胞免疫和非特异性免疫功能的改变。

（5）薏苡多糖能抑制肝糖原分解和肌糖原酵解，并抑制糖异生作用，从而达到降低血糖的目的。

（6）薏苡仁的有效成分为薏苡素，具有温和的镇痛抗炎作用，对癌性疼痛及炎症反应有一定的缓解作用。

（7）薏苡仁还能显著降低低密度脂蛋白和极低密度脂蛋白，表明薏苡仁对链左霉素诱导的糖尿病大鼠血脂代谢有重要的调控作用。

【常用肿瘤】 常用于肺癌、乳腺癌、胃癌、肝癌等肿瘤。

【使用注意】 脾虚无湿、大便燥结及孕妇慎服。

参考文献

[1] 张芝兰．薏苡仁提取液治疗晚期癌症 64 例近期疗效观察［J］．肿瘤，2000，20（1）：79.

[2] 付荣，徐晓春．重用薏苡仁治疗痛风急性发作 51 例［J］．中国现代药物应用，2009，3（9）：147.

[3] 王海珍，赵翠华．薏苡仁为主治疗肺痈［J］．中医杂志，2008，49（5）：342.

[4] 刘正隆，喻康野，等．通利州都法治疗原发性多汗症 138 例［J］．新中医，2008，40（9）：100.

[5] 何秀川，何继忠．薏苡仁配伍应用举隅［J］．中医杂志，2011，52（23）：2056-2057.

[6] 李毓，胡笑克，吴棣华，等．薏苡仁酯对人鼻咽癌细胞裸鼠移植瘤的治疗作用［J］．华夏医学，2003，16（1）：1-3.

[7] 胡笑克，李毓，高敏，等．薏苡仁酯对人鼻咽癌细胞体外增殖的影响［J］．论著摘要，1999（1）：730-732.

[8] 韩苏夏，朱青，杜蓓茹，等．薏苡仁酯诱导人宫颈癌 HeLa 细胞凋亡的实验研究［J］．肿瘤，2002，22（6）：283-284.

[9] 苗明三. 薏苡仁多糖对环磷酰胺致免疫抑制小鼠免疫功能的影响 [J]. 中医药学报，2002，30（5）：49-51.
[10] 徐梓辉，周世文，黄林清. 薏苡仁多糖的分离提取及其降血糖作用的研究 [J]. 第三军医大学学报，2000，22（6）：578-580.
[11] 张明发，沈雅琴，朱自平，等. 薏苡仁镇痛抗炎抗血栓形成作用的研究 [J]. 第三军医大学学报，2000，22（6）：578-582.
[12] Yehph，Chiangw，Chiangmt. Effects of dehul ledad layonplas-maglucose and lipid concentrate on sin-strept ozotoc in-induceddiabet icratsfeda dietenri chedincho lestero [J]. Vitam Nutr Res，2006，76（5）：299-305.

9. 天冬

【品种来源】 本品为百合科植物天门冬 *Asparaguscochinchinensis*（*Lour.*）Merr. 的干燥块根。秋、冬二季采挖，洗净，除去茎基和须根，置沸水中煮或蒸至透心，趁热除去外皮，洗净，干燥。别名天门冬、明天冬、天冬草、倪铃、丝冬、赶条蛇、多仔婆。

【中药渊源】 土家药也称其为天冬，苗药称其为加播姑碑，常用于治疗咳嗽、发热；哈尼药称为阿噜哒飘，常用于治疗肺结核、气管炎等；侗药称为三百嫩，常用于治疗水肿、腹痛等。在土家医治则治法的理论指导下，常在八法中用于补法、清法，七则中用于热则寒之、亏则补之等，治毒十法中用于清毒法、调毒法等。

【药物功效】 养阴润燥，清肺生津。

【性味归经】 甜、苦，凉，归肺、肾经。

【临床应用】

（1）治肺癌：牛黄灵效丸（南沙参、北沙参、天冬、石斛、百合、墨旱莲等）研末为丸，吞服。

（2）治中、晚期食管癌：天冬、麦冬、石斛、沙参、急性子、当归、仙鹤草、旋覆花、赭石各 15g，厚朴、川楝子、半夏、竹茹各 9g，木香、丁香、沉香、豆蔻各 6g，蜣螂 1 枚水煎服。

（3）治肝癌中、晚期有黄疸、衄血：天冬、生地黄、茵陈、板蓝根各 15g，栀子、苦参、牡丹皮、赤芍、玄参各 9g，大黄、龙胆草、黄连各 6g，水煎，兑人工牛黄 1g 分服。

（4）治慢性萎缩性胃炎：李氏以酸甘化阴养胃为主组方（天冬、生地黄、沙参、麦冬、乌梅、白芍、甘草、川楝子、石斛、百合、天花粉），对慢性萎缩性胃炎进行辨证治疗，收到了较好的疗效。

（5）治不孕不育：熟地黄、枸杞子、天冬、山药、当归、五味子等为主组方治疗男性不育症 169 例，总有效率 23.1%。

（6）治疗乳腺增生：天冬、穿山甲（代）、昆布、海藻、丝瓜络、光慈菇等，治疗 120 例乳腺增生病患者，总显效率 93.3%。

（7）治子宫癌出血：生天冬根皮治疗各种子宫出血，包括妊娠和子宫癌出血，尤以子宫功能性出血疗效为佳。

【文献论述】

（1）《抱朴子》："天门冬生高地，根短而味甜、气香者善，其生水侧下地者，叶细似蕴而微黄，根长而味多苦，气臭者下。"

（2）《本草衍义》："天门冬、麦门冬之类，虽曰去心，但以水渍漉使周，润渗入肌，俟软，缓缓擘取，不可浸出脂液。其不知者，乃以汤浸一二时，柔即柔矣，然气味都尽，用之不效，乃曰药不神，其可得乎？"

（3）《本草经集注》："天门冬，虽暴干，犹滋润难捣，必须薄切，暴于日中，或火烘之也。"

（4）《千金要方》："治虚劳绝伤，老年衰损羸瘦，偏枯不随，风湿不仁，冷痹，心腹积聚，恶疮，痈疽肿癞，亦治阴痿、耳聋、目暗。"

【常用剂量】6～12g

【服用方法】内服：煎汤，6～12g；熬膏或入丸、散。

【药理作用】

（1）天冬酰胺灌服可明显减少浓氨水所致的小鼠咳嗽次数，明显增加小鼠呼吸道中酚红含量和纤毛运动，明显延长乙酰胆碱和组胺混合液引喘潜伏期。

（2）天冬75%醇提物具有很强的抑制溃疡形成的作用。

（3）天冬中分离得到的化合物对各种癌细胞（人骨肉瘤细胞、人肺癌细胞、激素依赖性人前列腺癌细胞、人结肠癌细胞、人脐静脉内皮癌细胞和人口腔类表皮癌细胞等）有中度细胞毒性。

【常用肿瘤】常用于肺癌、结肠癌、食管癌、肝癌等肿瘤。

【使用注意】虚寒泄泻及外感风寒致嗽者皆忌服。

（1）《本草正》："虚寒假热，脾肾溏泄最忌。"

（2）《本草经集注》："垣衣、地黄为之使。"

（3）《日华子本草》："贝母为使。"

参考文献

［1］李玉祥．自拟牛黄灵效丸治疗肺癌临床体会［C］．全国中西医结合教育学术研讨会论文集，2000.

［2］骆和生，周岱翰．常用抗肿瘤中草药［M］．广州：广东科学技术出版社，1981：199-200.

［3］徐群英．抗癌中药药理研究概况［J］．时珍国医国药，2001，12（2）：165.

［4］李秀芹．慢性萎缩性胃炎的治疗体会［J］．河北中医，2000，22（4）：284-285.

［5］张伟伟，朱同贞．中药治疗男性不育169例［J］．中国民间疗法，2004，12（8）：54.

［6］张学斌，易露．抗增生丸治疗乳腺增生病疗效观察［C］．中国中医药学会建会20周年学术年会论文集，2007.

［7］杨明，郎丽艳，陈鸿文．带皮生天门冬治疗子宫出血7例报告［J］．中医杂志，1993（9）：110-112.

［8］杨广畜，李英芬．全国第三届临床用药进展学术会议纪要［J］．医师进修杂志，1999，22（1）：62.

[9] 张明发，沈雅琴，朱自平，等．辛温（热）合归脾胃经中药药性研究（Ⅱ）抗溃疡作用［J］．中药药理与临床，1997，13（4）：1-4.
[10] 罗俊，龙庆德，李诚秀，等．地冬及天冬对荷瘤小鼠的抑瘤作用［J］．贵阳医学院学报，2000，25（1）：15-16.

10. 木瓜

【品种来源】本品为蔷薇科植物贴梗海棠 *Chaenomeles speciosa*（*Sweet*）Nakai. 的干燥近成熟果实。夏、秋二季果实绿黄时采收，置沸水中烫至外皮灰白色，对半纵剖，晒干。别名贴梗海棠、铁脚梨、皱皮木瓜、宣木瓜。

【中药渊源】土家药也称其为木瓜，其在苗药称为毕勒瓦，常用于治疗胃痛、脚气；蒙药称为嘎迪拉-吉木斯，常用于治疗泄泻、转筋等。在土家医治则治法的理论指导下，常在八法中用于泻法、清法，七则中用于实则泻之、湿则祛之等。

【药物功效】平肝和胃，去湿舒筋。

【性味归经】酸，温，归肝、脾经。

【临床应用】

（1）止吐：木瓜（末）、麝香、腻粉、木香（末）、槟榔（末）。上同研，面糊丸，如小黄米大，每服一二丸，甘草水下，无时服。

（2）治泻不止：米豆子二两，木瓜、干姜、甘草各一两。为细末，每服二钱，米饮调，不以时。

（3）治风湿客搏，手足腰膝不能举动：木瓜一枚，青盐半两。上用木瓜，去皮脐，开窍，填吴茱萸一两，去枝，将线系定，蒸热细研，入青盐半两，研令匀，丸梧桐子大，每服四十丸，茶酒任下，以牛膝浸酒服之尤佳。

（4）治腰痛，补益壮筋骨：牛膝二两（温酒浸，切，焙），木瓜一枚（去顶、穰，入艾叶一两蒸熟），巴戟（去心）、茴香（炒）、木香各一两，桂心半两（去皮）。上为细末，入熟木瓜，并艾叶同杵千下，如硬，更下蜜，丸如梧子大，每服二十丸，空心盐汤下。

（5）治脚膝筋急痛：煮木瓜令烂，研作浆粥样，用裹痛处，冷即易，一宿三五度，热裹便差。煮木瓜时，入一半酒同煮之。

（6）治筋急项强，不可转侧：宣州木瓜二个（取盖去穰），没药二两（研），乳香一两（研）。上二味纳木瓜中，用盖子合了，竹签定之，饭上蒸三四次，烂，研成膏子，每服三五匙，地黄酒化下（生地黄汁半盏，无灰上酝二盏和之，用八分一盏，热暖化膏）。

（7）治干脚气，痛不可忍者：干木瓜一个，明矾一两，煎水，乘热熏洗。

（8）治赤白痢：木瓜、车前子、罂粟壳各等分。上为细末，每服二钱，米饮调下。

（9）治脐下绞痛：木瓜一二片，桑叶七片，大枣三枚，（碎之）。以水二升，煮取半升，顿服之。

【文献论述】

（1）《本草正》："木瓜，用此者用其酸敛，酸能走筋，敛能固脱，得木味之正，故尤专入肝，益筋走血。疗腰膝无力、脚气，引经所不可缺，气滞能和，气脱能固。以能平胃，故除呕逆、霍乱转筋，降痰，去湿，行水。以其酸收，故可敛肺禁痢，止烦满，止渴。”

（2）《本草纲目》：“木瓜所主霍乱吐利转筋、脚气，皆脾胃病，非肝病也。肝虽主筋，而转筋则由湿热、寒湿之邪袭伤脾胃所致，故筋转必起于足腓，腓及宗筋皆属阳明。”

（3）《本草拾遗》：“下冷气，强筋骨，消食，止水痢后渴不止，作饮服之。又脚气冲心，取一颗去子，煎服之，嫩者更佳。又止呕逆，心膈痰唾。”

（4）《本草思辨录》：“考古方用木瓜之证，如脚气、脚痿、腹胁胀满，多与辛温药为伍，不外驱寒湿之邪，辑浮散之气，虽功在降抑，而终不离乎敛，故其治筋病于转戾为宜，拘挛则非其所长。”

【常用剂量】 7～15g

【服用方法】 内服：煎汤，或入丸、散。外用：煎水熏洗。

【药理作用】

（1）木瓜中齐墩果酸、熊果酸、桦木酸、木瓜蛋白酶、木瓜凝乳蛋白酶均有很好的抑制肿瘤的效果。

（2）木瓜中含有保肝化学成分齐墩果酸和熊果酸。木瓜中齐墩果酸对 HBsAg 和 HBeAg 具有一定的抑制作用。

（3）木瓜提取物、木瓜总苷、木瓜苷（GCS）及木瓜子等均有较好的抗炎镇痛效果。

（4）木瓜中的挥发油成分具有抗菌作用，有广泛的抗菌活性，其对革兰阳性菌比革兰阴性菌更加敏感。

【常用肿瘤】 常用于白血病、淋巴癌等肿瘤。

【使用注意】

（1）《食疗本草》：“不可多食，损齿及骨。”

（2）《医学入门》：“忌铅、铁。”

（3）《本草经疏》：“下部腰膝无力，由于精血虚，真阴不足者不宜用。伤食脾胃未虚，积滞多者，不宜用。”

参考文献

[1] 上海南昌制药厂．木瓜抑制艾庆腹水癌有效成分的研究（初报）［J］．中草药通讯，1976，7（6）：15.

[2] 王宏贤．木瓜保肝降酶作用的实验研究［J］．世界中西医结合杂志，2007，2（4）：213-214.

[3] 柳蔚，杨兴海，钱京萍．资木瓜乙醇提取物镇痛抗炎作用的实验研究［J］．四川中医，2004，22（8）：7-8.

[4] Xie Xianfei，Cai Xiao giang，Zhu Shu nying，et al. Chemical composition and antimicrobial activity of essential oils of Chaenomeles speciosa from China［J］. Food Chemis try，2007，100（4）：1312-1315.

11. 木头针

【品种来源】本品为桑科植物柘树 *Cudrania tricuspidata*（*Carr.*）Bur. ex Lavallee. 的木材。全年均可采收，砍取树干及粗枝，趁鲜剥去树皮，切段或切片，晒干。别名柘子、野梅子、野荔枝、老虎肝、黄桑、黄了刺、刺钉、黄疸树、山荔枝、痄腮树、痄刺、九重皮、大丁癀。

【中药渊源】木头针是土家药特有名称，其在苗药称为古根，常用于治疗虚损、血结、疟疾。在土家医治则治法的理论指导下，常在八法中用于赶法、泻法，七则中用于实则泻之、阻则通之、肿则消之等，治毒十法中用于赶毒法、排毒法、散毒法等。

【药物功效】化瘀止痛，祛风利湿，止咳化痰。

【性味归经】甜，温，归肝、脾经。

【临床应用】

（1）治月经过多：柘树、马鞭草、榆树。水煎，兑红糖服。

（2）治视力减退：拓木煎汤，按日温洗。

（3）治飞丝入目：柘树浆点（目），绵裹箸头，蘸水于眼上缴拭涎毒。

【文献论述】

（1）《本草衍义》："柘木，里有纹，亦可旋为器。叶饲蚕曰柘蚕。叶硬，然不及桑叶。"

（2）《本草纲目》："杨，处处山中有之，喜丛生。干疏而直，叶丰而厚，团而有尖……其实状如桑子而圆粒如椒，名佳子。其木染黄赤色，谓之柘黄。"

（3）《日华子本草》："治妇人崩中血结，疟疾。"

（4）《本草衍义》："柘木里有纹，亦可旋为器。其叶可饲蚕，曰柘蚕，然叶硬，不及桑叶，入药以无刺者良。"

【常用剂量】15~60g

【服用方法】内服：煎汤。外用：适量，煎水洗。

【药理作用】

（1）柘木黄酮可引起胃癌细胞死亡，细胞死亡率随黄酮浓度的增高及作用时间的延长而增大。

（2）柘木中苯基二氢黄酮类化合物 GericudraninsA，B，C，D，E 具有抑制人类皮肤、白细胞、直肠、肾癌细胞链的功能。

（3）柘木中一种杂多糖 CPS 对小鼠过氧化酶活性、细胞毒活性及吞噬功能均有所提高。提示 CPS 参与了机体的免疫调节作用，从而起到抗肿瘤作用。

（4）柘木水提物具有良好的清除自由基作用，其活性随浓度增大而增强。

（5）柘树茎乙醇提取液灌胃给药对巴豆油引起的小鼠耳廓急性炎性肿胀和纸片埋藏引起的慢性肉芽肿均有显著的抑制作用。

【常用肿瘤】常用于胃癌、肠癌、肝癌、肺癌等肿瘤。

【使用注意】孕妇忌服。

参考文献

[1] 张聪敏，萧丽．对柘木黄酮引起细胞凋亡及其机制的初步研究 [J]．漳州师范学院学报，2004，17（4）：98-101.

[2] Lee I K，Kim CJ，Song KS，et al. Tumor cell growth inhibition and antioxdant activity of the components fromstem bark of Cudrania tricuspid data [J]. Hanguk Nonghwa Hakhoechi，1994，37（2）：105-109.

[3] 宫丽华，汪海霞，王先磊，等．柘木根多糖对小鼠腹腔巨噬细胞活性的影响及其抑瘤作用 [J]．山东中医药大学学报，2002，26（2）：145-146.

[4] 张可炜，徐誉泰，张举仁，等．银杏叶和柘树提取物的抗氧化作用 [J]．山东大学学报，2000，35（4）：469-472.

[5] 宋耐宝，杨学东，王义明，等．柘木化学成分及药理研究现状 [J]．中成药，2005，27（3）：335-337.

12. 木芙蓉花

【品种来源】 本品为锦葵科植物木芙蓉 *Hibiscus mutabilis* L. 的花。夏秋摘花蕾，晒干，同时采叶阴干，研粉贮存；秋、冬挖根、晒干。别名三变花、九头花、拒霜花、铁箍散、转观花、清凉膏。

【中药渊源】 土家药也称其为木芙蓉花，其在藏药称为卓老沙僧，常用于治疗腹痛、腹泻。在土家医治则治法的理论指导下，常在八法中用于泻法、清法，七则中用于实则泻之、热则寒之等，治毒十法中用于败毒法、清毒法、排毒法等。

【药物功效】 清热解毒，消肿排脓，凉血止血。

【性味归经】 辣，凉，归心、肝经。

【临床应用】

（1）治赤眼肿痛：木芙蓉叶，研为末，水调匀，贴太阳穴。

（2）治月经不止：木芙蓉花、莲蓬壳，等分为末，每服二钱，米汤送下。

（3）治偏坠作痛：木芙蓉叶、黄蘖各二钱，共研为末，以木鳖子仁一个，磨醋调涂阴囊，其痛自止。

（4）治疗痈、疽、疖、肿等：黄初贵等用木芙蓉软膏对 539 例疖、痈患者进行了临床疗效观察，总有效率为 97.00%。

（5）治局部硬结：对 28 例肌内注射后产生硬结的患者采用新鲜木芙蓉叶捣碎，加凡士林调成软膏，敷于肌内注射后硬结处，对照组用热毛巾或热水袋局部热敷，结果治疗组有效率 92.86%。

（6）治脓肿：王金洪采用鲜木芙蓉根捣碎，加入米酒，用火煨热，敷于患处，治疗 42 例，治愈 41 例。

【文献论述】

（1）《本草图经》："主恶疮。"

（2）《滇南本草》："止咳嗽，解诸毒疮。"

(3)《滇南本草图说》："敷疮，清肺凉血，散热消肿。"

(4)《本草纲目》："治一切大小痈疽，肿毒恶疮，消肿、排脓、止痛。"

(5)《生草药性备要》："消痈肿，散疮疡肿毒，理鱼口便毒，又治小儿惊风肚痛。"

【常用剂量】 15~20g

【服用方法】 内服：煎汤，10~20g。外用：研末调敷或捣敷。

【药理作用】

(1) 木芙蓉对铜绿假单胞菌、大肠杆菌及葡萄球菌均有抑制作用。

(2) 木芙蓉水煎剂对角叉菜胶致大鼠足肿胀有明显抑制作用，具有明确的抗非特异性炎症作用。

(3) 木芙蓉根乙酸乙酯萃取物对除 CA-46 外的急性早幼粒细胞白血病细胞株 HL-60、慢性粒细胞白血病细胞株、耐阿霉素细胞株、人恶性淋巴瘤细胞株、人乳腺癌细胞株及人胃癌细胞株等多种肿瘤细胞株的增殖均有较强的抑制作用，且抑制作用随药物浓度的增加而增强。

(4) 木芙蓉有效组分具有抗非特异性炎症作用，通过减轻炎症反应，降低 IL-1 等炎性细胞因子的表达和活性来实现对肾缺血再灌注损伤的保护作用。

(5) 木芙蓉有效组分可以预防四氯化碳的肝损伤，并且能明显降低大鼠血清 ALT、AST 水平。

【常用肿瘤】 常用于胃癌、淋巴癌、肝癌等肿瘤。

【使用注意】 虚寒患者及孕妇禁服。

(1)《民间常用草药汇编》："孕妇忌服。"

(2)《四川中药志》(1960 年版)："实热者忌用。"

参考文献

[1] 黄初贵，雷秀霞．木芙蓉软膏治疗疖、痈 539 例疗效观察 [J]．中草药，1987，18 (5)：10.

[2] 王文玲，王秀香．木芙蓉叶外敷治疗肌注硬结 [J]．中医外科杂志，2002，11 (5)：44.

[3] 王金洪．木芙蓉根外敷治疗阑尾脓肿 42 例体会 [J]．中国乡村医生杂志，1996，5 (5)：39-40.

[4] 林浩然，郑幼兰，陈仁通，等．木芙蓉治疗滴虫性阴道炎及霉菌性阴道炎的实验和临床研究 [J]．医学研究通讯，1990，19 (10)：225.

[5] 徐娅，郑幼兰，林建峰，等．木芙蓉叶的抗炎作用及其毒性研究 [J]．福建医药杂志，1989，3 (3)：24-26.

[6] 曾晓芳，黄显．木芙蓉根提取物的急性毒性及体外抗肿瘤活性的实验研究 [J]．福建中医药，2014，12 (2)：55-58.

[7] 符诗聪，罗仕华，周玲珠，等．木芙蓉叶有效组分对大鼠肾缺血再灌注损伤的保护作用 [J]．广西科学，2004，11 (2)：1313.

[8] 宋耐宝，杨学东，王义明，等．柘木化学成分及药理研究现状 [J]．中成药，2005，27 (3)：335-337.

13. 木槿花

【品种来源】本品为锦葵科植物木槿 *Hibiscus syriacus* L. 的花。夏季晴日采摘盛开花朵，晒干。别名篱障花、清明篱、白饭花、鸡肉花、猪油花、朝开暮落花。

【中药渊源】土家药也称其为木槿花，其在水药（水族药）称为梅坏，常用于治疗顽癣、骨折；仫佬药称为弯牡丹，常用于治疗肺热咳嗽；苗药称为四季花，用于治疗痢疾。在土家医治则治法的理论指导下，常在八法中用于泻法、清法，七则中用于实则泻之、热则寒之等，治毒十法中用于败毒法、清毒法等。

【药物功效】清热凉血，解毒消肿。

【性味归经】苦，寒、平，归脾、肺经。

【临床应用】

(1) 治吐血、下血，赤白痢疾：木槿花 9~13 朵，酌加开水和冰糖炖，饭前服，每日 2 次。

(2) 治风痰壅逆：木槿干花研末，每服 1~2 匙，空腹沸汤下，白花尤良。

(3) 治疗疮疖肿：鲜木槿花适量，加甜酒少许，捣烂外敷。

(4) 治慢性气管炎：鲜木槿条 120g，洗净，切断，水煎 2 次，合并浓缩，每日 2 次。

(5) 治糖尿病多饮多尿：木槿根 30~60g，水煎代茶，常饮有效。

(6) 治皮癣、阴囊湿疹、痔疮、疮疖：木槿根适量，加水煮汤，先熏后洗，每日 2 次。

【文献论述】

(1)《日华子本草》："治肠风泻血，赤白痢，并焙入药；作汤代茶，治风。"

(2)《本草汇言》："能除诸热，滑利能导积滞，善治赤白积痢，干涩不通，下坠欲解而不解，捣汁和生白酒温饮。"

(3)《本草纲目》："消疮肿，利小便，除湿热。"

(4)《医林纂要》："木槿花，白花，肺热咳嗽、吐血者宜之，且治肺痈，以甘补淡渗之功。又赤白花分治赤白痢，以大肠与肺相表里，小肠与心相表里。凡痢，二肠湿热也，以滑去滞，则愈矣。"

(5)《安徽药材》："治皮肤病。"

(6)《江西中药》："白花与山雅雀同煮食，能止鼻血。"

(7)《本经逢原》："红者治肠风血痢，白者治白带白痢。"

【常用剂量】5~20g

【服用方法】内服：煎汤。外用：适量，研粉，麻油调搽患处。

【药理作用】

(1) 木槿树根皮中分离出的五环三萜咖啡酸酯，能显著抑制小鼠肝微粒体脂质过氧化。

(2) 从木槿树根皮中分离出的三萜化合物对人体癌细胞（ACHN、SW620、

HCT15、SF539、SW620、HCT15）有显著细胞毒性。

（3）木槿花的乙醇提取物对小鼠胚胎发育有明显的抑制作用，并对小鼠离体子宫平滑肌有较强的收缩作用。

（4）木槿鲜花的95%乙醇提取物所含的蒽醌和糖具有抗痉挛活性。

【常用肿瘤】常用于胃癌、淋巴癌、肺癌等肿瘤。

【使用注意】大便溏泄者慎食。

参考文献

[1] 易磊．精编本草彩色图谱与验方-医用本草［M］．北京：中医古籍出版社，2006，8：132-133.

[2] LeeSJ，YunYS，LeeIY，et al. An antioxidant lignan and other constituents from the root bark of Hibiscus syriacus［J］．Planta Med，1999，65（7）：658.

[3] Yun BS，Ryoo IJ，Lee IK，et al. Two Bioactive Pentacyclic triterpene esters from the root bark of H ibiscussyriacus［J］．J Nat Prod，1999，62（5）：764.

[4] 赵翠兰，江燕，李开源，等．扶桑花石油醚提取物 HR-1 对体外培养的人胎盘绒毛组织分泌功能的影响［J］．云南大学学报，1998，20（3）：159.

[5] Kasture VS，Chopde CT，Deshmukh VK. Anticonvulsive activity of Albizzia lebbeck，Hibiscus rosa sinesis and Butea monosperm a inexperimental animals［J］．Journal of Ethnopharmacology，2000，71（1-2）：65.

14. 凤眼草

【品种来源】本品为锦葵科植物臭椿 *Ailanthus altissima*（*Mill.*）Swingle. 的果实。秋末采果，晒干。别名椿荚、樗荚、凤眼子、樗树凸凸、樗树子、臭椿子、春铃子。

【中药渊源】凤眼草是土家药特有名称，其在苗药称为加古鸟，常用于治疗外伤出血；藏药称为热秀，常用于肾病、体虚；仡佬药称为美别挤，常用于吐血、咯血。在土家医治则治法的理论指导下，常在八法中用于清法、赶法，七则中用于寒则热之、实则泻之、阻则通之等，治毒十法中用于清毒法、排毒法等。

【药物功效】清热利尿，止痛，止血。

【性味归经】苦，凉，归大肠、肝、胃经。

【临床应用】

（1）治肠风泻血：椿荚，一半生用，一半烧存性，捣罗为散，每服一钱匕，温米饮调下，不拘时候。

（2）治白带、尿道炎：凤眼草二两，炒黄研面，每服二钱，白开水送服。

（3）治视力减退：凤眼草，烧灰淋水洗头，加椿皮灰尤佳。

【文献论述】

（1）《嘉祐本草》："大便下血。"

（2）《陕西中草药》："功能同椿白皮（樗白皮），多用于止血。"

（3）《东北常用中草药手册》："治便血，尿血，血崩。"

（4）《东北常用中草药手册》："治遗精阳痿；炒后研末，治便血。"

（5）《山东中药》："为止血药。治妇女血崩。"

（6）《上海常用中草药》："痢疾，便血，白带。"

（7）《药材资料汇编》："治肠风便血，小便下血，疗骨鲠。"

【常用剂量】 5～15g

【服用方法】 内服：煎汤或研末。

【药理作用】

（1）凤眼草中的苦木内酯 D（SimalikalactoneD）有显著的抗单纯疱疹 I 型病毒和水泡性口炎病毒作用，其抗病毒活性与抑制蛋白质合成有关。

（2）凤眼草中脂溶性苦木生物碱对大肠杆菌具有体外抑菌作用。

（3）臭椿皮的水提取物对小鼠移植性肿瘤 S_{180}、H_{22} 均有较好的抑瘤作用。

（4）臭椿醇（Ailantinol）E-G 有显著的抗肿瘤活性，对多种癌细胞都有明显的抑制作用，对 EB 病毒的活化程度也有显著的抑制作用，其机制可能与抑制氧化亚氮活性有关。

（5）臭椿的提取物不仅能有效抑制烟草花叶病毒（TMV）侵染，而且对烟草花叶病毒（TMV）的增殖也有明显的抑制作用，对烟草花叶病毒具有较好的防治效果。

【常用肿瘤】 常用于胃癌、肠癌等肿瘤。

【使用注意】 脾胃虚寒者慎服。

参考文献

[1] A pers S，Cimanya K，Berg he D，et al. Antiviral activity of simalik alac tone D，a quass inoid from Quassia aficana [J]. J Palantamed，2002，68（1）：20-24.

[2] 何颖，刘伟，陈忠伟，等. 苦木生物碱体外抑制大肠杆菌效果的研究 [J]. 安徽农业科学，2008，36（7）：2777-2778.

[3] 李雪萍. 臭椿皮提取物体内抗肿瘤作用的实验研究. 甘肃科学学报，2003，15（4）：124-125.

[4] Okunade AL，Bikoff RE，Casper SJ，et al. Antiplasmodial activity of extracts and quassinoids isolated from seedings of Ailanthus altissima [J]. JPhytother Res，2003，17（6）：675.

[5] 沈建国，张正坤，吴祖建，等. 臭椿和鸦胆子抗烟草花叶病毒作用研究 [J]. 中国中药杂志，2007，32（1）：27-29.

15. 升麻

【品种来源】 本品为毛茛科植物大三叶升麻 *Cimicifuga foetida* L. 的干燥根茎。秋季采挖，除去泥沙，晒至须根干时，燎去或除去须根，晒干。别名莽牛卡架、龙眼根、窟窿牙根。

【中药渊源】 土家药也称其为升麻，其在苗药称为扎孜都格老，常用于治疗感冒、麻疹、咽喉肿痛、口疮等。在土家医治则治法的理论指导下，常在八法中用于泻法、清法、汗法，七则中用于实则泻之、热则寒之等，治毒十法中用于赶毒法、清毒法等。

【药物功效】 发表透疹，清热解毒，升举阳气。

【性味归经】 辣、甜，凉，归肺、脾、胃、大肠经。

【临床应用】

（1）治胃火亢盛的牙龈浮烂、口舌生疮及咽喉肿痛：升麻与石膏、黄连等配伍。

（2）治热病高热、身发斑疹，以及疮疡肿痛：升麻配金银花、连窍、赤芍、当归等同用。

（3）治大头瘟：黄芩、黄连各15g，陈皮、甘草、玄参、柴胡、桔梗各10g，连翘、板蓝根、马勃、牛蒡子、薄荷各5g，僵蚕、升麻各3g，水煎服。

（4）治脾不升清，中气下陷：黄芪18g，炙甘草9g，人参（去芦）、升麻、柴胡、橘皮、当归身（酒洗）、白术各6g。水三盏，煎至一盏，去渣，早饭后温服。

（5）治胃火上攻：生地黄、当归身各6g，牡丹皮9g，黄连6g，升麻6g。作汤剂，水煎服。

【文献论述】

（1）《神农本草经》："主解百毒，辟温疾、障邪。"

（2）《药性论》："治小儿风，惊痫，时气热疾。除心肺风毒热壅闭不通，口疮，烦闷。疗痈肿，豌豆疮；水煎，绵蘸拭疮上。"

（3）《名医别录》："主中恶腹痛，时气毒疠，头痛寒热，风肿诸毒，喉痛，口疮。"

（4）《本草纲目》："消斑疹，行瘀血，治阳陷眩运，胸胁虚痛，久泄下痢后重，遗浊，带下，崩中，血淋，下血，阴痿足寒。"

（5）《汤液本草》："主肺痿咳唾脓血，能发浮汗。"

（6）《医学启源》："升麻，若补其脾胃，非此为引不能补。若得葱白、香芷之类，亦能走手阳明、太阳，能解肌肉间热，此手足阳明伤风之药也。"

（7）《滇南本草》："表小儿痘疹，解疮毒，咽喉（肿）；喘咳音哑，肺热，止齿痛、乳蛾，痄腮。"

【常用剂量】3~15g

【服用方法】内服：煎汤，3~15g，或入丸、散。外用：研末调敷，煎水含漱或淋洗。

【药理作用】

（1）从升麻根茎分离的24个三萜类化合物，能抑制植物血凝素刺激的淋巴细胞的核苷酸转运。

（2）从兴安升麻提取的24-O-乙酰升麻醇，可有效抑制人肝癌细胞株$HepG_2$的增殖。

（3）升麻提取物BCE具有抑制大鼠腹腔肥大细胞组胺释放的活性；抑制人肥大细胞白血病细胞系HMC-1细胞中白细胞介素4、白细胞介素5和肿瘤坏死因子αmRNA的表达。

（4）升麻中的环已烷、乙酸乙酯提取物，水提部分能抑制人乳腺癌MCF_7和ER-MDA-MB.细胞株增生。

（5）化合物升麻亭、脱氧升麻亭在体外能明显抑制12株人肿瘤细胞的生长增殖，其中对人白血病细胞株 HL. 的抑制作用最强。另外，两化合物能明显抑制小鼠肝癌细胞 H_{22}的生长，并呈现一定的量效关系。

（6）升麻中的 2 个成分 25-脱水升麻醇-3-β-D-木糖苷和 25-O-乙酰升麻醇-3-β-D-木糖苷，在 30μg/mL 时，对宫颈癌细胞（HeLa）和小鼠成纤维细胞（L.）具有较强的细胞毒作用。

【常用肿瘤】常用于乳腺癌、子宫癌、肝癌等肿瘤。

【使用注意】上盛下虚、阴虚火旺及麻疹已透者忌服。

（1）《本草经疏》："凡吐血鼻衄、咳嗽多痰、阴虚火动、肾经不足，及气逆呕吐、惊悸怔忡、癫狂等病，法咸忌之。"

（2）《得配本草》："伤寒初病太阳，痘疹见标，下元不足，阴虚火炎，四者禁用。"

参考文献

[1] 林玉萍，邱明华，李忠荣．升麻属植物的化学成分与生物活性研究［J］．天然产物研究与开发，2002，14（6）：58-76.

[2] 田泽，斯建勇，王婷，等．24-O-乙酰升麻醇-3-O-β-D-木糖苷对 HepG2 细胞的细胞毒性及其作用机制［J］．中国药学杂志，2007，42（7）：505-508.

[3] Kim CD，Lee WK，Lee MH，et al. Inhibition of mastcell-dependent all ergyre action by extract of black cohosh（Cimicifug ara cemosa）［J］．Immuno pharmacol Immunotoxicol，2004，26（2）：299-308.

[4] Einbond LS，Shi mi zu M，XiaoDH，et al. Growth inhibitory activity of extracts and purified comp onents of black cohoshon human breast cance cells［J］．Breast Caner Res Trea，2004，83（3）：221-231.

[5] 吴德松，张雁丽，卿晨．升麻提取物阿科特素、脱氧阿科特素抗肿瘤作用及机制研究［A］//中国药理学会化疗药理专业委员会第九届学术研讨会论文摘要集［C］，2008：64.

[6] 范云双，姚智，滕杰，等．绿升麻中具有抗肿瘤活性的三萜类化合物［J］．中草药，2007，38（2）：167-170.

16. 无花果

【品种来源】本品为桑科植物无花果 *Ficus carica* L. 的果实。夏秋采，晒干用或鲜用。别名文先果、奶浆果、树地瓜、映日果、明目果、密果。

【中药渊源】土家药也称其为无花果，其在维药称为安居尔，常用于治疗便秘、肠胃虚弱、小儿咳嗽、麻疹等。在土家医治则治法的理论指导下，常在八法中用于补法、清法，七则中用于亏则补之、肿则消之等，治毒十法中用于调毒法。

【药物功效】润肺止咳，清热润肠。

【性味归经】甜，平，归肺、大肠经。

【临床应用】

（1）治咽喉刺痛：无花果鲜果晒干，研末，吹喉。

（2）治肺热声嘶：无花果五钱，水煎，调冰糖服。

（3）治痔疮，脱肛，大便秘结：鲜无花果生吃；或干果十个，猪大肠一段，水煎服。

（4）治久泻不止：无花果五至七枚，水煎服。

（5）治发乳：无花果二两，树地瓜根二两，金针花根四至六两，奶浆藤二两，炖猪前蹄服。

【文献论述】

（1）《便民图纂》："治咽喉疾。"

（2）《本草纲目》："治五痔，咽喉痛。"

（3）《医林纂要》："益肺，通乳。"

（4）《滇南本草》："敷一切无名肿毒，痈疽疥癞癣疮，黄水疮，鱼口便毒，乳结，痘疮破烂，调芝麻油搽之。"

（5）《随息居饮食谱》："清热，润肠。"

（6）《生草药性备要》："痔疮。子，煲肉食，解百毒。蕊，下乳汁。"

（7）《食物本草》："开胃，止泄痢。"

（8）《云南中草药》："健胃止泻，祛痰理气。治食欲不振，消化不良，肠炎，痢疾，咽喉痛，咳嗽痰多，胸闷。"

【常用剂量】 9～15g

【服用方法】 内服：煎汤，大剂量可用至30～60g，或生食鲜果1～2枚。外用：适量，煎水洗；研末调敷或吹喉。

【药理作用】

（1）无花果抗癌成分有补骨脂素、皂苷类、苯甲醛等，可抗胃癌、人结肠癌、艾氏腹水癌、S_{180}肉癌、肝癌、肺癌等，并能延缓移植性腺癌、骨髓性白血病、淋巴肉瘤的发展，且不同品系无花果的不同部位有不同程度的抗癌、提高免疫功能的作用。

（2）无花果多糖不同组分体外可以抗肝癌、胃癌、结肠癌，但不成剂量依赖性。

（3）无花果多糖可促进免疫抑制小鼠腹腔巨噬细胞产生和分泌白介素IL-1α，对氢化可的松致免疫抑制小鼠功能有很好的免疫促进作用。

（4）无花果提取物具有抗单纯疱疹病毒、新城疫病毒作用。

（5）无花果叶、果实中含有较高浓度的超氧化物歧化酶（SOD）、类黄酮、维生素C（Vc）等物质，因此无花果植物具有较好的抗氧化、抗衰老作用。

【常用肿瘤】 常用于胃癌、肺癌、肝癌、淋巴癌等肿瘤。

【使用注意】 脂肪肝患者、脑血管意外患者、腹泻者、正常血钾性周期性麻痹等患者不适宜食用，大便溏薄者不宜生食。

参考文献

[1] 彭勃，苗明三，方晓燕．无花果抗癌作用的研究进展［J］．河南中医，2002，22（6）：84-85.

[2] 郭润妮，倪孟祥．无花果多糖体外抗氧化及抗肿瘤活性研究［J］．化学与生物工程，2015，32（3）：49-52.

[3] 苗明三，刘会丽，杨亚蕾，等．无花果多糖对免疫抑制小鼠腹腔巨噬细胞产生 IL-1α、脾细胞体外增殖、脾细胞产生 IL-2 及其受体的影响［J］．中国现代应用药学杂志，2009，26（7）：525-528.
[4] 王桂亭，王皞，宋艳艳，等．无花果叶抗单纯疱疹病毒的实验研究［J］．中药材，2004，27（10）：754-755.
[5] 苏卫国，董艳，童应凯．无花果枝、叶、果实生理活性物质的测定［J］．天津农学院学报，2001，8（1）：24-26，30.

17. 乌饭果

【品种来源】本品为杜鹃花科植物乌饭果 *Vaccinium fragile* Franch. 的干燥成熟果实。夏秋采，晒干用或鲜用。别名南烛子、米饭果、纯阳子、土千年健果、冷饭果、沙汤果、蚂蚁果、小马扎豆。

【中药渊源】乌饭果是土家药特有名称，其在彝药称为万咪斯咪，常用于治疗外伤、风湿；纳西药称为阿叶什咪，常用于疮痈、跌打肿痛；傈僳药称为阿娜尼塞，常用于关节炎、胃痛、痢疾。在土家医治则治法的理论指导下，常在八法中用于补法、止法，七则中用于惊则镇之、亏则补之等，治毒十法中用于调毒法。

【药物功效】安神止咳，益肾固精。

【性味归经】酸、甜，平，归肺、大肠经。

【临床应用】

（1）治消化不良，腹痛腹泻：乌饭子鲜果 15g，每日早晚各服 1 次。

（2）劳倦身痛，四肢无力：鲜果 50g（捣烂），加米酒 60g 拌匀，榨取酒液，每日晚睡前服。

（3）治风湿关节痛：乌饭树果酒 30~60mL，每日早晚各服 1 次。

（4）治遗精：乌饭果干品 30g，炒至焦黄有香气，加水煎，每日晚睡前服。

（5）治头晕失眠，心悸盗汗：南烛子、覆盆子、楮实子各 30g，五味子 4.5g，煎服。

（6）治体虚气弱，赤白带下：南烛子、芡实、金樱子各 9g，煎服。

（7）治鼻衄、牙龈出血、血小板减少性紫癜：南烛子、墨旱莲、女贞子各 30g，煎服。

【文献论述】

（1）《开宝本草》："枝叶，味苦平，无毒，止泻，除睡，强筋益气力，久服轻身，长年，令人不饥，变白去老……其子为南烛子。可强筋骨，益气力，固精驻颜，明目止泄，乌须发。"

（2）《本草纲目》："利肠胃，补骨髓，久服固精驻颜，轻身明目。"

（3）《本草经疏》："凡变白之药，多气味苦寒，有妨脾胃，唯南烛气味平和，兼能益脾，为修真家所须。"

（4）《滇南本草图说》："怔忡睡卧不宁者，煎服。"

【常用剂量】 9~15g

【服用方法】 内服：煎汤。

【药理作用】

（1）乌饭树浆果中的花色苷类具有极强的抗氧化活性。

（2）乌饭果中树叶黄酮及果实花色苷对细菌有明显的抑制作用。

（3）乌饭树果实提取物可以促进眼睛感受微弱光线的视紫红物质的合成，改善眼睛夜晚视物能力，对近视、老年性白内障、糖尿病动脉硬化性视网膜症等有改善和防御效果。

（4）乌饭树水煎液（复方南烛口服液）具有抗贫血作用，可以提高由乙酰苯肼致小鼠贫血模型的红细胞数和血红蛋白量；抑制环磷酰胺所引起的小鼠白细胞和血小板数减少，还能对抗其引起的胸腺重量下降。

（5）乌饭果树叶提取物能明显抑制小鼠宫颈癌细胞株的生长，其中浆果花色苷类能抑制癌细胞的生长。

【常用肿瘤】 常用宫颈癌等肿瘤。

【使用注意】 腹泻者不宜生食。

参考文献

[1] 吴少华．果品与食疗［J］．东南园艺，1996，1（1）：50-55.

[2] 国家中医药管理局《中华本草》编委会．中华本草（第6卷）［M］．上海：上海科学技术出版社，1998：45-47.

[3] 王立．乌饭树树叶中黄酮类色素的抗氧化活性［J］．食品与生物技术学报，2006，25（4）：81-84.

[4] 刘龙燕．乌饭树果实花色苷的提取及其抗氧化和抑菌特性研究［D］．福州：福建农林大学，1997.

[5] 李丹，林琳．越橘食品资源的开发与利用［J］．食品与发酵工业，2000，26（4）：76-81.

[6] 金若敏，张晓晨，胡月娟，等．复方南烛口服液的药理作用研究［J］．中国药科大学学报，1995，26（4）：220-222.

[7] 余清．乌饭树叶中黄酮等有效成分分析及抗肿瘤作用研究［D］．福州：福建农林大学，2003.

18. 白术

【品种来源】 本品为菊科植物白术 *Atractylodes macrocephala* Koidz. 的干燥根茎。冬季下部叶枯黄、上部叶变脆时采挖，除去泥沙，烘干或晒干，再除去须根。别名于术、冬术、浙术、种术。

【中药渊源】 土家药也称其为白术，其在蒙药称为查干一胡吉，常用于脾虚、腹胀、腹泻等。在土家医治则治法的理论指导下，常在八法中用于补法、清法，七则中用于实则泻之、湿则祛之等，治毒十法中用于散毒法、调毒法等。

【药物功效】 健脾益气，燥湿利水，止汗，安胎。

【性味归经】 苦、甜，温，归脾、胃经。

【临床应用】

（1）治自汗不止：白术末，饮服方寸匕，日二服。

（2）治中湿，口噤，不知人：白术半两，酒三盏，煎一盏，顿服；不能饮酒，以水代之，日三，夜一。

（3）治风虚，头重眩，苦极，不知食味：白术二两，附子一枚半（炮去皮），甘草一两（炙）。上三味，锉，每五钱匕，姜五片，枣一枚，水盏半，煎七分，去滓，温服。

（4）治肠风痔漏、脱肛泻血、面色萎黄，积年久不瘥：白术一斤（糯米泔浸三日，细研锉，炒焦为末），干地黄半斤（净洗，用碗盛，于甑上蒸烂细研）。上相和，如硬，滴酒少许，众手丸梧桐子大，焙干。每服十五丸，空心粥饮下，加至二十丸。

（5）治产后呕逆不食：白术五钱，姜六钱。水煎，徐徐温服。

（6）治疗便秘：对36例结肠慢传输性便秘的患者，口服生白术60g水煎液，连续2周结肠运输试验复查17例，正常4例，好转9例，无效4例。证明白术水煎液治疗结肠慢传输性便秘具有较好的疗效，尤其对气阴两虚证更明显。

（7）改善新生儿脾胃功能：观察的单胎足月适于胎龄儿100例，随机分成观察组和对照组各50例。对照组按《中国居民膳食指南》中0~6月龄婴儿喂养指南指导喂养。观察组在前者基础上，生后第1天至第7天连续服用白术颗粒1.5g，每天1剂，能够加快胎粪排出，降低病理性黄疸发病率，缩短病理性黄疸患儿住院时间，改善新生儿营养状况，并不增加肥胖等营养偏差的例数，能够改善新生儿脾胃功能。

【文献论述】

（1）《神农本草经》："主风寒湿痹，死肌，痉，疸，止汗，除热消食。"

（2）《名医别录》："主大风在身面，风眩头痛，目泪出，消痰水，逐皮间风水结肿，除心下急满，及霍乱吐下不止，利腰脐间血，益津液，暖胃，消谷嗜食。"

（3）《药性论》："主大风顽痹，多年气痢，心腹胀痛，破消宿食，开胃，去痰涎，除寒热，止下泄，主面光悦，驻颜去皯，治水肿胀满，止呕逆，腹内冷痛，吐泻不住，及胃气虚冷痢。"

（4）《本草蒙筌》："白术咀后，人乳汁润之，制其性也，润过陈壁土和炒。"

（5）《本草图经》："术，今处处有之，以嵩山、茅山者为佳。春生苗，青色无桠。一名山蓟，以其叶似蓟也，茎作蒿干状，青赤色，长三二尺以来，夏开花，紫碧色，亦似刺蓟，花或有黄白花者；入伏后结子。"

（6）《本草汇言》："白术，乃扶植脾胃，散湿除痹，消食除痞之要药也。脾虚不健，术能补之，胃虚不纳，术能助之。"

【常用剂量】6~12g

【服用方法】内服：煎汤，或熬膏，或入丸、散。

【药理作用】

（1）白术挥发油能阻止癌性恶病质鼠体重下降，增加其摄食量，延缓肿瘤生长。

（2）白术内酯Ⅰ可以显著降低人胃癌细胞 MGC_{803} 的单克隆能力，同时研究发现白术内酯Ⅰ可以浓度依赖性诱导 MGC_{803} 细胞的凋亡，在体外具有良好的抗癌活性。

（3）白术挥发油能显著降低 H_{22} 肝癌淋巴道转移模型小鼠血清中 MMP-9 的含量，其作用机制可能是通过抑制 MMP-9 的分泌，起到抗肿瘤侵袭转移的作用。

（4）白术具有调节胃肠蠕动、增强机体免疫功能、清除活性氧自由基、延缓衰老、减肥降脂、保肝等作用。

（5）白术对心血管系统具有良性调节作用，具有降糖、抑制子宫平滑肌和利尿、抗菌等作用。

【常用肿瘤】常用于肺癌、胃癌、肝癌等肿瘤。

【使用注意】阴虚燥渴、气滞胀闷者忌服。

（1）《本草经集注》："防风、地榆为之使。"

（2）《药品化义》："凡郁结气滞，胀闷积聚，吼喘壅塞，胃痛由火，痈疽多脓，黑瘦人气实作胀，皆宜忌用。"

参考文献

[1] 丁曙晴，丁义江，张苏闽，等．白术水煎液治疗结肠慢传输性便秘 36 例疗效观察［J］．新中医，2005，37（9）：30-31.

[2] 汪娜．白术颗粒对新生儿脾胃功能影响的临床观察［D］．广州：广州中医药大学，2015.

[3] 蔡云，孙烨，刘昳，等．白术挥发油对癌性恶病质小鼠血清细胞因子 TNF-α、IL-2 的影响［J］．陕西中医，2006，27（11）：1432-1434.

[4] 马莉，刘建文．白术内酯Ⅰ在 MGC_{803} 中可通过 Notch 信号通路发挥抗癌作用［C］//中国药理学会补益药药理专业委员会学术研讨会，2013.

[5] 王郁金，苏衍进，郑广娟．白术挥发油对小鼠 H_{22} 肝癌淋巴道转移模型的影响［J］．现代中医药，2009，29（4）：74-75.

[6] 谢明，宗可欣，富波，等．中药白术的研究综述［J］．黑龙江医学，2015，28（2）：299-301.

[7] 宿廷敏，王敏娟，阮时宝．白术的化学成分及药理作用研究概述［J］．贵阳学院学报（自然科学版），2008，3（2）：32-35.

19. 白及

【品种来源】本品为兰科植物白及 *Bletilla striata*（*Thunb.*）Reichb. 的干燥块茎。夏、秋二季采挖，除去须根，洗净，置沸水中煮或蒸至无白心，晒至半干，除去外皮，晒干。别名白根、地螺丝、白鸡儿、白鸡娃、连及草、羊角七。

【中药渊源】土家药也称其为白及，其在傣药称为牙合介，常用于肺结核、气管炎等；佤佬药称为大结巴，常用于跌打、外伤；瑶药称为别给息，常用于胃溃疡、咳嗽。在土家医治则治法的理论指导下，常在八法中用于赶法、清法，七则中用于实则泻之、肿则消之等，治毒十法中用于赶毒法、调毒法等。

【药物功效】收敛止血，消肿生肌。

【性味归经】苦、甜、涩，凉，归肝、胃经。

【临床应用】

（1）治上消化道出血：白及5g，3次/日，冷开水30mL冲服。

（2）治支气管扩张：白及2份、阿胶1份，配成白及阿胶浆，2次/日，50mL/次，治支气管扩张咯血。

（3）治鼻衄：白及末撒布于凡士林纱条或纱球表面填塞腔道，每次用白及粉4～5g，填塞物保留72小时。

（4）治百日咳：任晓春等用白花川贝散（白及、款冬花、川贝等份），1岁以内1g/次，3次/日，治疗56例百日咳患儿。结果痊愈51例，显效4例，无效1例，总有效率为98.2%。

（5）治肝癌：郑传胜等研制成白及栓塞剂，行肝动脉栓塞治疗肝癌56例，随访10～48个月，肿块坏死缩小显著，AFP下降明显，患者1、2、3年生存率分别为81.9%、44.9%、33.6%，平均生存期19.8%。

【文献论述】

（1）《本草纲目》："白及，性涩而收，故能入肺止血，生肌治疮也。"

（2）《本草经疏》："白及，苦能泄热，辛能散结，痈疽皆由荣气不从，逆于肉里所生；败疽伤阴死肌，皆热壅血瘀所致，故悉主之也。"

（3）《本草汇言》："白及，敛气，渗痰，止血，消痈之药也。此药质极黏腻，性极收涩，味苦气寒，善入肺经。凡肺叶破损，因热壅血瘀而成疾者，以此研末日服，能坚敛肺藏，封填破损，痈肿可消，溃败可托，死肌可去，脓血可洁，有托旧生新之妙用也。"

（4）《神农本草经百种录》："白及，气味冲淡和平，而体质滑润，又极黏腻，入于筋骨之中，能和柔滋养，与正气相调，则微邪自退也。"

（5）《本草正义》："白及，《本经》主痈肿恶疮败疽，伤阴死肌。《别录》除白癣疥虫，皆以痈疡外敷及掺药言之。"

（6）《神农本草经》："主痈肿恶疮败疽，伤阴死肌，胃中邪气，贼风痱缓不收。"

（7）《名医别录》："除白癣疥虫。"

（8）《药性论》："治结热不消，主阴下痿，治面上皯疱，令人肌滑。"

（9）《唐本草》："手足皲拆，嚼以涂之。"

（10）《日华子本草》："止惊邪、血邪，痫疾，赤眼，癥结，发背，瘰疬，肠风，痔瘘，刀箭疮扑损，温热疟疾，血痢，汤火疮，生肌止痛，风痹。"

【常用剂量】 3～10g

【服用方法】 内服：煎汤，研末，每次1.5～3g。外用：适量，研末撒或调涂。

【药理作用】

（1）白及能增强血小板第Ⅲ因子活性，缩短凝血酶生成时间，抑制纤维蛋白酶的活性，还能使血细胞凝集，形成人工血栓而止血。

（2）从白及中提得的联苯类和双氢菲类对枯草杆菌、金黄色葡萄球菌、白色念珠菌ATCCIO57及发癣菌QM248均有抑制作用。

(3) 白及黏液质部分（主要为多糖成分）对大鼠瓦克癌、小鼠子宫颈癌、小鼠艾氏腹水癌实体型均有抑制作用。

【常用肿瘤】常用于胃癌、肝癌、宫颈癌等肿瘤。

【使用注意】外感咳血、肺痈初起及肺胃有实热者忌服。

(1)《本草经集注》："石英为之使。恶理石。畏李核、杏仁。"

(2)《蜀本草》："乌头。"

(3)《本草经疏》："痈疽已溃，不宜同苦寒药服。"

参考文献

[1] 储义明. 白及粉治疗上消化道出血30例临床疗效观察 [J]. 实用中西医结合杂志，1995，8(11)：676-677.

[2] 陈友香，程仲敏. 白及胶浆合加减止嗽散治疗支气管扩张咯血28例 [J]. 湖北中医杂志，1995，17 (4)：14-15.

[3] 邓文成. 白及粉局部应用治疗鼻衄 [J]. 实用中西医结合杂志，1991，4 (8)：487-488.

[4] 任晓春，洪喜琴. 白及川贝散治疗百日咳 [J]. 中医药学报，1988，(6)：23-24.

[5] 郑传胜，冯敢生，周汝明. 中药白及的新用途-栓塞肝动脉治疗肝癌 [J]. 中华肿瘤杂志，1996，18 (4)：305-306.

[6] 耿志国，郑世玲，王遵琼. 白及对盐酸引起的大鼠胃黏膜损伤的保护作用 [J]. 中草药，1990，21 (2)：23-24.

[7] TakaslS，YarlakiM，Inoue K. Antimerobial agents fronl Bletilla Striata [J]. Phytoehenr，1983，22 (4)：1010-1011.

[8] 武汉医学院病理学系中草药教研室. 白及抗肿瘤作用研究简报 [J]. 武汉医学院学报，1978，(2)：115-116.

20. 白木耳

【品种来源】本品为木耳科植物银耳 *Tremella fuciformis* Berk. 的子实体。采时宜在早、晚或阴雨天，用竹刀将银耳刮入竹笼中，淘净，拣去杂质，晒干或烘干。宜冷藏或贮藏于阴凉干燥处。别名银耳、白耳子。

【中药渊源】白木耳是土家药特有名称，其在藏药称为茂若色尔布，常用于肺结核、久咳、痰多等。在土家医治则治法的理论指导下，常在八法中用于赶法、清法，七则中用于虚则补之、肿则消之等，治毒十法中用于赶毒法、清毒法等。

【药物功效】补肺益气，养阴润燥。

【性味归经】甜，平，归肝、胃经。

【临床应用】

(1) 滋补：白木耳二钱，竹参二钱，淫羊藿一钱。先将白木耳及竹参用冷水发胀，次取出，加水一小碗及冰糖、猪油适量调和，最后取淫羊藿稍加碎截，置碗中共蒸，服时去淫羊藿渣，将参、耳连汤内服。

(2) 治高血压、血管硬化：白木耳3g，浸水浸泡1夜，于饭锅上蒸1~2小时，加适量冰糖，于睡前服。

（3）治心悸：白木耳9g，太子参15g，冰糖适量，水煎饮用。

（4）治咳嗽、咯血：白木耳研末，每次服5~10g，日服2~3次。

【文献论述】

（1）《名医别录》："犍为山谷，六月多雨时采，即暴干。"

（2）《本草经集注》："此云五木耳而不显四者是何木，按老桑树生燥耳，有黄者，赤、白者，又多雨时亦生，软湿者入采，以作俎。"

（3）《新修本草》："（五木耳）生于楮、槐、榆、柳、桑五种树上之木耳。"

【常用剂量】 3~10g

【服用方法】 内服：煎汤，研末，每次1.5~3g。外用：适量，研末撒或调涂。

【药理作用】

（1）银耳多糖对小鼠网状内皮系统（RES）吞噬血流中胶体炭粒廓清能力的试验结果表明，银耳多糖对小鼠RES有明显的激活作用，并随剂量增大而增强。

（2）银耳制剂有激活小鼠巨噬细胞功能，并且被激活的巨噬细胞可溶解小鼠腹水型肝癌细胞。

（3）银耳多糖能明显增加小鼠血清溶血抗体含量，并能拮抗环磷酰胺所致体液免疫抑制，促进其恢复正常。

（4）银耳多糖腹腔注射能对抗因环磷酰胺起的小鼠白细胞下降的作用。银耳多糖还能对肿瘤患者因放、化疗引起的白细胞下降有明显的升高作用，有效率达62.9%。

（5）银耳子实体中提出的酸性异多糖能抑制小鼠肉瘤生长，抑瘤作用在45%~91.7%，其抗瘤机制可能是通过增强机体的抗肿瘤免疫能力，间接抑制肿瘤生长。

【常用肿瘤】 常用于肺癌、肝癌等肿瘤。

【使用注意】 风寒咳嗽者及湿热酿痰致咳者禁用。

《饮片新参》："寒咳嗽者忌用。"

参考文献

[1] 邓文龙，廖渝英．银耳多糖的免疫药理研究［J］．中草药，1984，15（9）：23.

[2] 蒋铁男，张宇光，牛惠生，等．银耳对小鼠腹腔巨噬细胞功能和超微结构影响［C］//第六次全国电子显微学会议论文摘要集，1990：104-104.

[3] 崔金莺．银耳多糖的免疫调节作用及其分子机制研究［D］．北京：北京医科大学，北京大学，1995.

[4] 夏尔宁，陈琼华．银耳子实体多糖的分离、分析及生物活性［J］．菌物学报，1988，10（3）：120-121.

[5] 陈子齐．银耳孢糖对造血和免疫作用的临床观察［J］．中华放射医学与防护杂志，1984，4（3）：54.

[6] 周爱如，吴彦坤，侯元怡．银耳多糖抗肿瘤作用的研究［J］．北京医科大学学报，1987，11（3）：110-112.

21. 白屈菜

【品种来源】 本品为罂粟科植物白屈菜 *Chelidoniummajus* L. 以全草入药。花盛期采收，割取地上部，晒干或鲜用。别名山黄连、土黄连、牛金花、八步紧、断肠草。

【中药渊源】 土家药也称其为白屈菜，其在苗药称为扎格珠，常用于刀伤、眼病、热病等。在土家医治则治法的理论指导下，常在八法中用于赶法、清法，七则中用于实则泻之、肿则消之等，治毒十法中用于清毒法、赶毒法等。

【药物功效】 清热解毒，止痛，止咳。

【性味归经】 苦，凉，归肺、心、肾经。

【临床应用】

（1）治胃炎、胃溃疡、腹痛：白屈菜 15g，水煎服。或用 20%白屈菜注射液，肌内注射，每次 2mL，2 次/日。或将白屈菜制成酊剂，治疗慢性胃炎及肠道痉挛引起的疼痛，每次 5mL，3 次/日。

（2）治疗肠炎痢疾白屈菜 75~125g 水煎服。

（3）治疗支气管炎、百日咳：白屈菜糖浆或浸膏每日 15g（生药），治疗慢性支气管炎有效率为 81.48%~90%，单纯型疗效略高于喘息型；白屈菜糖浆或水煎剂（鲜品 100%浓度）可治百日咳。

（4）治乳头状瘤、湿疣：将白屈菜茎折断，用其黄色汁液涂于患处，数次可愈。

【文献论述】

（1）《中国药植志》："治胃肠疼痛及溃疡。外用为疥癣药及消肿药，以生汁涂布之。"

（2）《山西中药志》："下心火，退烧解热，消炎杀菌，镇痛镇静。"

（3）《四川中药志》："治肝硬化、皮肤结核、脚气病、胆囊病及水肿黄疸。"

（4）《陕西中药志》："治毒蛇咬伤，止疼消肿。"

（5）《北方常用中草药》："有镇痛、止咳、杀菌、利尿、解疮毒之功。治急慢性胃炎、胃溃疡、腹痛、泻痢、咳嗽、肝硬化腹水。"

【常用剂量】 3~6g

【服用方法】 内服：煎汤。外用：适量，捣汁涂，或研粉调涂。

【药理作用】

（1）白屈菜及白屈菜碱能明显提高痛觉阈，镇痛作用可维持 4~48 小时。白屈菜提取物对中枢还有一定的镇静及催眠作用。

（2）白屈菜红碱溶液对变形链球菌的黏附，葡糖基转移酶和细胞外水不溶性多糖的合成具有显著的抑制作用。

（3）白屈菜总生物碱可明显地延长小鼠引咳潜伏期，减少咳嗽次数；延长豚鼠的引喘潜伏期、减少抽搐跌倒的动物数。白屈菜红碱具有止咳平喘、祛痰的功效。

（4）白屈菜红碱可以下调 MCF-7Taxol 细胞中 MDR1 转录水平，抑制 P 糖蛋白磷酸化水平，降低 P 糖蛋白的含量，时间越长，效果越明显。白屈菜红碱作用于

MCF_7Taxol 细胞 72 小时后，可产生细胞毒性作用，并存在一定剂量效应，从而达到逆转人乳腺癌细胞多药耐药性的作用。

（5）白屈菜红碱（CHE）对体外培养的宫颈癌 Hela 细胞有显著毒性作用，并呈剂量依赖关系；细胞生长受阻明显，作用时间越长，药物浓度越大，对细胞的增殖影响就越显著。

（6）白屈菜红碱对人胃癌 BGC_{823} 细胞具有抑制作用，当白屈菜红碱质量浓度为 1.5~2.5μg/mL 时明显抑制 BGC_{823} 细胞的生长，且呈时间和浓度依赖的关系。

【常用肿瘤】常用于乳腺癌、胃癌、宫颈癌等肿瘤。

【使用注意】本品有小毒，慎服。

参考文献

[1] 郭靖，杜方篱．罂粟科白屈菜的药理及临床应用［J］．特种经济植物，2001（10）：31.

[2] ManskeR HF. The Alkaloids Chemistry and Pharmaeology［J］. Vol. 15. New York：Aeademie Press Ine，1975：207-243.

[3] 程睿波，陈旭，刘淑杰，等．白屈菜红碱对变形链球菌葡糖基转移酶和细胞外水不溶性多糖的影响［J］．上海口腔医学，2007，16（3）：324-327.

[4] 佟继铭，石艳华，袁亚非．白屈菜总生物碱祛痰止咳作用实验研究［J］．承德医学院学报，2003，20（4）：285-287.

[5] 曹喆，王丽娟，吴明辉，等．白屈菜红碱逆转人乳腺癌多药耐药的机制［J］．中国医学科学院学报，2011，33（1）：45-50.

[6] 刘帆，张正付，魏雄辉．白屈菜红碱对宫颈癌细胞的抑制作用研究［J］．现代生物医学发展，2009，9（3）：514-516.

[7] 宗永立，刘艳平．白屈菜红碱对人胃癌 BGC_{823} 细胞的增殖抑制和凋亡诱导作用［J］．中草药，2006，37（7）：1054-1056.

22. 白花蛇舌草

【品种来源】本品为茜草科耳草属植物白花蛇舌草 *Hedyotis diffusa* Willd. 或 *denlandia diffusa*（Willd.）Roxb. 的全草。夏秋采集，洗净，鲜用或晒干。别名蛇舌草、蛇舌癀、蛇针草、蛇总管、二叶葎、白花十字草、尖刀草、甲猛草、龙舌草、蛇脷草、鹤舌草。

【中药渊源】土家药也称其为白花蛇舌草，其在苗药称为屙赖嫩，常用于小儿疳积、肝硬化、胃炎等；壮药称为化好萼林，常用于头痛、肾炎、毒蛇咬伤等；畲药称为鸡舌草，常用于阑尾炎、扁桃炎、喉炎等。在土家医治则治法的理论指导下，常在八法中用于赶法、清法，七则中用于阻则通之、肿则消之等，治毒十法中用于清毒法、散毒法等。

【药物功效】清热解毒，利尿消肿，活血止痛。

【性味归经】甜、淡，凉，归胃、大肠、小肠经。

【临床应用】

（1）治小儿肺炎：用白花蛇舌草注射剂，每次肌内注射 2mL（含 4g 生药有效成分），婴儿减半，每日2次，疗程5~7日。

（2）治阑尾炎：取鲜白花蛇舌草1两（干品5钱），水煎服，每日2次。小儿酌减。症状较重者可增至2~3两。个别腹胀严重者加用水针或新针治疗，中毒症状较重者兼用补液并禁食。

（3）治肿瘤：中药扶正消瘤汤（含白花蛇舌草15g）配合介入疗法用于贲门癌的治疗有助于改善患者的生活质量，减轻毒副反应，延长带瘤生存时间，优于单纯介入疗法。

（4）白花蛇舌草组成复方煎剂治疗晚期非小细胞肺癌58例，结果健康状况提高或稳定者47例（81.0%）。

（5）治过敏性紫癜性肾炎：白花蛇舌草、半枝莲、穿山龙、益母草、石韦、莪术、青风藤、蝉蜕、金银花、紫草等配伍使用，疗效显著。

【文献论述】

（1）《潮州志·物产志》："茎叶榨汁次服，治盲肠炎，又可治一切肠病。"

（2）《广西中药志》："治小儿疳积，毒蛇咬伤，癌肿。外治白泡疮，蛇癞疮。"

（3）《闽南民间草药》："清热解毒，消炎止痛。"

（4）《泉州本草》："清热散瘀，消痈解毒。治痈疽疮疡，瘰疬。又能清肺火，泻肺热。治肺热喘促、嗽逆胸闷。"

（5）《广西中草药》："清热解毒，活血利尿。治扁桃体炎、咽喉炎、阑尾炎、肝炎、痢疾、尿路感染、小儿疳积。"

【常用剂量】 15~30g

【服用方法】 内服：煎汤，大剂量可用至60g，或捣汁。外用：捣敷。

【药理作用】

（1）白花蛇舌草提取物对人肝癌多药耐药细胞Bel-7402细胞的生长具有明显的抑制作用，且呈剂量依赖关系，与浓度呈正相关。

（2）白花蛇舌草可抑制人宫颈癌Hela细胞的增殖，其抑制作用与药物浓度、作用时间有密切关系；流式细胞术显示白花蛇舌草能诱导Hela细胞凋亡。

（3）白花蛇舌草乙醇提取物（SCD）对体外培养的人类口腔表皮样癌细胞（KB）、人低分化胃腺癌细胞（BGC）、小鼠黑色素瘤细胞（B_{16}）、人原髓细胞白血病细胞（HL_{60}）、人肝癌细胞（$SMMC_{7721}$）、人宫颈癌细胞（HELA）、人肺癌细胞（A_{549}）等肿瘤细胞的增殖具有明显的抑制作用，对KB、BGC、B_{16}、HL_{60}、A_{549}细胞存在量效关系，药物浓度越高，抑制作用越明显。

（4）白花蛇舌草水溶性提取物与环磷酰胺合用，可以明显改善环磷酰胺所致的免疫器官萎缩和造血系统的损伤。

（5）白花蛇舌草多糖能提高SOD活力，提高对负氧自由基的清除作用及抗脂质过氧化作用，从而达到抵抗衰老而延长寿命的目的。

【常用肿瘤】 常用于肝癌、胃癌、肺癌、宫颈癌等肿瘤。

【使用注意】 孕妇慎用。

参考文献

[1] 苑静波，苏春芝，刘兆勋，等．中药配合介入疗法治疗贲门癌33例临床观察［J］．中医杂志，2005，46（7）：507-509.

[2] 邵晨东．中药益肺消积方治疗晚期非小细胞癌58例疗效观察［J］．甘肃中医，2004，17（12）：17.

[3] 杨扬，甘培尚．刘宝厚教授治疗过敏性紫癜性肾炎的经验［J］．甘肃中医，2004，17（11）：21.

[4] 孟玮，刘志强，邱世翠，等．白花蛇舌草对抗体形成细胞的作用研究［J］．时珍国医国药，2004，15（9）：570.

[5] 高超，刘颖，蔡晓敏，等．白花蛇舌草抑制Hela细胞肿瘤活性的体外实验研究［J］．徐州医学院学报，2007，27（9）：571-574.

[6] 钱韵旭，赵浩如，高展，等．白花蛇舌草提取物的体外抗肿瘤活性［J］．江苏药学与临床研究，2004，12（4）：36-38.

[7] Li Rui，Zhao Hao-ru，Lin Yi-ning. Anti-tumor Effect and Protective Effect on Chemo therapeutic Damage of Water Soluble Extracts from Hedyotis diffusa［J］. Journal of Chinese Pharma ceutical Sciences，2002，11（2）：54-58.

[8] 王转子，支德娟，关红梅．半枝莲多糖和白花蛇舌草多糖抗衰老作用的研究［J］．中兽医医药杂志，1999，14（4）：5-7.

23. 石蒜

【品种来源】本品为石蒜科石蒜属植物石蒜 *Lycoris radiata*（*L. Herit.*）Herb. 的鳞茎。野生品四季均可采挖，鲜用或洗净晒干备用。别名老鸦蒜、乌蒜、银锁匙、独蒜、山乌毒、九层蒜、鬼蒜、山蒜、溪蒜、龙爪草头、红花石蒜、野蒜、秃蒜、朋红、三十六桶、壁蛇生。

【中药渊源】土家药也称其为石蒜，其在苗药称为高格札，常用于消化不良、呕吐、腹泻等。在土家医治则治法的理论指导下，常在八法中用于赶法、清法，七则中用于阻则通之、肿则消之等，治毒十法中用于拔毒法、散毒法等。

【药物功效】祛痰，利尿，解毒，催吐。

【性味归经】辣、甘，温，归肺、胃经

【临床应用】

（1）治双单蛾：老鸦蒜捣汁，生白酒调服，呕吐而愈。

（2）治痰火气急：蟑螂花根，洗，焙干为末，糖调，酒下一钱。

（3）治食物中毒，痰涎壅塞：鲜石蒜五分至一钱，煎服催吐。

（4）治水肿：鲜石蒜八个，蓖麻子（去皮）七十至八十粒。共捣烂罨涌泉穴一昼夜，如未愈，再罨一次。

（5）治疔疮肿毒：石蒜适量，捣烂敷患处。

（6）治便毒诸疮：石蒜捣烂涂之。若毒太盛者，以生白酒煎服，得微汗愈。

（7）治对口初起：老鸦蒜捣烂，隔纸贴之，干则频换。

(8) 治痔漏：老鸦蒜、鬼莲蓬，捣碎，不拘多少，好酒煎，置瓶内先熏，待半日汤温，倾出洗之，三次。

【文献论述】

(1)《本草图经》："主敷贴肿毒。"

(2)《本草纲目》："疔疮恶核，河水煎服，取汗，及捣敷之。又中溪毒者，酒煮半升服，取吐。"

(3)《本草纲目拾遗》："治喉风，痰核，白火丹，肺痈，煎酒服。"

(4)《中国药用植物图鉴》："治肋膜炎、腹膜炎的蓄水症。"

(5)《陕西中药志》："祛痰，催吐，利尿，消痈肿。主治小便不利，咳嗽痰喘，食物中毒。"

(6)《闽东本草》："清热，解毒，散结，消肿。治痢疾。"

【常用剂量】 1.5~3g

【服用方法】 内服：煎汤，或捣汁。外用：适量，捣敷，或绞汁涂，或煎水熏洗。

【药理作用】

(1) 石蒜碱对人乳腺癌 MCF_7 细胞、人早幼粒白血病 HL_{60} 细胞、转移性黑素瘤 C_{8161} 细胞显示出较强的抗肿瘤活性。

(2) 石蒜碱可以通过线粒体途径、死亡受体途径和细胞周期阻滞途径抑制肿瘤细胞增殖，在 3 条途径中通过触发线粒体途径诱导肿瘤细胞凋亡起主导作用。

(3) 石蒜西定对人宫颈癌 HeLa 细胞、人乳腺癌 MCF. 细胞和表皮癌 A_{431} 细胞具有较强的增殖抑制作用。

(4) 石蒜属植物生物碱类化学成分具有抗 AchE 活性，其中加兰他敏型、石蒜碱型生物碱活性最为显著。

(5) 石蒜中文殊兰碱对金黄色葡萄球菌具有抑制活性；文殊兰碱和 ainarbellisine 具有抗大肠杆菌活性；石蒜宁碱型生物碱小星蒜碱具有抗白色念珠菌的活性。

【常用肿瘤】 常用于乳腺癌、宫颈癌等肿瘤。

【使用注意】 体虚，无实邪及孕妇禁服；皮肤破损者禁敷。

参考文献

[1] Evidente A, Kornienko A. Anticancer evaluation of structurally diverse amaryllidaceae alkaloids and their synthetic derivatives [J]. Phytochem Rev, 2009, 8 (2): 449-459.

[2] Liu RF, Cao ZF, Tu J, et al. Lycorine hydrochloride inhibits metastatic melanoma cell-dominant vasculogeni cmimicry [J]. Pigment Cell Melanoma Res, 2012, 25 (5): 630-638.

[3] 宋德芳，石子琪，辛贵忠，等．石蒜科生物碱的药理作用研究进展 [J]. 中国新药杂志，2013, 22 (13): 1519-1524.

[4] Evidente A, Andolfi A, Abou-Donia A H, et al. Amarbellisine, a lycorine-type alkaloid from Amaryllis belladonna L. growing in Egypt [J]. Phytochemistry, 2004, 65 (14): 2113-2118.

24. 奶母

【品种来源】本品为桑科植物薜荔 *Ficus pumila* Linn. 的干燥花序托。秋季采取将熟的花序托，剪去炳，晒干。别名木莲、水馒头、鬼馒头、蔓头萝、爬墙果。

【中药渊源】奶母是土家药特有名称，苗药称为教浜卡，是民间常用的中草药，在少数民族地区广泛使用，在土家医治则治法的理论指导下，常在七法中用于补法，八则中用于亏则补之等。

【药物功效】补肾固精，清热利湿，活血通经，解毒消肿，催乳。

【性味归经】甜，平，归肾经。

【临床应用】

（1）治惊悸遗精：木馒头（炒），白牵牛等分。为末，每服二钱，用米饮调下。

（2）治阳痿遗精：薜荔果四钱，葎草四钱，煎服，连服半个月。

（3）治淋症：薜荔果心，加冷开水绞汁成冻状，白糖水冲服。

（4）治乳糜尿：鲜薜荔果五个，切片，水煎服。

（5）治乳汁不通：薜荔果两个，猪前蹄一只，煮食并次汁。

（6）治妇人胆虚不足，乳不至：通草二钱，穿山甲一钱，木馒头一枚。三味共末，入猪蹄汤内煮烂吃。再不至，加急性子五钱。

（7）治荣卫气虚，风邪冷气进袭脏腑之内，或食生冷，或啖炙煿，或饮酒过度，积热肠间，致使肠胃虚弱，糟粕不聚，大便鲜血，脐腹疼痛，里急后重，或肛门脱出，或久患酒痢，大便频并：败樱（烧）、木馒头（烧）、乌头、甘草（炙）各二两。上为细末，每服二钱，水一盏，煎至七分，空心温服。

（8）治久年痔漏下血：干姜、百草霜各一两，木馒头二两，乌梅、败棕、柏叶、油发各半两。以上七味各烧灰存性，即入桂心三钱，白芷五钱（俱不见火），同为末，醋糊丸，如梧子大，空心米饮下。

【文献论述】

（1）《本草拾遗》："破血。"

（2）《本草图经》："能壮阳道。"

（3）《本草纲目》："固精，消肿，散毒，止血，下乳。"

（4）《生草药性备要》："通经行血。煲食下乳，消肿毒；洗疳、疔、痔，理跌打。"

（5）《本经逢原》："治一切风癣恶疮，为利水活血通乳要药。"

（6）《得配本草》："活血生用，止血煅用。"

【常用剂量】1.5~3g

【服用方法】内服：煎汤，或入丸、散。外用：适量，煎水洗。

【药理作用】

（1）薜荔果氯仿提取物中佛手柑丙醋和水合经前胡精对多种病菌有效。

（2）薜荔多糖对正常及荷瘤小鼠均有提高机体免疫力的作用。

(3) 薜荔果乙醇浸出液中可分离出内消旋肌醇、芸香戒、一谷凿醇、蒲公英赛醇乙酸醋及一香树醋酸乙酸醋等，具有抗肿瘤、抑制癌细胞生长的作用，可以防癌抗癌。

(4) 薜荔果多糖对化疗所致的免疫抑制现象似有纠正作用，且对放疗和化疗后的骨髓有一定的保护作用。薜荔还可用于治疗其他恶性肿瘤，对宫颈癌、乳腺癌、大肠癌、食管癌、恶性淋巴癌等有较好的治疗作用。

(5) 薜荔果提取液对小鸡有驱蛔虫作用。

【常用肿瘤】 常用于乳腺癌、宫颈癌、大肠癌、食管癌等肿瘤。

【使用注意】 孕妇慎用。

参考文献

[1] 吴文珊，纪小苹，王扬飞，等．薜荔叶及花序托中总黄酮的提取工艺［J］．植物资源与环境学报，2000，9（2）：55-56.

[2] 吴文珊，方玉霖薜荔瘦果的营养成分研究［J］．自然资源学报，1999，14（2）：146-150.

[3] 佚名．薜荔果多糖抗肿瘤作用的实验研究［J］．华中科技大学学报（医学版），1977（5）.

[4] 鄂少廷，唐新德，闵德潜，等．薜荔果多糖对小白鼠免疫功能影响的探讨［J］．华中科技大学学报（医学版），1980（4）.

[5] 余世荣，周本宏，刘芳．薜荔果本草考证及现代研究概况［J］．中国药师，2010，13（9）：1343-1345.

25. 叫花子七

【品种来源】 本品为蓼科植物红蓼 *Polygonumorientale* L. 的干燥成熟果实。秋季果实成熟时割取果穗，晒干，打下果实，除去杂质。别名东方蓼、天蓼、狗尾巴花、狼尾巴花。

【中药渊源】 叫花子七是土家药特有名称，苗药称为教浜卡，是民间常用的中草药，在少数民族地区广泛使用，在土家医治则治法的理论指导下，常在七法中用于赶法，八则中用于肿则消之等。

【药物功效】 散血消症，消积止痛。

【性味归经】 咸，凉，归肝经

【临床应用】

(1) 治腹中痞积：水红花或子一碗，以水三碗，用文武火熬成膏，量痞大小摊贴，仍以酒调膏服。忌荤腥油腻。

(2) 治慢性肝炎、肝硬化腹水：水红花子五钱，大腹皮四钱，黑丑三钱。水煎服。

(3) 治脾大，肚子胀：水红花子 1 斤，水煎熬膏。每次 1 汤匙，一日 2 次，黄酒或开水送服。并用水红花子膏摊布上，外贴患部，每天换药 1 次。

(4) 治瘰疬，破者亦治：水红花子不以多少，微炒一半，余一半生用，同为末，好酒调二钱，日三服，食后、夜卧各一服。

【文献论述】

(1)《名医别录》："主消渴，去热，明目，益气。"

（2）《滇南本草》："破血，治小儿痞块积聚，消年深坚积，疗妇人石瘕症。"

（3）《本草品汇精要》："明眼目，消疮毒。"

（4）《国药提要》："去热，治烦渴及颈淋巴腺炎。"

（5）《药材学》："清肺化痰，降气通便，透疹。治痰嗽喘咳，大小便不利，麻疹不透。"

（6）《上海常用中草药》："散血，消积，止痛。"

（7）《新疆中草药手册》："健脾利湿，清热明目。治慢性肝炎，肝硬化腹水，颈淋巴结核，脾肿大，消化不良，腹胀胃痛，小儿食积，结膜炎。"

【常用剂量】 3~10g

【服用方法】 内服：煎汤，研末、熬膏或浸酒。外用：适量，熬膏，或捣烂外敷。

【药理作用】

（1）水红花子主要黄酮类化合物对人胃癌 MGC 细胞、人肝癌 $HepG_2$ 细胞和人盲肠癌 Hce_{8693} 细胞具增殖抑制作用，其抑制作用随着剂量的增大和作用时间的延长，呈较好的剂量-时间效应关系。

（2）水红花子复方含药血清对肝肿瘤 $SMMC_{7721}$ 细胞具有促凋亡作用，并能抑制其分泌血管内皮生长因子（VEGF），说明水红花子复方可以通过诱导肿瘤细胞凋亡并抑制 VEGF 分泌、间接抑制肿瘤血管新生等联合作用达到治疗肿瘤的目的。

（3）水红花子醇提取物可以使 Dgal 人造经典模型小鼠血清、肝组织、肾组织中超氧化物歧化酶及谷胱甘肽过氧化物酶活力显著提高，具有清除羟自由基和抗脂质过氧化的功能。

（4）水红花子水煎浓缩液可抑制巨噬细胞活性，抑制 T 细胞转化为效应性 TH 细胞，降低 T 淋巴细胞的阳性百分率，明显减弱 DNCB 致敏的炎症反应。

（5）水红花子水提取物可以抑制大鼠肝再生及骨髓细胞的增生，而且大剂量水红花子水提取物不仅可以抑制肝指数的增长，而且对肝组织具有破坏作用。

【常用肿瘤】 常用于胃癌、肝癌、盲肠癌等肿瘤。

【使用注意】 凡血分无瘀滞及脾胃虚寒者忌服。

参考文献

[1] 翟延君，佟苗苗，程飞，等．花旗松素和 3，3'-二甲氧基鞣花酸-4-O-β-D-吡喃葡萄糖苷对肿瘤细胞的增殖抑制作用［J］．中成药，2012，34（2）：217-220.

[2] 王乙同，马立东，孟宪生．基于微流控芯片技术研究水红花子复方抗肿瘤的作用［J］．中国现代中药，2014，16（2）：100-108.

[3] 张振明，雷晓燕，许爱霞．水红花子醇提物的抗脂质过氧化作用［J］．中国药学杂志，2005，40（13）：991-993.

[4] 王红梅，马素好，张娟．水红花子对小鼠免疫功能的影响［J］．河南中医，2010，30（7）：656-658.

[5] 赵青青．水红花子对大鼠肝再生和骨髓细胞增殖的影响［D］．郑州：河南师范大学，2012.

26. 苞谷心

【品种来源】本品为禾本科植物玉蜀黍 *Zeamays* L. 的穗轴。秋季果实成熟时采收，脱去种子后收集，晒干。别名玉蜀黍、苞谷轴。

【中药渊源】苞谷心是土家药特有名称，苗药称为阿女包儿，是民间常用的中草药，在少数民族地区广泛使用，在土家医治则治法的理论指导下，常在七法中用于赶法，八则中用于湿则祛之等。

【药物功效】健脾利湿。

【性味归经】甜，平，归脾、肾、膀胱经。

【临床应用】

（1）治水肿、脚气：苞谷心二两，枫香果一两。煎水服。

（2）治肚泻：苞谷心烧灰，兑开水服。

（3）治婴儿血风疮：红苞谷心烧灰，麻油调敷。

（4）治疗小儿中毒性消化不良：取玉米轴 1 斤，石榴皮 4 两，焙干研粉，或加水煎成 1500mL 备用。煎剂每岁 10mL，粉剂每岁 5 分，均日服 3 次。治疗中需同时纠正水、电解质紊乱。

【文献论述】

（1）《本草纲目》："穗、茎、根煑汁饮，解苦瓢毒，浴身去浮肿。"

（2）《广群芳谱》："玉蜀，一名玉高粱，一名戎菽，一名御麦（以其曾经进御，故名御麦）。出西番，旧名番麦。"

（3）《医林纂要》："甘，淡，微寒。"

（4）《本草推陈》："为健胃剂。煎服亦有利尿之功。"

（5）《本草撮要）："入手、足阳明经。"

【常用剂量】9~12g

【服用方法】内服：煎汤，或煅存性研末冲。外用：适量，烧灰调敷。

【药理作用】

（1）玉米芯水提物对肠癌细胞的增殖均有明显的抑制作用，且随着药物浓度的增加，对这几种细胞生长的抑制率也增加，呈明显的量效依赖关系。玉米芯水提物对不同的结肠癌细胞株抑制能力不同，其中对 SW_{480} 细胞抑制能力最强，SW_{620} 细胞次之，对 DLD1 细胞抑制能力较弱。

（2）玉米芯水提取物的有效成分为多糖类。已有的研究报道表明，多糖类物质常具有抗肿瘤活性，它们的抗肿瘤机制主要是通过影响肿瘤细胞膜的通透性、细胞信号传导通路、细胞周期及肿瘤相关基因表达等。

（3）玉米芯水提取物对人或家兔均有利尿作用，可增加氯化物排出量，作用较弱，但效果较呋塞米（速尿）持久，其利尿作用是肾外性，对肾脏作用很弱。

（4）玉米芯煎剂可加速血液凝固，同时经动物实验表明：血红蛋白、中性粒细胞、血液密度、胆固醇、天冬氨酸氨基转移酶、丙氨酸氨基转移酶、酸性磷脂酶和钙含量降低，白细胞、血红蛋白、碱性磷脂酶和肌酸酐含量增加，这说明对血液病和肝病有一定治疗作用。

（5）玉米芯水提取物注射到高血压鼠腹内，可使血压下降18~70mmHg，当注射停止，血压又升高，且此提取物对血压正常的鼠无影响。

【常用肿瘤】常用于胃癌、肠癌等肿瘤。

【使用注意】体虚及小便多者忌用。

参考文献

[1] H su YL，Kuo P L，Chiang LC，et al. Involvement of p53，nuclear factor B and Fas /Fas ligand in induction of apoptosis and cell cycle arrest by saikosaponind in human hepatomacell lines [J]. Cancer Lett，2004，(21) 3：213-221.

[2] Gao W，Hu RJ. The non-immune mechanism of anti-tumor effect of polysaccharide [J]. Tianjin Pharm，2005，17 (5)：42-45.

[3] 江苏新医学院. 中药大辞典（上册）[M]. 上海：上海科学技术出版社，1977：555.

[4] Garg D K，Goyal R N. Hematological and hepatotoxic effects ofsilken styles of corn in albino rats [J]. J Appl Toxico，1992，12 (5)：359.

[5] Wastl H. Influence of corn-sild extract on blood pressure in hypertensive rats [J]. Arch intern pharmacodynarmie，1947，74 (1)：1.

27. 地瓜

【品种来源】本品为豆科植物豆薯 *Leguminosae.* 的块根。秋季采挖。别名土瓜、凉瓜、凉薯、葛瓜、葛薯、土萝卜。

【中药渊源】地瓜是土家药特有名称，苗药称为农子染得，是民间常用的中草药，在少数民族地区广泛使用，在土家医治则治法的理论指导下，常在七法中用于补法，八则中用于亏则补之等。

【药物功效】生津止渴。

【性味归经】甜，凉，归肺、胃经。

【临床应用】

（1）治感冒发热、咽喉肿痛：豆薯生吃或榨汁饮用。

（2）治慢性酒精中毒：地瓜拌白糖服。

【文献论述】

（1）《陆川本草》："生津止渴，治热病口渴。"

（2）《四川中药志》："止口渴，解酒毒。"

【常用剂量】50~100g

【服用方法】内服：生啖或煮食。

【药理作用】

（1）豆薯种子提取物对淋巴白血病细胞具有明显的细胞毒活性，可用于白血病的治疗。

（2）豆薯种子中抗真菌蛋白 PaAFP 能有效地抑制黄霉菌和木霉的生长。

（3）蔡建华从豆薯的种子中分离纯化了一种具有抗植物病毒活性的蛋白质，采用半叶法接种烟草花叶病毒测定显示，其有明显抗病毒活性。

（4）用豆薯种子乙醇提取物的试液浸泡桑叶喂养家蚕，36 小时后家蚕全部死亡，表明其具有较好的杀虫效果。

【常用肿瘤】常用于胃癌、肠癌等肿瘤。

【使用注意】体虚及小便多者忌用。

参考文献

［1］刘湘摘，尤金校．豆薯种子的细胞毒作用［J］．国外医药（植物药分册），1991，6（6）：272.

［2］郝冰，叶晓明，林玉娟．豆薯种子中一种抗真菌蛋白 PaAFP 的分离纯化和部分特性研究［J］．中国生物化学与分子生物学报，1999，15（6）：1006-1009.

［3］蔡建华，林玉娟，叶晓明．豆薯种子中一种具有抗植物病毒活性的蛋白质的初步晶体学研究［J］．结构化学，2001，20（2）：149-150.

［4］陈延燕，吴东昱，丁梦娟．豆薯种子的乙醇水溶液提取物对 2 龄家蚕杀虫活性的研究［J］．大众科技，2008（6）：137-138.

28. 老虎麻

【品种来源】本品为荨麻科植物荨麻 *Urtica fissa E.* Pritz. 的全草。夏、秋季采，切段晒干。别名寻麻、蝎子草、焮麻。

【中药渊源】老虎麻是土家药特有名称，是民间常用的中草药，在少数民族地区广泛使用。在土家医治则治法的理论指导下，常在七法中用于赶法，八则中用于阻则通之等。

【药物功效】祛风通络，平肝定惊，消积通便，解毒。

【性味归经】苦、辣，温，归肝经。

【临床应用】

（1）治风湿性关节炎：麻叶荨麻适量，煎汤擦洗。

（2）治产后抽风，小儿惊风：麻叶荨麻少许，水煎服。

（3）治荨麻疹：麻叶荨麻鲜苗，捣汁涂擦。

（4）治毒蛇咬伤：麻叶荨麻适量，捣烂敷患处。

【文献论述】

（1）《益部方物略记》："善治风肿。"

（2）《本草图经》："疗蛇毒。"

（3）《蜀语》："红者可治齁症。"

（4）《本草纲目》："风疹初起，以此点之。"

（5）《黔书》："可已疯。"

（6）《本草纲目拾遗》："浴风，采取煮汁洗。"

（7）《新疆中草药手册》："祛风湿，解痉，和血。"

【常用剂量】 5~10g

【服用方法】 内服：煎汤。外用：适量，捣汁擦，或捣烂外敷，或煎水洗。

【药理作用】

（1）异株荨麻降糖的活性成分可提高葡萄糖转运蛋白4（GLUT4）对葡萄糖的吸收，明显减少高胆固醇血症大鼠血总胆固醇和低密度脂蛋白胆固醇含量，并可以降低丙氨酸氨基转移酶和天冬氨酸氨基转移酶活性，其机理可能与环肽物质有关。

（2）滇藏荨麻质量分数95%乙醇提取物正丁醇层具有5α-还原酶抑制活性，该酶是导致良性前列腺增生（BPH）的关键酶，因此确定其为抑制5α-还原酶活性有效部位。

（3）荨麻辣质对小鼠肝癌腹水细胞瘤的生长抑制作用明显，其抑瘤率随剂量的升高而升高，还具有提高荷瘤小鼠的胸腺指数和脾指数的作用。

（4）滇产粗根荨麻水提取物对脂多糖诱导的佐剂性关节炎大鼠腹腔巨噬细胞分泌前列腺E_2水平有明显抑制作用，显著抑制脂多糖诱导的环氧合酶-2mRNA表达。

【常用肿瘤】 常用于肝癌等肿瘤。

【使用注意】《本草图经》："误服之，吐利不止。"

参考文献

[1] Domola m s, Vu v. Insulin mimetics in Urtica dioi-ca: structural and computational analyses of Urtica dioi-ca extracts [J]. Phytotherapy Research, 2010, 24 (2): 175-182.

[2] Gao W, Hu RJ. The non-immune mechanism of anti-tumor effect of polysaccharide [J]. Tianjin Pharm, 2005, 17 (5): 42-45.

[3] 郑莹. 荨麻中鞣质的含量及其抗肿瘤抗氧化药理作用研究 [D]. 哈尔滨：哈尔滨商业大学，2015.

[4] Gorzalczanya S, Marrassinibc. Antinocicep-tive activety of ethanolic extract and isolated compoundsof Urtica circularis [J]. Journal of Ethnopharmacology, 2011, 134 (3): 733-738.

29. 羊角细辛

【品种来源】 本品为萝藦科植物白薇 *Cynanchum atratum* Bge. 的干燥根及根茎。春、秋二季采挖，洗净，干燥。切段，生用。别名薇草、知微老、老瓜瓢根、山烟根子、百荡草、白马薇、白前、老君须。

【中药渊源】 羊角细辛是土家药特有名称，苗药称为挂桂俄，是民间常用的中草药，在少数民族地区广泛使用。在土家医治则治法的理论指导下，常在七法中用于清法，八则中用于热则寒之，阻则通之等。

【药物功效】 清热凉血，利尿通淋，解毒疗疮。

【性味归经】 苦、咸，凉，归肺、胃、肾经。

【临床应用】

（1）治内伤发热：白薇30g，地骨皮30g，牛蒡子30g，牡丹皮30g，青蒿15g，黄芩 15g，秦艽 15g，知母 15g，天葵 12g，金银花 15g，甘草 10g，水煎服。

（2）治伤寒不解：白薇 90g，麻黄 2.1g（去节），杏仁（去皮尖熬）、贝母各 1g，上四味，捣散。酒服一合，厚覆取汗出愈。

（3）治漏睛脓出：白薇 15g，防风、蒺藜、石榴皮、羌活各 9g。为末，米粉糊丸，梧子大，每服 20 丸，白汤下。

（4）治妇人乳中虚：生竹茹 0.6g，石膏 0.6g，桂枝 0.3g，甘草 2.1g，白薇 0.3g。上五味末之，枣肉和丸子大。以饮服一丸，日三夜二服。

（5）治血管抑制性眩晕：用白薇、党参（或人参）、当归、炙甘草，水煎服，随证加减，治疗血管抑制性眩晕 11 例，治愈 9 例。

【文献论述】

（1）《名医别录》："疗伤中淋露，下水气，利阴气。"

（2）《本草纲目》："风温灼热多眠，及热淋、遗尿、金疮出血。"

（3）《本草正义》："凡苦寒之药多偏于燥，唯白薇则虽亦属寒而不伤阴液精血，故其主治各病，多属血分之热邪，而不及湿热诸证……凡阴虚有热者，自汗盗汗者，久疟伤津者，病后阴液未复而余热未清者，皆为必不可少之药，而妇女血热，又为恒用之品矣。"

（4）《本草经集注》："恶黄芪、大黄、大戟、干姜、干漆、大枣、山茱萸。配白蒺藜，清热平肝凉血；配地骨皮，益阴除热，凉血除蒸；配竹叶，滋阴清热，利尿除淋。"

【常用剂量】 5~10g

【服用方法】 内服：煎汤，或入丸、散。

【药理作用】

（1）直立白薇水提取物有明显的退热作用，但其醇提取物和醚提取物对大鼠酵母致热后的效果不明显。

（2）用从蔓生白薇中分离出来的蔓生白薇苷 A（cyanvesricoside A）进行体内抗肿瘤实验，实验表明蔓生白薇苷 A 具有良好的肿瘤抑制活性，可以研究潜在的抗肿瘤活性。

（3）白薇中杠柳苷对食管癌、乳腺癌、结肠癌、肝癌细胞增殖均具有显著抑制作用，且呈时间和浓度依赖性。

（4）白薇皂苷能够使心肌收缩作用增强，心率变慢，可用于治疗充血性心力衰竭。研究者还发现，白薇中的皂苷对肺炎球菌有抑制作用。

（5）直立白薇水提物腹腔注射对巴豆油致炎剂所致小鼠耳廓性渗出性炎症具有非常显著的抗炎作用。

（6）白薇根的 80%甲醇提取液和从该提取液中分得的皂苷具有显著的乙酰胆碱脂酶（AChE）抑制活性，对减轻记忆破损活性和抗失忆活性均有显著效果。

【常用肿瘤】 常用于食管癌、乳腺癌、结肠癌、肝癌等肿瘤。

【使用注意】 脾胃虚寒、食少便溏者不宜服用。

（1）《本草经集注》："恶黄芪、大黄、大戟、干姜、干漆、大枣、山茱萸。"

（2）《本草经疏》："凡伤寒及天行热病，或汗多亡阳过甚，或内虚不思食，食亦不消，或下后内虚，腹中觉冷，或因下过甚，泄泻不止，皆不可服。"

（3）《本草从新》："血热相宜，血虚则忌。"

参考文献

[1] 黄慕姬．蒿芩白薇汤加味治疗内伤发热239例［J］．湖北中医杂志，2003，25（10）：44.

[2] 李晓康，王泓午．对冉雪峰运用白薇治疗心脑血管病的思考［J］．天津中医药，2014（12）：727-729.

[3] 薛宝云，梁爱华，杨庆，等．直立白薇退热抗炎作用［J］．中国中药杂志，1995，20（12）：751.

[4] Qiu SX，Zhang ZX，Zhou J. Steoidal glyeosides from the root of Cynanchum vesicolor［J］. Phytochemistry，1989，28（11）：3175.

[5] 段志刚，毕志明．萝藦科植物中甾类成分的抗肿瘤作用［J］．药学进展，2010，34（10）：443-448.

[6] Lee KY，Sung SH，Kim YC，et al. New aceyleholinest-inhibitory pregnane glyeosides of Cyanehtum atratum roots［J］. Helve Chem Acta，2003，86：474.

[7] 梁爱华，薛宝云，杨庆，等．白前与白薇的部分药理作用比较研究［J］．中国中药杂志，1996，21（10）：622.

[8] 张家驹．白薇汤治疗血管抑制性晕厥11例［J］．中国中西医结合杂志，1989（5）：304.

30. 血灌肠

【品种来源】本品为罂粟科植物血水草 *Eomecon chionantha* Hance. 的全草。秋季采集全草，晒干或鲜用。别名黄水草、金腰带、一口血、小号筒、小绿号筒、水黄连、鸡爪莲、斗篷草、马蹄草、小羊儿、血水草、一滴血、一点血、土黄连、三颗针。

【中药渊源】血灌肠是土家药特有名称，苗药称为锐欧清，是民间常用的中草药，在少数民族地区广泛使用，在土家医治则治法的理论指导下，常在七法中用于清法，八则中用于热则寒之等。

【药物功效】清热解毒，活血止痛，止血。

【性味归经】苦，凉，归肝、肾经。

【临床应用】

（1）治暴亦火眼，肿胀疼痛：土黄连为末，泡人乳点之。

（2）治急性肠胃炎，口腔咽喉炎，眼结膜炎：三颗针茎叶2两，煎水代茶饮。

（3）治无名肿毒，丹毒，湿疹，烫伤，跌打瘀肿：三颗针根、茎适量，刮去粗皮，切片焙干，研细末，水调敷；或用麻油、凡士林调成30%软膏，晾一薄层于纱布上，敷贴患处。

（4）治劳伤腰脊痛：广扁线、红丝线、金腰带、筋骨草。泡酒服。

【文献论述】

（1）《滇南本草》："泻小肠经实火，胃中实火，利小便。止热淋疼痛，牙根肿疼，咽喉痛，小儿乳蛾，痄腮。"

(2)《四川常用中草药》:“清热解毒,消炎抗菌。治目赤,赤痢,劳伤吐血,咽喉肿痛,腹泻,齿痛,耳心痛,跌打损伤红肿。”

(3)《贵州民间药物》:“清热解毒,治小儿癣疮。”

(4)《四川中药志》:“行气活血。治劳伤咳嗽、跌打损伤及腰痛。”

【常用剂量】 5~30g

【服用方法】 内服:煎汤,或浸酒;外用:适量,鲜草捣烂敷,或晒干研末调敷,或煎水洗。

【药理作用】

(1)血水草总生物碱有抑菌、杀钉螺作用。其对金黄色葡萄球菌、八叠球菌、蜡样芽孢杆菌、大肠杆菌、短小芽孢杆菌均有抑制作用。

(2)血水草中提取出的白屈菜红碱和血根碱具有短暂麻醉作用;可兴奋猫的妊娠子宫;亦有抗炎作用,可制成牙膏治疗牙周炎。

(3)白屈菜红碱和血根碱能使培养的HEP_2细胞形状迅速发生改变,阻止细胞有丝分裂的进行。血根碱能杀伤Hela细胞(人宫颈癌传代细胞),它对Ehrlich腹水癌细胞也显示杀伤活性。

(4)血水草中原阿托品碱与别隐品碱还能抑制小鼠肉瘤180和小鼠艾氏癌,并能促进胆汁分泌,抗疟。

(5)白屈菜红默碱对金黄色葡萄球菌、甲型链球菌、乙型链球菌、肺炎球菌及流感杆菌具有一定的抑制作用。

【常用肿瘤】 常用于结肠癌、宫颈癌等肿瘤。

【使用注意】 本品有小毒,脾胃虚寒者不宜服用。

参考文献

[1] 吴秀聪,潘善庆,张祖荡,等. 血水草的药理实验[J]. 湖南医药杂志,1979,6(4):50.

[2] 路洪顺. 白屈菜的药理及栽培技术[J]. 特种经济动植物,2001,19(11):30.

[3] 美国专利,含水合二氧化硅的牙膏[P]. 牙膏工业,1992,3:98.

[4] 彭飞,彭玲,黄琼瑶. 血根碱调控肿瘤细胞周期机制研究进展[J]. 湖南中医杂志,2011,27(2):130-132.

[5] 何昱,杜方麓. 血水草及其主要成分的药理作用[J]. 中国野生植物资源,1998,17(3):12.

[6] 杨华中,黄琼瑶,刘年猛,等. 血水草杀螺成分-血水草生物碱(ECA)的提取[J]. 中国血吸虫病防治杂志,2003,15(6):450-451.

31. 江边一碗水

【品种来源】 本品为小檗科植物八角莲*Dysosmapleiantha*(*Hance*)Woods. 的根状茎。秋季采挖,洗净,晒干或鲜用。别名鬼臼、包袱七、对角七、红八角莲、黄包袱、一口印。

【中药渊源】 江边一碗水是土家药特有名称,是民间常用的中草药,在少数民族地区广泛使用，在土家医治则治法的理论指导下，常在七法中用于清法，八则中用于热则寒之等。

【药物功效】祛瘀止痛，清热解毒，化痰散结。

【性味归经】辣、苦，凉，归肺、肝经。

【临床应用】

（1）治肿毒初起：八角莲加红糖或酒糟适量，共捣烂敷贴，日换两次。

（2）治疔疮：八角莲二钱，蒸酒服；并用须根捣烂敷患处。

（3）治瘰疬：八角莲一至二两，黄酒二两。加水适量煎服。

（4）治带状疱疹：八角莲根研末，醋调涂患处。

（5）治单双蛾喉痛：八角莲一钱，磨汁吞咽。

（6）治跌打损伤：八角莲根一至三钱，研细末，酒送服，每日两次。

（7）治痰咳：八角莲四钱，猪肺二至四两，糖适量。煲服。

（8）治体虚弱，痨伤咳嗽，虚汗盗汗：八角莲三钱，蒸鸽子或炖鸡或炖猪肉半斤服。

（9）治流行性乙型脑炎：用八角莲注射液（每100mL含40g生药提取物）治疗乙型脑炎，成人用40mL加10%葡萄糖液250mL静脉滴注，疗程为5~7天，儿童用量稍减。根据临床疗效观察表明，该药对乙型脑炎具有明显的退热作用，一般3天高热可降至正常，同时昏迷时间缩短，后遗症明显减少，且并未发现明显不良反应。

（10）治各种疣：从八角莲根部提取八角莲脂，以安息香酊为溶液，制成25%八角莲酊，外涂治疗各种疣。疗效观察，八角莲酊对尖锐湿疣疗效好，而对寻常疣、扁平疣至少2周才见效。本药涂于柔嫩皮肤或黏膜产生局部刺激，甚至发生浅溃疡，要特别注意。

【文献论述】

（1）《涌幢小品》："八角连，绥宁产之，可以伏蛇。谚云：识得八角连，可与蛇共眠。治一切毒蛇伤。"

（2）《贵州民间方药集》："治虚弱脱肛；外用消伤肿，并治蛇咬伤，疔疮。"

（3）《福建民间草药》："散结活瘀，消瘿解毒。"

（4）《广西中药志》："清热化痰，解蛇虫毒。治肺热痰咳，虫蛇咬伤，单双蛾喉痛，疮疖。"

（5）《本草图经》："花红紫，如荔枝，正在叶下，常为叶所蔽，未常见日，一年生一叶，脱枯则为一臼，及八九臼矣。"

（6）《新修本草》："鬼臼，叶如蓖麻、重楼辈，生一茎，茎端一叶，亦有两者。"

（7）《神农本草经》："味辛温，主杀毒鬼，注精物，辟恶气不祥，逐邪气，解百毒。"

【常用剂量】3~12g

【服用方法】内服：煎汤，或入丸、散。外用：适量，磨汁或浸醋、酒涂搽，捣烂敷或研末调敷。

【药理作用】

（1）鬼臼根中提取的结晶性物质对离体蛙心有兴奋作用，可使心律不齐，最终停于收缩状态，对兔耳血管有扩张作用，对蛙后肢血管、家兔小肠及肾血管则有轻度的收缩作用。

（2）八角莲煎剂对金黄色葡萄球菌有一定的抑菌作用，外用或内服对多种毒蛇咬伤具有解毒作用。

（3）八角莲中的鬼臼毒素、去氧鬼臼毒素、4-去甲基鬼臼毒素等对小鼠移植性肝癌（HepA）和小鼠艾氏腹水癌（EAC）、前列腺癌等均有一定的抑制作用，且有强烈的抑制白血病 P_{388}淋巴细胞的作用。

（4）八角莲中鬼臼毒素，能阻碍细胞分裂前期（G2 期）及从 G2 期进入分裂过程，对动物多种肿瘤如瓦克癌 256、腹水型古田肉瘤、小白鼠肉瘤 180 等均有抑制作用。

【常用肿瘤】常用于肺癌、肝癌、乳腺癌、前列腺癌等肿瘤。

【使用注意】孕妇禁服，体质虚弱者慎服。

参考文献

[1] 卢军．八角莲的药理及临床应用［J］．现代医药卫生，2009，25（23）：3608-3609.

[2] 应春燕，钟成．八角莲中毒机理探讨［J］．广东药学，1997，03：43.

[3] 浙江省药用植物志编写组．浙江药用植物志（上册）［M］．杭州：浙江科学技术出版社，1980：350.

[4] 葛月宾，万定荣．《湖北省中药材质量标准》拟收载部分土家族药材的成分和药理研究进展［J］．中南民族大学学报（自然科学版），2008，27（4）：50-55.

[5] 佚名．八角莲和两种山荷叶中抑制肿瘤的芳基萘满木脂素［J］．现代药物与临床，1991（5）：225.

32. 苍术

【品种来源】本品为菊科植物苍术 *Atractylodes Lancea*（*Thunb.*）DC. 的干燥根茎。春、秋二季采挖，晒干。切片，生用、麸炒或米泔水炒用。别名山精、赤术、马蓟、青术、仙术。

【中药渊源】苍术是民间常用的中草药，土家药与中药名称一致，在少数民族地区广泛使用，在土家医治则治法的理论指导下，常在七法中用于赶法，八则中用于湿则祛之等。

【药物功效】燥湿健脾，祛风湿，明目。

【性味归经】辣、苦，温，归脾、胃、肝经。

【临床应用】

（1）治脾胃不和：苍术（去粗皮，米泔浸二日）五斤，厚朴（去粗皮，姜汁制，炒香)、陈皮（去白）各三斤二两，甘草（炒）三十两。上为细末。每服二钱，以水一盏，入生姜二片，干枣两枚，同煎至七分，去姜、枣，带热服，空心食前；入盐一捻，沸汤点服亦得。

（2）治时暑暴泻：神曲（炒）、苍术（米泔浸一宿，焙干）各等分为末，面糊为丸，如梧桐子大。每服三十丸，不拘时，米饮吞下。

（3）治湿温多汗：知母六两，甘草（炙）二两，石膏一斤，苍术三两，粳米三两。上锤如麻豆大。每服五钱，水一盏半，煎至八九分，去滓，取六分清汁，温服。

（4）治感冒：苍术一两，细辛二钱，侧柏叶三钱。共研细末，每日四次，每次一钱五分，开水冲服，葱白为引，生吃。

（5）补虚明目，健骨和血：苍术（泔浸）四两，熟地黄（焙）二两。为末，酒糊丸，梧子大。每温酒下三五十丸，日三服。

（6）治牙床风肿：大苍术，切作两片，于中穴一孔，入盐实之，湿纸裹，烧存性，取出研细，以此揩之，去风涎即愈，以盐汤漱口。

【文献论述】

（1）《神农本草经》："主风寒湿痹，死肌痉疸。作煎饵久服，轻身延年不饥。"

（2）《名医别录》："头痛，消痰水，逐皮间风水结肿，除心下急满及霍乱吐下不止，暖胃消谷嗜食。"

（3）《本草纲目》："治湿痰留饮……脾湿下流，浊沥带下，滑泄肠风。"

【常用剂量】 3~9g

【服用方法】 内服：煎汤，或入丸、散。

【药理作用】

（1）苍术所含的挥发油有祛风健胃作用，苍术丙酮提取物B-桉叶醇及茅苍术醇对豚鼠摘出回肠的K^+、Ga^+及氨甲酰胆碱收缩呈现明显抑制作用。

（2）茅苍术提取物及B-桉叶醇、茅术醇、苍术酮对四氯化碳一级培养鼠肝细胞损害均有明显的预防作用。

（3）苍术苷对小鼠、兔和犬有降血糖作用，同时降低肌糖原和肝糖原，抑制糖原的生成使耗氧量降低，血乳酸含量增加，其降糖作用可能与其对体内巴斯德效应的抑制有关。

（4）苍术对金黄色葡萄球菌、结核菌、大肠杆菌、枯叶杆菌和铜绿假单胞菌均有明显的抑制作用。茅苍术中果聚糖酸对白色酵母感染的小鼠有明显的预防作用，可以延长其存活时间。

（5）不同浓度茅苍术醇提取物均能有效降低胆管癌动物模型中的肿瘤块体积，且能将存活时间延长超过80天；王庆庆等发现，茅苍术水提取物也能抑制胃癌细胞BGC_{823}和SGC_{7901}细胞的增殖，但所需的刺激浓度要明显高于醇提取物。茅苍术醇提取物还能有效抑制宫颈癌$SKOV_3$细胞的增殖，且与刺激时间和浓度呈现一定的正向关系。

【常用肿瘤】 常用于肝癌、宫颈癌等肿瘤。

【使用注意】 阴虚内热、气虚多汗者忌服。

（1）《本草经集注》："防风、地榆为之使。"

（2）《药性论》："忌桃、李、雀肉、菘菜、青鱼。"

（3）《医学入门》："血虚怯弱及七情气闷者慎用。误服耗气血，燥津液，虚火动而痞闷愈甚。"

（4）《本草经疏》："凡病属阴虚血少、精不足，内热骨蒸，口干唇燥，咳嗽吐痰、吐血，鼻衄，咽塞，便秘滞下者，法咸忌之。肝肾有动气者勿服。"

（5）《本草正》："内热阴虚，表疏汗出者忌。"

参考文献

[1] 青木俊二．苍术有效成分B-桉叶醇及茅苍术醇对肠道平滑肌的作用［J］．国外医学（中国中药分册），1991，13（2）：59.

[2] 李伟，郑天珍．苍术对大鼠离体小肠、结肠收缩活动的影响［J］．中药药理与临床，2000，16（5）：26-27.

[3] 李曼玲．苍术的化学药理研究进展［J］．中国中医药信息杂志，2002，9（11）：80-82.

[4] 高斌，杜文．苍术降血糖作用的实验研究［J］．中国中医药科技，1998，5（3）：162.

[5] 曾星，危建安，韩凌，等．猪苓多糖对膀胱癌细胞TLR2/4-NF-KB信号通路相关基因影响．细胞与分子免疫学杂志，2010，26（5）：440-443.

[6] Tullayakorn P，Vithoon V，Veerachai E，et al. Anticancer activities against cholangiocarcinoma，toxicity and pharmacological activities of Thai medicinal plants in animal models. BMC Complementary and Alternative Medicine，2012，12（23）：1-17

[7] 何卓阳，张齐，王桃云，等．茅苍术醇提取物在子宫颈癌$SKOV_3$细胞的抗肿瘤作用［J］．中药药理与临床，2013（2）：88-90.

33. 花斑蝥

【品种来源】本品为元青科昆虫南方大斑蝥 *Mylabris phalerata* Pallas. 或黄黑小斑蝥 *Mylabris cichorii* Linnaeus. 的干燥体。夏、秋二季捕捉，闷死或烫死，晒干。别名花壳虫。

【中药渊源】花斑蝥是土家药特有名称，是民间常用的中草药，在少数民族地区广泛使用，在土家医治则治法的理论指导下，常在七法中用于赶法，八则中用于阻则通之、肿则消之等。

【药物功效】攻毒破血，发泡，利尿。

【性味归经】辣，温，有大毒，归肝、胃、肾经。

【临床应用】

（1）治痈疽，拔脓，痈疽不破，或破而肿硬无脓：斑蝥为末，以蒜捣膏，和水一豆许贴之，少顷脓出，即去药。

（2）治干癣积年生痂，搔之黄水出，每逢阴雨即痒：斑蝥半两，微炒为末，蜜调敷之。

（3）治剧烈头痛：斑蝥（去头、足）三至五个。研末布包，贴痛处。起疱后用针刺破，使水流出。

（4）治血疝便毒，不拘已成未成，随即消散：斑蝥三个（去翅、足，炒），滑石三钱（同研）。分作三服，空心白汤下，日一服，毒从小便出，如痛，以车前、木通、泽泻、猪苓煎饮。

（5）治疗肝癌：对于35例、15例、32例原发性肝癌服用斑蝥素的治疗结果，总有效率分别为74%、80%和72%。另有5例治疗后，1例临床治愈；2例病情一度好转，最后死于肝衰竭；另2例病情明显改善。

（6）治疗斑秃：观察24例斑秃患者经1个月以上治疗效果，取斑蝥40只，闹羊花40朵，骨碎补40片（每片约2分厚），浸于95%酒精500mL内，5天后取澄清液涂擦患处，每天1次。擦药前，先用土大黄、一枝黄花煎洗患处。其中显效及好转者9例，控制发展者11例。

【文献论述】

（1）《本草经疏》："斑蝥，近人肌肉则溃烂，毒可知矣。性能伤肌肉，蚀死肌，故主鼠瘘、疽疮、疥癣。辛寒能走散下泄，故主破石癃血积及堕胎也。甄权：主瘰疬，通利水道，以其能追逐肠胃垢腻，复能破结走下窍也。斑蝥，性有大毒，能溃烂人肌肉，唯瘰疬、癫犬咬或可如法暂施。此物若煅之存性，犹能啮人肠胃，发泡溃烂致死，即前二证亦不若用米同炒，取气而勿用质为稳，余证必不可饵。"

（2）《本草纲目》："斑蝥，专主走下窍，直至精溺之处，蚀下败物，痛不可当。葛氏云：凡用斑蝥，取其利小便，引药行气，以毒攻毒是矣。"

（3）《药性论》："治瘰疬，通利水道。"

（4）《神农本草经》："主寒热，鼠瘘，恶疮疽，蚀死肌，破石癃。"

（5）《日华子本草》："疗淋疾，敷恶疮瘘烂。"

（6）《名医别录》："主疥癣，血积，堕胎。"

【常用剂量】0.03~0.06g

【服用方法】炮制后多入丸散用。外用：适量，研末或浸酒醋，或制油膏涂敷患处，不宜大面积用。

【药理作用】

（1）斑蝥酸钠维生素B_6能够显著抑制$HepG_2$增殖，诱导$HepG_2$凋亡，增强$HepG_2$对X线照射的敏感性，具有临床意义。

（2）去甲斑蝥素能够抑制胃癌MGC_{803}细胞生长，使细胞周期抑制在G2/M期，并通过线粒体凋亡途径诱导细胞发生凋亡。

（3）斑蝥酸钠对HCT_{116}和SW_{480}细胞株生长均有较强的抑制作用，且对HCT_{116}细胞抑制作用强于对SW_{480}细胞；同时斑蝥酸钠可通过调节Bax、Bcl-2、MLH-1、MSH2及P53等基因蛋白表达，产生G2/M期阻滞，诱导HCT_{116}细胞和SW_{480}细胞产生促凋亡作用，对HCT_{116}细胞促凋亡作用要强于对SW_{480}细胞。

（4）斑蝥素抑制水稻纹枯病菌生长的EC90 = 4.80mg/L，EC50 = 1.84mg/L，且10mg/L的斑蝥素对水稻纹枯病菌菌核萌发的抑制率为100%。

【常用肿瘤】常用于肝癌、胃癌、结直肠癌等肿瘤。

【使用注意】有剧毒，内服宜慎；体弱及孕妇忌服。

（1）《本草经集注》："马刀为使。畏巴豆、丹参、空青。恶肤青。"

（2）《本草衍义》："妊身人不可服，为能溃人肉。治淋药多用，极苦人，尤宜斟酌。"

参考文献

[1] 张明娟，左彩凤．斑蝥酸钠维生素 B_6 注射液联合化疗治疗肝癌临床疗效观察［J］．实用肿瘤杂志，2011，26（1）：50-52.

[2] 周庆．单味斑蝥治疗斑秃 58 例［J］．中医药学报，2003，31（1）：58.

[3] 赵航宇，梁健．斑蝥酸钠维生素 B_6 联合 X 射线诱导肝癌细胞 $HepG_2$ 凋亡［J］．世界华人消化杂志，2009，（16）32：3332-3336.

[4] 张鹏，林晨，张晓凯，等，去甲斑蝥素抑制胃癌 MGC_{803} 细胞生长并诱导其凋亡［J］．暨南大学学报（自然科学与医学版），2013，34（4）：385-390.

[5] 纪亚丽．斑蝥酸钠对人结直肠癌细胞 HCT_{116} 和 SW_{480} 的作用及其机制的研究［D］．南京：南京中医药大学，2013.

[6] 宋晓平，姬晓兰．斑蝥、白芥子发泡规律的研究［J］．中国针灸，2007，27（2）：126-128.

[7] 云月利，徐冠军．斑蝥素对植物病原菌抑制作用的研究［J］．湖北大学学报（自然科学版），2003，25（4）：342-345.

34. 青木香

【品种来源】本品为马兜铃科植物马兜铃 *Aristolochia debilis* Sieb. et Zucc. 的干燥根。春、秋二季采挖，除去须根及泥沙，晒干。别名青藤香、蛇参根、独行根。

【中药渊源】青木香是土家药特有名称，苗药称为那信庙，是民间常用的中草药，在少数民族地区广泛使用，在土家医治则治法的理论指导下，常在八法中用于清法，七则中用于热则寒之、阻则通之等。

【药物功效】清热解毒，理气止痛，化痰止咳。

【性味归经】辣、苦，凉，归肺、胃经。

【临床应用】

（1）治高血压：青木香根（鲜）二两。水煎服，红糖为引。

（2）治肠炎，腹痛下痢：土青木香三钱，槟榔一钱五分，黄连一钱五分。共研细末，每次三至六分，开水冲服。

（3）治皮肤湿烂疮：青木香，研成细末，用麻油调搽。

（4）治牙痛：青木香鲜品一块，放牙痛处咬之。

（5）治蜘蛛疮（单纯疱疹）：土青木香，研极细末，柿漆（即柿油）调涂。

（6）治咽喉、耳、齿等急性炎症：以土木香局部应用，用冷开水磨汁含服，治疗五官科急性炎症 148 例，治愈 113 例，明显好转 24 例，无效 11 例。

【文献论述】

（1）《本草求真》："青木香，诸书皆言可升可降，可吐可利。凡人感受恶毒，而致胸膈不快，则可用此上吐，以其气辛而上达也。感受风湿，而见阴气上逆，则可用此下降，以其苦能泄热也。”

（2）《本草纲目》：“利大肠。治头风、瘙痒、秃疮。”

（3）《草木便方》：“发表，除风。（治）风湿瘫痪，腰脚疼痛，跌打损伤。”

（4）《医林纂要》：“治击伤，解毒。”

（5）《唐本草》：“主积聚。诸毒热肿、蛇毒，水摩为泥封之，日三四；疗疔肿大效。”

（6）《本经逢原》：“治痈肿，痰结、气凝诸痛。”

【常用剂量】 3~9g

【服用方法】 内服：煎汤或入散剂。外用：研末调敷或磨汁涂。

【药理作用】

（1）马兜铃酸对小鼠腺癌亦有抑制作用。另外，其茎的丙酮提取物对小鼠艾氏腹水癌实体型有抑制作用。青木香热水浸出物能够抑制宫颈癌细胞。

（2）青木香生品及炮制品的水提物具有抗炎作用。

（3）滑肌的作用：青木香提取液对兔离体肠管和子宫的运动无影响。对麻醉犬在位肠管及慢性肠瘘狗的肠运动，静脉注射时有轻度抑制现象，但口服即使10倍剂量亦不引起抑制。

（4）香煎剂、流浸膏和盐酸浸出液对小鼠有镇静作用。

【常用肿瘤】 常用于宫颈癌等肿瘤。

【使用注意】 虚寒患者慎服。

（1）《本经逢原》：“肺寒咳嗽，寒痰作喘，胃虚畏食人勿服，以其辛香走窜也。”

（2）《唐本草》：“不可多服，吐利不止。”

参考文献

［1］王金华，王智民，姜旭，等．青木香炮制前后的药效及毒理学比较研究［J］．中国中药杂志，2007，32（5）：428-433.

35. 刺梨

【品种来源】 本品为蔷薇科植物茨梨 *Rosa rozburghii* T. 的果实。别名莰梨、文光果、团糖二、油刺果。

【中药渊源】 刺梨是土家药特有名称，苗药称为龚笑多，是民间常用的中草药，在少数民族地区广泛使用，在土家医治则治法的理论指导下，常在八法中用于清法，七则中用于惊则镇之等。

【药物功效】 收涩固精，消食健脾，止血。

【性味归经】 甜、酸、涩，归脾、肾、胃经。

【临床应用】

（1）治疗暑热伤津、心烦口渴、小便短赤：刺梨100g，榨汁，随时饮用。

（2）饮食积滞、少食腹泻：野刺梨200g，蕺菜30g，水煎服，每日3次。

（3）咽喉肿痛：醋渍刺梨2个，捣烂，榨取汁慢慢咽服。

（4）脾胃虚弱：野刺梨150g，去刺榨汁，粳米100g煮成粥，两者拌匀，早晚温服。

（5）醉酒：醋渍野刺梨2个，慢慢嚼服。

【文献论述】

（1）《贵州民间方药集》："健胃，消食积饱胀，并滋补强壮。"

（2）《四川中药志》："解暑，消食。"

【常用剂量】 9～15g

【服用方法】 内服：煎汤，或生食。

【药理作用】

（1）刺梨汁能够阻断正常人体N-亚硝基化合物合成，并且刺梨汁对24名胃癌受试者内源性N-亚硝基脯氨酸的合成有很好的抑制效果。许国平等的研究发现刺梨汁能显著抑制卵巢癌细胞株COC2的体外生长，但对细胞无毒性。

（2）刺梨汁能促进胃肠平滑肌峰电活动，促进胰液及胰酶（除胰淀粉酶外）分泌的作用，促进胆汁分泌。

（3）刺梨果汁可使体内脂质过氧化速率降低，抗氧化能力增强，有利于自由基清除。

（4）刺梨汁对CCl_4所致的肝损害具有一定的保肝作用。

（5）刺梨果汁能降脂，延缓或阻断动脉粥样硬化（AS）斑块的形成和发展。

【常用肿瘤】 常用于胃癌、卵巢癌等肿瘤。

【使用注意】 脾胃虚寒者慎用。

参考文献

[1] 戴支凯，余丽梅，杨小生，等．刺梨提取物CL对胃癌细胞的抑制作用［J］．贵州医药，2005，29（9）：786.

[2] 许国平，张春妮，汪俊军，等．刺梨汁和诺丽汁对人卵巢癌细胞株COC2抑制作用的研究［J］．临床检验杂志，2006，24（2）：137.

[3] 简崇东．刺梨药理作用的研究进展［J］．中国医药指南，2011，9（29）：38-40.

[4] 胡文尧，白焰，韩宪法，等．刺梨抗动脉粥样硬化作用的研究［J］．中国药学杂志，1994，29（9）：529.

36. 拉拉藤

【品种来源】 本品为茜草科植物拉拉藤 *Galium aparine L*，*Galium asperlium* Wall. 或粗叶拉拉藤的全草。秋季采收，晒干或晾干。别名猪殃殃、小锯藤、锯子草、小茜草、小飞扬藤、红丝线、血见愁、细茜草。

【中药渊源】 拉拉藤是土家药特有名称，是民间常用的中草药，在少数民族地区广泛使用，在土家医治则治法的理论指导下，常在八法中用于清法、止法，七则中用于寒则热之、肿则消之等。

【药物功效】清热解毒，利尿消肿，通淋止血。

【性味归经】辣、微苦，微凉，归肾、脾、肺经。

【临床应用】

（1）治乳癌：鲜猪殃殃四两，捣汁，和以猪油，敷于癌症溃烂处，亦可煎水内服。

（2）治多种癌症：新鲜拉拉藤半斤绞汁，加红糖适量冲服，每日1剂。治疗乳腺癌、食管癌、下颌腺癌、子宫颈癌均有效。

（3）治妇女经闭：猪殃殃二钱。水煎服。

（4）治疖肿初起：鲜猪殃殃适量，加甜酒捣烂外敷，日换二次。

（5）治中耳炎：鲜猪殃殃，捣汁滴耳。

（6）治感冒：鲜猪殃殃一两，姜三片。擂汁，冲开水服。

【文献论述】

（1）《贵州民间方药集》："治疥癣。"

（2）江西《草药手册》："清热解毒，消肿止痛。治痈肿，阑尾炎，近用于治癌。"

（3）《滇南本草》："治湿热，诸经客热，虚痨，童痨，筋骨疼痛，热淋，赤白便浊，玉茎痛。退血分烦热，止尿血。"

（4）《昆明民间常用草药》："清热消炎，祛风湿，散瘀血。治痰火热症，风热眼雾眼屎多，风湿跌打疼痛，外伤皮下瘀肿。"

（5）《广西中药志》："治妇人痛经。"

【常用剂量】15～30g

【服用方法】内服：煎汤，或捣汁饮。外用：适量，捣敷。

【药理作用】

（1）抗菌作用：100%煎剂用平板纸片法，对金黄色葡萄球菌、大肠杆菌、志贺痢疾杆菌等有抑制作用。

（2）拉拉藤对急性淋巴细胞型白血病及急性粒细胞型白血病有抑制作用。

【常用肿瘤】常用于乳腺癌、食管癌、下颌腺癌、甲状腺癌、子宫颈癌等肿瘤。

【使用注意】脾胃虚寒者忌服。

参考文献

[1] 谷继卜，武双祥．蓬子菜不同溶媒提取物抑菌实验研究［J］．佳木斯医院学报，1994，17（4）：22-23.

[2] 赵春超．风眼草和蓬子菜化学成分及生物活性研究［D］．哈尔滨：沈阳药科大学，2007.

37. 苦参

【品种来源】本品为豆科植物苦参 *Sophora flavescens* Ait. 的干燥根。春、秋二季采挖，除去根头及小支根，洗净，干燥，或趁鲜切片，干燥。别名野槐、好汉枝、苦骨、地骨、地槐、山槐子。

【中药渊源】苦参是民间常用的中草药，土家药与中药名称一致，在少数民族地区广泛使用，在土家族治则治法的理论指导下，常在八法中用于清法，七则中用于寒则热之等。

【药物功效】清热燥湿，杀虫利尿。

【性味归经】苦，凉，归心、肝、胃、大肠、膀胱经。

【临床应用】

（1）治痔漏出血，肠风下血，酒毒下血：苦参（切片，酒浸湿，蒸晒九次为度，炒黄为末，净）一斤，地黄四两（酒浸一宿，蒸熟，捣烂）。加蜂蜜为丸。每服二钱，白滚汤或酒送下，日服二次。

（2）治心肺积热，肾脏风毒攻于皮肤，时生疥癞，瘙痒难忍，时出黄水，及大风手足烂坏，眉毛脱落，一切风疾：苦参三十二两，荆芥（去梗）十六两。上为细末，水糊为丸，如梧桐子大。每服三十丸，好茶吞下，或荆芥汤下，食后服。

（3）治瘰疬：苦参四两，捣末，生牛膝和丸如梧子。食后暖水下十丸，日三服。

（4）治毒热足肿作痛欲脱者：苦参煮酒渍之。

【文献论述】

（1）《本草纲目》："苦参、黄柏之苦寒，皆能补肾，盖取其苦燥湿、寒除热也。热生风，湿生虫，故又能治风杀虫。唯肾水弱而相火胜者用之相宜，若火衰精冷，真元不足，及年高之人，不可用也。"

（2）《药性论》："治热毒风，皮肌烦躁生疮，赤癞眉脱，主除大热嗜睡，治腹中冷痛，中恶腹痛，除体闷，治心腹积聚。"

（3）《本草衍义补遗》："苦参，能峻补阴气，或得之而致腰重者，因其气降而不升也，非伤肾之谓也。其治大风有功，况风热细疹乎。"

（4）《神农本草经》："主心腹结气，癥瘕积聚，黄疸，溺有余沥，逐水，除痈肿，补中，明目止泪。"

（5）《唐本草》："治胫酸，疗恶虫。"

【常用剂量】4.5~9g

【服用方法】外用：适量，煎汤洗患处。

【药理作用】

（1）苦参碱具有抗癌活性，可有效诱导多种肿瘤细胞凋亡，包括肺癌、肝癌、胃癌、乳腺癌、宫颈癌等实体肿瘤，以及白血病细胞等血液系统恶性肿瘤。

（2）苦参碱通过兴奋中脑的β-受体而起作用，有明显祛痰作用。

（3）苦参碱可降低过敏介质的释放，为免疫抑制剂，其抑制50%T细胞增殖的浓度为0.55~0.56mg/mL；抑制IL-2产量的浓度为0.1mg/kg。

（4）氧化苦参碱可防止小鼠因MMC、环磷酰胺所致小鼠白细胞减少症，对外周血白细胞数有明显的升高作用。

（5）苦参碱体内外均有抗菌作用，体内作用强度与氯霉素相当。

【常用肿瘤】 常用于肺癌、胃癌、肝癌、乳腺癌、宫颈癌、白血病等肿瘤。

【使用注意】 脾胃虚寒者忌服。

（1）《本草经疏》："久服能损肾气，肝、肾虚而无大热者勿服。"

（2）《医学入门》："胃弱者慎用。"

参考文献

[1] 陈晓峡，向小庆，叶红．苦参碱及氧化苦参碱抗肿瘤作用的研究进展［J］．中国实验方剂学杂志，2013，19（11）：361-364.

[2] 王淑强，郭颖，李海军，等．苦参碱诱导乳腺癌 MCF-7 细胞凋亡及其对 Bax 表达的影响［J］．中国老年学杂志，2012，32（16）：3489-3491.

[3] 陈立波．苦参碱对宫颈癌 Hela 细胞增殖、凋亡及 Survivin 基因表达的影响［J］．中国实验方剂学杂志，2013，19（15）：235-238.

[4] 郭向华，郭润华，宋志军，等．苦参碱对慢性铜绿假单胞菌生物膜肺部感染大鼠的免疫保护作用［J］．中国实验方剂学杂志，2010，16（8）：185-188.

[5] 桂蜀华，付涛，梁远园，等．苦参碱体外抗真菌活性研究［J］．中药新药与临床药理，2011，22（4）：382-385.

38. 岩黄连

【品种来源】 本品为罂粟科植物石生黄连 *Corydalis saxicola* Bunting. 的全草。别名岩胡、岩连、菊花黄连、土黄连。

【中药渊源】 岩黄连是土家药特有名称，是民间常用的中草药，在少数民族地区广泛使用，在土家医治则治法的理论指导下，常在八法中用于清法，七则中用于肿则消之、湿则祛之等。

【药物功效】 活血消肿，清热解毒，利湿。

【性味归经】 苦，凉，归胃、大肠经。

【临床应用】

（1）治朦皮火眼翳子：岩黄连 3g，龙胆草 3g，上梅片 1.5g。共研末，装瓷杯内蒸透后，用灯草蘸药点入眼内。

（2）治痔疮出血及红痢：岩黄连 15g，蒸酒 60g 服。

【文献论述】

（1）《滇南本草》云：土黄连"泻小肠经实火，胃中实火，利小便。止热淋疼痛，牙根肿疼，咽喉痛，小儿乳蛾，痄腮"。

（2）《四川常用中草药》载：土黄连"清热解毒，消炎抗菌。治目赤，赤痢，劳伤吐血，咽喉肿痛，腹泻，齿痛，耳心痛，跌打损伤红肿。"

【常用剂量】 3～15g

【服用方法】 内服：煎汤。外用：适量，研末点患处。

【药理作用】

（1）岩黄连总碱能抑制人鼻咽癌细胞株、卵巢癌、卵巢腺癌细胞株。

（2）岩黄连对甲、乙、丙肝炎病毒均有不同程度的抑制和杀灭作用，并能较快产生抗体，且岩黄连能有效稳定肝细胞膜、线粒体膜，起保肝护肝作用。

（3）岩黄连和丹参注射液合用可以有效改善肝功能、减轻和抑制肝纤维化，并同样证实其能促进肝细胞再生及促进胆汁排泄、增加消化和增进食欲。

【常用肿瘤】常用于鼻咽癌、卵巢癌、卵巢腺癌等肿瘤。

【使用注意】孕妇忌服。

参考文献

[1] Katz N, Shapiro D, Herrmann T, et al. Rapid onset of cutaneous anesthesia with EMLA cream after pre-treatment with a new ultrasound-emitting device [J]. Anesth Analg, 2004, 98 (2): 371-376.

[2] 任仲轩. 岩黄连治疗病毒性肝炎33例疗效分析 [J]. 临床荟萃, 2003, 18 (2): 94-95.

[3] 尹华. 岩黄连与丹参注射液合用对慢性乙型肝炎肝纤维化的影响 [J]. 实用医学杂志, 2001, 17 (8): 782-783.

39. 金刚藤

【品种来源】本品为百合科菝葜属植物菝葜 *Smilax china* L. 的根状茎。其叶也入药。别名铁菱角、马加勒、筋骨柱子、红灯果。

【中药渊源】金刚藤是土家药特有名称，是民间常用的中草药，在少数民族地区广泛使用，在土家医治则治法的理论指导下，常在八法中用于清法，七则中用于肿则消之、湿则祛之等。

【药物功效】解毒消肿，祛风除湿。

【性味归经】甜、酸，平，归肝、肾经。

【临床应用】

（1）治癌肿：取菝葜煎液，于1日内多次饮服。适用于胃癌、食管癌、直肠癌、乳腺癌、宫颈癌、鼻咽癌，其中以胃癌和食管癌效果较好。

（2）治食管癌：鲜菝葜一斤。用冷水三斤，浓缩至一斤时，去渣，加猪肥肉二两，待肥肉熟后即可。此系一日量，分三次服完。

（3）治患脚，积年不能行，腰脊挛痹及腹屈内紧急者：菝葜净洗，锉之，一斛，以水三斛，煮取九斗，以渍曲及煮去滓，取一斛渍饭，酿之如酒法，熟即取饮，多少任意。

（4）治下痢赤白：金刚根和好腊茶等分，为末，白梅肉丸如鸡头大。每服五丸至七丸，小儿三丸。赤痢，甘草汤下；白痢，乌梅汤下；赤白痢，乌梅甘草汤下。

（5）治赤白带下：菝葜半斤，捣碎煎汤，加糖二两。每日服。

【文献论述】

（1）《本草纲目》：“菝葜，气温味酸，性涩而收，与萆薢仿佛。”

（2）《名医别录》：“主腰背寒痛，风痹，益血气，止小便利。”

（3）《医林纂要》：“缓肝坚肾，清小肠火，化膀胱水。治恶疮，毒疮，虫毒。”

（4）《四川中药志》："清热，除风毒。治崩，带，血淋，瘰疬，跌打损伤。"

（5）《日华子本草》："治时疾瘟瘴。"

【常用剂量】 10～30g

【服用方法】 内服：煎汤；或浸酒；或入丸、散。

【药理作用】

（1）菝葜煎剂对犬急性利尿实验，不能使尿量增加，对急性汞中毒大白鼠亦无利尿作用，但能使尿中排汞量略增加，对正常家兔及急性汞中毒家兔网状内皮系统功能均无明显影响。

（2）金刚藤无糖颗粒对金黄色葡萄球菌、淋病双球菌和大肠杆菌均有明显的抑菌、抗感染作用。

（3）金刚藤正丁醇提取物可以浓度和时间依赖性的方式抑制体外培养的人胃腺癌 SGC_{7901} 细胞的增殖和迁移。

【常用肿瘤】 常用于肝癌、胃癌、食管癌、直肠癌、乳腺癌、宫颈癌、鼻咽癌等肿瘤。

【使用注意】《本草经疏》：忌茗、醋。

参考文献

［1］董昆山．现代临床中药学［M］．北京：中国中医药出版社，1998：134-135.

［2］冯艺文，李云．金刚藤无糖颗粒的药理作用［J］．广州医药，2004，35（5）：78-79.

［3］赵健，宋明明，卢妍，等．金刚藤正丁醇提取物对胃腺癌 SGC_{7901} 细胞增殖和迁移的影响［J］．肿瘤药学，2013，3（1）：30-34，63.

40. 狗奶子

【品种来源】 本品为茄科植物宁夏枸杞 *Lycium barbarum* L. 的干燥成熟果实。夏、秋二季果实呈红色时采收，热风烘干，除去果梗。或晾至皮皱后，晒干，除去果梗。别名苟起子、枸杞红实、甜菜子、西枸杞、红青椒、枸蹄子。

【中药渊源】 狗奶子是土家药特有名称，苗药称为锐叉谋，是民间常用的中草药，在少数民族地区广泛使用，在土家医治则治法的理论指导下，常在八法中用于补法，七则中用于亏则补之等。

【药物功效】 滋养肝肾，益精明目。

【性味归经】 甜，平，归肝、肾、肺经。

【临床应用】

（1）治虚劳，下焦虚伤，小便数：枸杞子一两，黄芪一两半（锉），人参一两（去芦头），桂心三分，当归一两，白芍一两。捣筛为散。每服三钱，以水一中盏，入生姜半分，枣三枚，饧半分，煎至六分，去滓，食前温服。

（2）治肝虚或当风眼泪：枸杞二升。捣破，纳绢袋中。置罐中，以酒一斗浸干，密封勿泄气，三七日。每日饮之，醒醒勿醉。

(3) 治肝肾不足，生花歧视，或干涩眼痛：熟地黄、山萸肉、茯苓、山药、牡丹皮、泽泻、枸杞子、菊花。炼蜜为丸。

(4) 补虚，长肌肉，益颜色，肥健人：枸杞子二升，清酒二升。搦碎，更添酒浸七日，漉去滓，任情饮之。

(5) 治目赤生翳：枸杞子捣汁，日点三五次。

【文献论述】

(1)《本草汇言》："俗云枸杞善能治目，非治目也，能壮精益神，神满精足，故治目有效。又言治风，非治风也，能补血生营，血足风灭，故治风有验也。世俗但知补气必用参、芪，补血必用归、地，补阳必用桂、附，补阴必用知、柏，降火必用芩、连，散湿必用苍、朴，祛风必用羌、独、防风，殊不知枸杞能使气可充，血可补，阳可生，阴可长，火可降，风湿可去，有十全之妙用焉。"

(2)《本草纲目》："今考《本经》止云枸杞，不指是根、茎、叶、子。《别录》乃增'根大寒、子微寒'字，似以枸杞为苗。"

(3)《本草求真》："枸杞，甘寒性润。据书皆载祛风明目，强筋健骨，补精壮阳，然究因于肾水亏损，服此甘润，阴从阳长，水至风息，故能明目强筋，是明指为滋水之味，故书又载能治消渴。"

(4)《本草经疏》："枸杞子，润而滋补，兼能退热，而专于补肾、润肺、生津、益气，为肝肾真阴不足、劳乏内热补益之要药。老人阴虚者十之七八，故服食家为益精明目之上品。"

(5)《本草通玄》："枸杞子，补肾益精，水旺则骨强，而消渴、目昏、腰疼、膝痛无不愈矣，按枸杞平而不热，有补水制火之能，与地黄同功。"

【常用剂量】 6~12g

【服用方法】 内服：煎汤；熬膏、浸酒或入丸散。

【药理作用】

(1) 枸杞子、叶对人胃腺癌 KATo-Ⅲ细胞，枸杞果柄、叶对人宫颈癌 Hela 细胞，均有明显抑制作用，枸杞子冻干粉混悬液和环磷酰胺联合用药，治疗大鼠 Walker 癌肉瘤 256，发现其对环磷酰胺导致的白细胞减少有明显保护作用。

(2) 枸杞子多糖及合并应用厌氧短棒杆菌菌苗对小鼠腹腔巨噬细胞抑制肿瘤增殖活性的影响：实验表明，无论对巨噬细胞在非特异性抗肿瘤还是特异性抗肿瘤过程均具有激活作用。

(3) 枸杞子多糖具有保肝作用。

(4) 枸杞提取液人体试验显示其可明显抑制血清 LPo 生成，使血中 GSH-Px 活力增高，但红细胞 SOD 活力未见升高，提示枸杞提取液具有延缓衰老作用。

(5) 枸杞提取物可提高视力。

【常用肿瘤】 常用于宫颈癌、胃癌、骨肉瘤等肿瘤。

【使用注意】 外邪实热，脾虚有湿及泄泻者忌服。

(1)《本草经疏》："脾胃薄弱，时时泄泻者勿入。"

（2）《本经逢原》："元阳气衰，阴虚精滑之人慎用。"

参考文献

［1］段文杰．枸杞子的药理作用及价值［J］．黑龙江医药，2013，26（1）：127-128.

［2］张永祥，邢善田，周金黄．枸杞子多糖及合并应用厌氧短棒杆菌菌苗对小鼠腹腔巨噬细胞抑制肿瘤增殖活性的影响（英文）［J］．中国药理学与毒理学杂志，1989，03：169-174.

［3］许士凯，王晓东．天然药物抗衰老有效成分研究进展［J］．临床中西医结合杂志，2004，14（19）：2497.

［4］朱燕飞．枸杞子药理作用概述［J］．浙江中西医结合杂志，2005，15（5）：322-323.

［5］施仁潮．枸杞子［M］．杭州：浙江科学技术出版社，2002：12-22.

41. 狗牙半枝莲

【品种来源】本品为景天科植物垂盆草 *Sedum sarmentosum* Bunge. 的新鲜或干燥全草。夏、秋二季采收，除去杂质。鲜用或干燥。别名狗牙半支、石指甲、半支莲、养鸡草、狗牙齿、瓜子草。

【中药渊源】狗牙半枝莲是土家药特有名称，苗药称为蛙米你，是民间常用的中草药，在少数民族地区广泛使用，在土家医治则治法的理论指导下，常在八法中用于赶法，七则中用于热则寒之、肿则消之等。

【药物功效】清热解毒，消肿散结。

【性味归经】甜、淡，凉，归肝、胆、小肠经。

【临床应用】

（1）治鼻咽癌：鲜垂盆草适量，捣烂，局部外敷，日 1~2 次。另取灯心草捣碎口含。同时用野乔麦、汉防已、土牛膝各 30g，均用鲜品，煎服。

（2）治肝癌：垂盆草、半枝莲、生瓦楞、石燕各 30g，漏芦、薏苡仁各 15g，当归、丹参、红花各 9g，预知子（八月札）、白芍、陈皮各 6g，水煎，分 3 次服，每日 1 剂。能使症状消除，肝肿缩小。

（3）治肺癌：垂盆草、白英各 30g，水煎服，每日 1 剂。坚持服用，能使病情好转，临床症状基本消失，病灶逐渐缩小。

【文献论述】《本草纲目拾遗》："消痈疔，便毒，黄疸，喉癣。"

【常用剂量】15~30g，鲜品 50~100g。

【服用方法】内服：煎汤，或捣汁。外用：适量，捣敷；或研末调搽；或取汁外涂；或煎水湿敷。

【药理作用】

（1）垂盆草注射液、水提液有抗菌作用，对葡萄球菌、链球菌、大肠杆菌、福氏痢疾杆菌等有一定抑制作用。

（2）垂盆草总氨基酸和垂盆草苷对实验性肝损伤有保肝降酶作用，可降低肝损伤动物的血清谷丙转氨酶。

（3）垂盆草苷能显著抑制细胞免疫反应。

（4）垂盆草醇提物对人肝癌细胞 $HepG_2$ 的抑制作用。

【常用肿瘤】常用于肺癌、鼻咽癌、肝癌等肿瘤。

【使用注意】脾胃虚寒者慎服。

参考文献

[1] 黄丹丹，张伟云．垂盆草醇提物对人肝癌细胞 $HepG_2$ 的抑制作用及其机制初探［J］．东南大学学报（医学版），2009，28（4）：302-306.

42. 狗牙瓣

【品种来源】本品为景天科植物佛甲草 *Sedum lineare* Thunb. 的全草。别名火烧草、火焰草、佛指甲、半支连、铁指甲、狗牙半支、万年草、午时花、金枪药、小佛指甲。

【中药渊源】狗牙瓣是土家药特有名称，是民间常用的中草药，在少数民族地区广泛使用，在土家医治则治法的理论指导下，常在八法中用于赶法，七则中用于热则寒之、肿则消之等。

【药物功效】活血止痛，清热消肿。

【性味归经】甜，凉，归心、肺、肝、脾经。

【临床应用】

（1）治黄疸：狗牙瓣（生）一两，炖瘦肉四两，内服。

（2）治咽喉肿痛：鲜佛甲草二两。捣绞汁，加米醋少许，开水一大杯冲，漱喉，日数次。

（3）治诸疖毒，火丹，头面肿胀将危者：铁指甲，少入皮消捣罨之。

（4）治漆疮：鲜狗牙瓣捣烂外敷。

（5）治迁延性肝炎：佛甲草一两，当归三钱，红枣十个。水煎服，每日一剂。

【文献论述】

（1）《本草纲目拾遗》："治痈疔，便毒，黄疸，喉癣。"

（2）《本草推陈》："对于各种化脓病发热烦闷，脓毒病（疔疮走黄），毒蛇伤，血中毒，大量鲜草捣汁饮，有急救解毒之功。"

（3）《本草图经》："烂研如膏，以贴汤火疮毒。"

（4）《贵阳民间药草》："清湿热，解火毒。外敷鸡眼。"

（5）《岭南采药录》："治红白痢疾，水煎服；捣烂敷疮散毒。"

【常用剂量】9~15g，鲜品 20~30g。

【服用方法】外用：适量，鲜品捣敷；或捣汁含漱、点眼。内服：煎汤；或捣汁。

【药理作用】

（1）陈雨洁等以人的肿瘤细胞为筛选模型，发现佛甲草醇提取物对人体肝癌细胞 $HepG_2$、食管癌细胞 EC_{109} 及结肠癌细胞 SW_{480} 均有显著的抑制作用。

（2）佛甲草有明显的抗炎作用，其抗炎机制可能与调节免疫功能有关。

（3）实验研究表明佛甲草乙醇提取液具有显著的护肝作用。

（4）周青等观察了佛甲草乙醇提取液有增强机体活力和适应能力及对抗机体疲劳的作用。

（5）佛甲草提取液可有效延长小鼠在特异性心肌缺氧、常压缺氧、亚硝酸钠中毒性缺氧及脑缺血缺氧条件下的存活时间，显著提高缺氧小鼠的耐受性。

【常用肿瘤】常用于结肠癌、食管癌、肝癌等肿瘤。

【使用注意】孕妇慎用。

参考文献

[1] 陈雨洁，林亲雄，万定荣，等．景天属三种植物药不同提取部位及总黄酮抗肿瘤作用研究［J］．中央民族大学学报（自然科学版），2011，20（2）：88-92.

[2] 廖跃华，吴丽珍，程赣中，等．佛甲草抗炎作用研究［J］．中国实验方剂学杂志，2011，17（3）：142.

[3] 周青，刘建新，周俐，等．佛甲草对小鼠实验性肝损伤的保护作用［J］．时珍国医国药，2005，16（12）：1228.

[4] 周青，刘建新，周俐，等．佛甲草抗疲劳作用的动物实验［J］．中国临床康复，2005，9（47）：95.

[5] 周青，刘建新，周俐，等．佛甲草对小鼠缺氧耐受性的影响［J］．赣南医学院学报，2003，23（1）：20-22.

[6] 周青，刘建新，周俐，等．佛甲草对小鼠心、脑缺氧的保护作用［J］．中国临床康复，2005，9（31）：129-131.

43. 洋桃根

【品种来源】本品为猕猴桃科植物猕猴桃 *Actinidia chinensis* Planch. 的根或根皮。全年可采，洗净，晒干或鲜用。别名猕猴桃根。

【中药渊源】洋桃根是土家药特有名称，苗药称为比猛，是民间常用的中草药，在少数民族地区广泛使用，在土家医治则治法的理论指导下，常在八法中用于赶法，七则中用于热则寒之、肿则消之等。

【药物功效】活血散瘀，清热解毒，消炎。

【性味归经】甜、涩，凉，小毒，归心、肾、肝、脾经。

【临床应用】

（1）治乳腺癌：猕猴桃根二两五钱，水 1000mL，煎 3 小时以上，每天 1 剂，10～15 天为一疗程。

（2）治急性肝炎：猕猴桃根四两，红枣十二枚。水煎当茶饮。

（3）治跌打损伤：猕猴桃鲜根白皮，加酒糟或白酒捣烂烘热，外敷伤处；同时用根二至三两，水煎服。

（4）治产妇乳少：猕猴桃根二至三两，水煎服。

【文献论述】

(1)《贵州民间方药集》:“利尿,缓泻。治腹水;外用接骨,消伤。”

(2)《陕西中草药》:“清热解毒,活血消肿,抗癌。治疮疖,瘰疬。”

(3)《浙江民间常用早药》:“健胃,活血,催乳,消炎。”

【常用剂量】30~60g

【服用方法】内服:煎汤。外用:适量,捣敷。

【药理作用】

(1)研究发现,猕猴桃根提取物在体外治疗胃癌、肝癌、食管癌等肿瘤细胞株具有显著的效果。

(2)猕猴桃根乙醇提取物具有抗畸变、突变作用。

(3)研究表明,AKOS能刺激产生抗体细胞的增生,并可以拮抗醋酸氢化可的松的免疫抑制作用,增强巨噬细胞的吞噬能力,增强淋巴细胞增殖反应。

(4)吴大梅等应用猕猴桃根治疗高脂血症大鼠,表明猕猴桃根能明显降低血脂,提高血清中的一氧化氮(NO)水平并降低内皮素(ET)的水平。

【常用肿瘤】常用于食管癌、胃癌、肝癌等肿瘤。

【使用注意】《闽东本草》:“孕妇不宜服。”

参考文献

[1] 钟振国,张雯艳,张凤芬,等. 中越猕猴桃根提取物的体外抗肿瘤活性研究[J]. 中药材,2005,28(3):215-218.

[2] Ikken Y. Antimutagenic effect of fruit and vegetable ethanolic extracts against-N-Nitrosamines evaluated by the ames test[J]. AgricFood Chem,1999,47(8):3257-3264.

[3] 李丽,梁洁,甄汉深,等. 美味称猴桃根提取物对CCl_4致小鼠急性肝损伤的保护作用[J]. 广西中医药,2006,4(29):50-51.

[4] 吴大梅,万安霞,杨长福,等. 野葡萄根、猕猴桃根对高脂血症大鼠血脂等影响的实验研究[J]. 时珍国医国药,2010,21(1):83-84.

44. 南竹笋

【品种来源】本品为禾本科植物毛竹 *Phyllostachy pubescens*. 的嫩苗。别名南竹笋、竹萌、竹芽、春笋、冬笋、生笋。

【中药渊源】南竹笋是土家药特有名称,是民间常用的中草药,在少数民族地区广泛使用,在土家医治则治法的理论指导下,常在八法中用于清法,七则中用于实则泻之等。

【药物功效】解毒化痰,消食。

【性味归经】甜,凉,归胃、大肠经。

【临床应用】

(1)南竹笋可以帮助促进消化,促进肠道蠕动,可有效预防便秘的发生。

（2）南竹笋中含有大量的高蛋白，而且竹笋的淀粉含量相对较低，比较适合肥胖、冠心病、高血压人群食用。

（3）南竹笋中含有对心血管病、白血病、乳腺疾病、水肿等疾病有效的天门冬酰胺酶、天门冬氨酸。

【文献论述】

（1）《千金要方》："竹笋性味甘寒无毒，主消渴，利水道，益气力，可久食。"

（2）《本草纲目》："有化热、消痰、爽胃之功。"

（3）《名医别录》："主消渴，利水道，益气，可久食。"

（4）《本草纲目拾遗》："利九窍，通血脉，化痰涎，消食胀。"

【常用剂量】 60g

【服用方法】 凉拌，煮食，或炒食。

【药理作用】

（1）降胆固醇、抗炎作用。

（2）治疗结肠癌、前列腺癌作用。

（3）竹笋甾醇能够降低高脂血症大鼠血清总含量。

【常用肿瘤】 常用于结肠癌、前列腺癌等肿瘤。

【使用注意】 赞宁《笋谱》说："笋虽甘美，而滑利大肠……故非补益之物。"

参考文献

[1] 于学珍，马世平，李海涛，等．植物甾醇凝胶促进烧伤创面愈合及抗炎作用［J］．中国天然药物，2007，5（2）：130-133.

[2] 陆柏益．竹笋中甾醇类化合物的研究［D］．杭州：浙江大学，2007.

45. 蚂蟥

【品种来源】 本品为水蛭科动物蚂蟥 *Whitmania pigra* Whitman.、水蛭 *Hirudo nipponica* Whitman. 或柳叶蚂蟥 *Whit-mania acranulata* Whitman. 的干燥体。别名水蛭。

【中药渊源】 蚂蟥是土家药特有名称，是民间常用的中草药，在少数民族地区广泛使用，在土家医治则治法的理论指导下，常在八法中用于赶法，七则中用于热则寒之、肿则消之等。

【药物功效】 破血化瘀通经，消肿解毒。

【性味归经】 咸、苦，平，有小毒，归肝经。

【临床应用】

（1）研究发现蚂蟥能够缓解癌性疼痛，具有抗胃癌、乳腺癌的功效。

（2）治疗肝炎、肝硬化：研究表明水蛭有可能减低门脉高压，是当前治疗肝硬化腹水的理想药物。

（3）水蛭化斑汤内服加外用可治疗黄褐斑、血管瘤。

（4）治妇人经水不利下，亦治男子膀胱满急有瘀血者：水蛭三十个（熬），虻虫三十个（去翅、足，熬），桃仁二十个（去皮、尖），大黄三两（酒浸）。上四味为末，以水五升，煮取三升，去滓，温服一升。

【文献论述】

（1）《本草纲目》：“咸走血，苦胜血。水蛭之咸苦，以除蓄血，乃肝经血分药，故能通肝经聚血。”

（2）《本草汇言》：“水蛭，逐恶血、瘀血之药也。方龙潭曰：按《药性论》言，此药行蓄血、血癥、积聚，善治女子月闭无子而成干血痨者，此皆血留而滞，任脉不通，月事不以时下而无子。月事不以时下，而为壅为瘀，渐成为热、为咳、为黄、为瘦，斯干血痨病成矣。调其冲任，辟而成娠，血通而痨去矣。”

（3）《汤液本草》：“水蛭，苦走血，咸胜血，仲景抵当汤用虻虫、水蛭，咸苦以泄蓄血，故《经》云：有故无殒也。”

（4）《神农本草经百种录》：“凡人身瘀血方阻，尚有生气者易治，阻之久，则无生气而难治。盖血既离经，与正气全不相属，投之轻药，则拒而不纳，药过峻，又反能伤未败之血，故治之极难。水蛭最喜食人之血，而性又迟缓善入，迟缓则生血不伤，善入则坚积易破，借其力以攻积久之滞，自有利而无害也。”

（5）《本草经疏》：“水蛭，味咸苦，气平，有大毒，其用与虻虫相似，故仲景方中往往与之并施。咸入血走血，苦泄结，咸苦并行，故治妇人恶血、瘀血、月闭、血瘕积聚，因而无子者。血蓄膀胱则水道不通，血散而膀胱得气化之职，水道不求其利而自利矣。堕胎者，以具有毒善破血也。”

【常用剂量】内服3~9g；入丸、散，每次0.5~1.5g，大剂量每次3g。

【服用方法】内服：煎汤；或入丸、散。

【药理作用】

（1）大量的试验研究表明水蛭具有抗肿瘤作用，其作用机制主要包括促进细胞的调亡、抑制血小板聚集与抗凝血作用、影响肿瘤细胞的黏附穿膜能力、抑制凝血酶的作用等。

（2）水蛭中的水蛭素是迄今发现的最强的凝血酶特异性抑制剂。

（3）周端球通过对水蛭粉治疗急性缺血性脑卒中的临床研究中发现，水蛭粉可明显改善缺血性脑卒中患者的血液流变学和血脂。

（4）陈姝等研究发现水蛭桃仁汤可抑制血吸虫病小鼠的肝纤维化。

【常用肿瘤】常用于胃癌、乳腺癌等肿瘤。

【使用注意】孕妇及无瘀血者禁用。

参考文献

[1] 马秀红．水蛭的药理及临床应用［J］．中国社区医师，2001：17（12）：8.

[2] 雷经玲．水蛭治疗肝硬化腹水的探讨［J］．中西医结合肝病杂志，1994，4（3）：40.

[3] 王琳瑛．水蛭化斑汤治疗黄褐斑20例［J］．中医研究，2000，13（3）：43.

[4] 娄巍巍．单味水蛭治疗血管瘤30例［J］．中国民间疗法，1999，7（11）：34.

[5] Fritz M. The development of hirudin as an antithrombotic drug [J]. Thrombosis Research, 1994, 74 (1): 1-23.
[6] 周端球. 水蛭粉治疗急性缺血性脑卒中临床研究 [J]. 中国中西医结合急救杂志, 2000, 7 (3): 150-151.
[7] 陈姝. 水蛭桃仁煎剂对小鼠肝纤维化的治疗作用及机理研究 [D]. 武汉: 武汉科技大学, 2006.

46. 草河车

【品种来源】 本品为蓼科植物拳参 *Polygonum bistorta* L. 的干燥根茎。别名紫参、刀剪药、铜罗、虾参、地虾、山虾。

【中药渊源】 草河车是土家药特有名称，是民间常用的中草药，在少数民族地区广泛使用，在土家医治则治法的理论指导下，常在八法中用于赶法，七则中用于热则寒之、肿则消之等。

【药物功效】 清热解毒，凉血散结。

【性味归经】 苦、涩，微寒，归肺、肝、大肠经。

【临床应用】

(1) 治热毒壅结所致疔疮痈毒，红肿焮痛，如痈、疖、乳腺炎等病，常配蒲公英、紫花地丁、赤芍、牡丹皮、金银花、连翘等药。亦可用鲜品捣烂外敷。

(2) 草河车配半枝莲、夏枯草治疗恶疮癌肿。

(3) 治疗肺结核：取拳参洗净、晒干、粉碎，加淀粉调匀，压成 0.3g 的片剂。治疗 12 例，结果 3 例原发综合征均痊愈；9 例浸润型肺结核痊愈 5 例，好转 3 例，1 例无效。

【文献论述】

(1)《中药志》："清热解毒，散结消肿。治热病惊痫，手足抽搐，破伤风，痈肿瘰疬，蛇虫咬伤。"

(2)《本草图经》："捣末，淋渫肿气。"

(3)《广西中药志》："治肠胃湿热，赤痢，外用治口糜，痈肿，火伤。民间作产后补血药。"

(4)《现代实用中药》："内服治赤痢；含漱作口腔炎之收敛剂；外用治痔疮及肿疡。"

【常用剂量】 3~12g

【服用方法】 内服：煎汤；或入丸、散。外用：适量，捣敷或煎水含漱、熏洗。

【药理作用】

(1) 刘春棋等对拳参提取物进行抑菌试验，结果发现不同浓度的拳参提取物对金黄色葡萄球菌和大肠杆菌均有一定的抑菌效果。

(2) 戚懋材等利用拳参治疗婴幼儿秋冬季腹泻 28 例，效果良好，说明有收敛和抗病毒之功效。

(3) 黄玉珊等发现拳参正丁醇提取物有明显的镇痛作用。

（4）曾靖等通过小鼠实验对拳参的正丁醇提取物进行药理活性的研究，发现拳参正丁醇提取物具有明显的中枢抑制作用，明显的抗心律失常作用。

（5）草河车可通过调控 MUC1 和 CK18 的表达来治疗胃癌。

【常用肿瘤】常用于胃癌等肿瘤。

【使用注意】无实火热毒者不宜。阴证外疡忌服。

参考文献

[1] 刘春棋，王小丽，曾靖．拳参提取物抑菌活性的初步研究［J］．赣南医学院学报，2006，26（4）：489-450.

[2] 戚懋材，熊惠江．拳参治疗婴幼儿秋冬季腹泻 28 例［J］．中华实用医学，2002，4（6）：48.

[3] 黄玉珊，曾靖，叶和杨，等．拳参正丁醇提取物的镇痛作用的研究［J］．赣南医学院学报，2004，24（1）：12-13.

[4] 曾靖，黄志华，叶和杨，等．拳参正丁醇提取物中枢抑制作用的研究［J］．赣南医学院学报，2003，23（4）：359-361.

[5] 施建平，金怒云，邬梅花，等．草河车治疗不同阶段胃癌病变的实验动物研究［J］．氨基酸和生物资源，2016，38（2）：50-53.

47. 茯苓

【品种来源】本品为多孔菌科真菌茯苓 *Poria cocos*（*Schw.*）Wolf. 的干燥菌核。多于 7~9 月采挖，挖出后除去泥沙，堆置发汗后，摊开晾至表面干燥，再发汗，反复数次至现皱纹、内部水分大部散失后，阴干，称为茯苓个；或将鲜茯苓按不同部位切制，阴干，分别称为茯苓块和茯苓片。别名茯苓个、茯苓皮、茯苓块、赤茯苓、白茯苓。

【中药渊源】茯苓是土家医常用药，苗药称为比都读，是民间常用的中草药，在少数民族地区广泛使用，在土家医治则治法的理论指导下，常在八法中用于清法，七则中用于湿则祛之等。

【药物功效】利水渗湿，健脾和胃，宁心安神。

【性味归经】甜、淡，平，归心、肺、脾、肾经。

【临床应用】

（1）治心虚梦泄或白浊：白茯苓末二钱，米汤调下，日二服。

（2）治心汗，别处无汗，独心孔一片有汗：思虑多则汗亦多，病在用心，宜养心血，以艾汤调茯苓末服之。

（3）治下虚消渴，上盛下虚，心火炎烁，肾水枯涸，不能交济而成渴证：白茯苓一斤，黄连一斤，为末，熬天花粉作糊，丸梧桐子大，每温汤下五十丸。

（4）治头风虚眩，暖腰膝，主五劳七伤：茯苓粉同曲米酿酒饮。

（5）治漏精白浊：雪白盐一两（并筑紧固济，一日，出火毒），白茯苓、山药各一两，为末，枣肉和蜜丸梧子大，每枣汤下三十丸，盖甘以济咸，脾肾两得也。

（6）治小便多、滑数不禁：白茯苓（去黑皮）、干山药（去皮，白矾水内浸过，慢火焙干）。上二味，各等分，为细末，稀米饮调服之。

（7）治肾虚白浊：肉苁蓉、鹿茸、山药、白茯苓等分，为末，米糊丸梧子大，每枣汤下三十丸。

（8）治水肿：水肿患者用含30%茯苓的饼干治疗1周，治疗期间停用其他利尿药，其利水消肿作用明显，其中对器质性水肿的效果优于对非特异性水肿。

（9）治腹泻及消化不良：以茯苓为主药治疗胃下垂合并胃炎及溃疡病者，能增强平滑肌张力，改善症状，对婴幼儿秋冬季腹泻有显著疗效。

（10）治肝病：新型羧甲基茯苓多糖肌内注射，对肝功能异常患者有一定的改善作用。

（11）治精神分裂症：慢性精神分裂症患者服用茯苓煎剂1~3个月，有一定控制症状的作用。

【文献论述】

（1）《本草纲目》："茯苓气味淡而渗，其性上行，生津液，开腠理，滋水源而下降，利小便，故张洁古谓其属阳，浮而升，言其性也；东垣谓其为阳中之阴，降而下，言其功也。"

（2）《本草衍义》："茯苓、茯神，行水之功多，益心脾不可阙也。"

（3）《本草正》："能利窍去湿，利窍则开心益智，导浊生津；去湿则逐水燥脾，补中健胃；祛惊痫，厚肠脏，治痰之本，助药之降。以其味有微甘，故曰补阳，但补少利多。"

（4）《本草图经》："茯苓，今东人采之法，山中古松，久为人斩伐者，其枯折搓卉，枝叶不复上生者，谓之茯苓拨，见之，即于四面丈余地内，以铁头锥刺地，如有茯苓，则锥固不可拔，于是掘土取之，其拨大者茯苓亦大，皆自作块，不附著根上。其抱根而轻虚者为茯神。"

（5）《史记·龟策传》："盖松之神灵之气，伏结而成，故谓之伏灵、伏神也。"

（6）《名医别录》："茯苓、茯神，生太山山谷大松下。二月、八月采，阴干。"

（7）《医学衷中参西录》："茯苓，若入煎剂，其切作块者，终日煎之不透，必须切薄片，或捣为末，方能煎透。"

（8）《滇海虞衡志》："茯苓，天下无不推云南，曰云苓。先入林，不知何处有茯苓也。用铁条斸之，斸之而得，乃掘而出。往往有一枚重二三十斤者，亦不之异，唯以轻重为准。已变尽者为茯苓，变而有木心存者为茯神。往时林密，茯苓多，常得大茯苓，近来林稀，茯苓少，间或得大者，不过重三四斤至七八斤，未有重至二三十斤者。自安庆茯苓行而云苓愈少，贵不可言。李时珍、汪讱庵之书尚不言云苓。云苓之重，当在康熙时。"

（9）《伪药条辨》："茯苓当取整个切片，照之微有筋膜者真，切之其片自卷，以洁白为上。"

【常用剂量】 10~15g

【服用方法】 内服：煎汤，或入丸、散。宁心安神用朱砂拌。

【药理作用】

（1）茯苓多醣体通过对抗小鼠外周血白细胞、增强细胞免疫反应，起到增强机体免疫功能的作用。

(2) 羧甲基茯苓多糖能增强硫喷妥钠对小鼠的中枢抑制作用，使麻醉时间显著延长，茯苓总三萜可明显对抗小鼠电休克和戊四唑惊厥。

(3) 茯苓多醣体与茯苓素有明显的抗肿瘤作用。茯苓多醣体对生长迟缓的移植性肿瘤作用尤为显著。茯苓素与环磷酰胺、丝裂霉素等抗癌药合用可明显增强抑瘤效果，提高抑瘤率，羧甲基茯苓多糖对昆明种小鼠 S_{180} 肉瘤有抑制作用。茯苓的抗肿瘤作用一方面是直接细胞毒作用，茯苓素能与肿瘤细胞膜上核苷转运蛋白结合，抑制核苷转运，高浓度时使细胞破坏；另一方面通过增强机体免疫功能、激活免疫监督系统而抑制肿瘤生长。

(4) 茯苓浸剂对家兔离体肠肌有直接松弛作用，使肠肌收缩振幅减小，张力下降。

(5) 新型羧甲基茯苓多糖可使 CCI_4 所致小鼠肝损伤及其代谢障碍明显减轻，SGPT 活性降低。连续给药可明显加速肝脏再生速度，防止肝细胞坏死，使肝脏重量增加。

(6) 新型羧甲基茯苓多糖对大鼠佐剂关节炎或继发性炎症有较强的抑制作用，同时能改善炎症大白鼠的全身症状。茯苓总三萜对二甲苯所致小鼠急性炎症有抑制作用，其机制可能与其含的三萜成分抑制磷脂酶 A_2 的活性有关。

(7) 抗病原体作用体外实验，茯苓煎剂可抑制金黄色葡萄球菌、结核杆菌及变形杆菌的生长繁殖，醇提物可杀灭钩端螺旋体。

(8) 每日给予老龄大鼠灌胃茯苓多糖制剂 1 次，共 10 天，可不同程度地增加血清中超氧化物歧化酶（TSOD 和 CU-SOD）的活性，降低 MDA 含量，但对单胺氧化酶（MAO）活性无明显影响，具有较好的延缓衰老作用。

【常用肿瘤】常用于肝癌、肺癌、乳腺癌、子宫颈癌、神经瘤母细胞、鼻咽癌、胃癌、卵巢癌、皮肤癌、直肠癌等肿瘤。

【使用注意】中气下陷者、虚寒精滑者、阴虚无湿热者及孕妇忌服。

(1)《本草经集注》：“马蔺为之使。恶白蔹。畏牡蒙、地榆、雄黄、秦艽、龟甲。”

(2)《药性论》：“忌米醋。”

(3) 张元素曰：“如小便利或数，服之则损人目。如汗多人服之，损元气。”

(4)《本草经疏》：“病人肾虚，小水自利或不禁或虚寒精清滑，皆不得服。”

(5)《得配本草》：“气虚下陷、水涸口干俱禁用。”

(6)《本草衍义补遗》：“茯苓，仲景利小便多用之，此治暴新病之要药也，若阴虚者，恐未为宜。”

参考文献

[1] 徐钰．中药治疗盐酸吡格列酮引起水肿的疗效观察［J］．山东医药，2010，50（36）：6.

[2] 王海峰．茯苓的现代研究进展［J］．社区医学杂志，2011，09（12）：44-45.

[3] 张琴琴，王明正，王华坤，等．茯苓总三萜抗惊厥作用的实验研究［J］．中西医结合心脑血管病杂志，2009，6（1）：712-713.

[4] 刘林，霍志斐，史树堂，等. 茯苓多糖的药理作用概述 [J]. 河北医药，2010，32 (9)：1427-1428.
[5] 汪电雷，陈卫东，徐先祥. 茯苓总三萜的抗炎作用研究 [J]. 安徽医药，2009，13 (9)：1021-1022.
[6] 侯安继，陈腾云，彭施萍，等. 茯苓多糖抗衰老作用研究 [J]. 中药药理与临床，2004，20 (3)：10-11.

48. 茶树根

【品种来源】 本品为山茶科植物茶的根 *Camellia sinensis* (L.) O. Kuntze *Thea sinensis* L.，全年可采。别名槚根、茗根、荈根、苦梌根、蔎根、酪奴根等。

【中药渊源】 茶树根是土家族民间常用的草药，在少数民族地区广泛使用，在土家医治则治法的理论指导下，常在八法中用于赶法，七则中用于热则寒之、肿则消之等。

【药物功效】 强心利尿，抗菌消炎。

【性味归经】 苦、涩，凉，归心、肾经。

【临床应用】

(1) 治风湿性、高血压性及肺源性心脏病：取10年以上的茶叶树根（愈老愈佳），洗净切片，每剂1~2两，加适量糯米酒及清水，置于瓦罐或瓷罐中，以文火煎熬；亦可先用水煎成浓汁后再加糯米酒煮，无糯米酒，单用水煎亦可。风湿性心脏病加枫荷梨1两、万年青2钱，高血压性心脏病加锦鸡儿1两，共煎。每晚睡前顿服。

(2) 治冠心病：老茶树根1两，余甘根1两，茜草根5钱，每日1剂，水煎服。每周服药6日，连服4周为一疗程。服药过程中，部分患者会感觉胃部不适，恶心。

(3) 治心律失常：茶树根合剂由茶树根（以新鲜品为佳）和鸡蛋组成。新鲜茶树根50~100g，清洗干净的鸡蛋2~4个，加水适量一起煮，待蛋熟后，敲裂蛋壳，再煮15分钟，使药液渗入蛋内，去渣，喝汤约100mL，吃蛋，每次1~2个，10天为一疗程，临床表明有良好的抗心律失常作用，未见明显副作用。

(4) 治牛皮癣：茶树根1~2两，切片，加水煎浓，每日2~3次，空腹服。

(5) 治疗痔疮：茶树根汤。茶树根250g，切片，加水煎沸15分钟后，取汤坐浴、熏洗患处，每日1次。

【文献论述】 《本草纲目拾遗·救生苦海》："治口烂，茶树根煎汤代茶，不时饮，味最苦，食之立效。"

【常用剂量】 15~30g，大量可用至60g。

【服用方法】 内服：煎汤。外用：适量，水煎熏洗，或磨醋涂患处。

【药理作用】

(1) 茶树根能有效降低高脂大鼠的TC、TG及降低A_1，提高LCAT活性及HDL_{-C}、HDL_{2-C}，其效果与非诺贝特相似。

(2) 茶树根中主要含总黄酮和总皂苷类成分，实验结果表明，茶树根总黄酮在降尿酸和抑制黄嘌呤氧化酶活性上均起主要作用。茶树根总黄酮能显著降低高尿酸血症小鼠血清尿酸水平，显著增加尿尿酸水平，以及显著降低血清黄嘌呤氧化酶（XOD）活性。在体外抑制XOD作用中，茶树根总黄酮呈现一定的抑制XOD作用。

(3) 通过急性中毒实验表明，小鼠对茶树根的最大耐受量大于人最大用量的200倍，说明茶树根具有较高的安全性。茶树根对二甲苯致小鼠耳廓炎症的影响实验结果说明，茶树根具有很强的抗炎作用，且随剂量的加大，抗炎效果越好，具有一定的量效关系。

(4) 茶树根可以防止膀胱肿瘤的进展，通过调控细胞周期，同时保护周围健康，诱导膀胱癌细胞凋亡。

【常用肿瘤】常用于膀胱癌等肿瘤。

【使用注意】脾胃虚寒者慎用。

参考文献

[1] 何立人，周敏，蒋冰冰，等．茶树根对大鼠血浆脂质的调整作用 [J]. 上海中医药杂志，1992，26 (8)：32-34.

[2] 余雄英，周军，曹树稳，等．茶树根抗痛风活性部位的筛选研究 [J]. 江西中医药大学学报，2015，27 (6)：52-56.

[3] 余雄英，周军，陈美兰，等．茶树根的抗炎镇痛作用研究 [J]. 现代中药研究与实践，2012，26 (4)：39-41.

[4] Conde V R，Alves M G，Oliveira P F，et al. Tea [Camellia sinensis (L.)]：aputative anticancer agent in bladder carcinoma [J]. Anticancer agents in medicinal chemistry，2015，15 (1)：26-36.

49. 绞股蓝

【品种来源】本品为葫芦科、绞股蓝属草质攀援植物绞股蓝 *Gynostemma pentaphyllum* (*Thunb.*) Makino. 的干燥根茎或全草。茎细弱，具分枝，具纵棱及槽，无毛或疏被短柔毛，秋季采收，晒干。别名天堂草、福音草、超人参、公罗锅底、遍地生根、七叶胆、五叶参和七叶参等。

【中药渊源】绞股蓝是土家族常用药，苗药称为窝杠底，是民间常用的中草药，在少数民族地区广泛使用，在土家医治则治法的理论指导下，常在八法中用于赶法，七则中用于湿则祛之、热则寒之、肿则消之等。

【药物功效】除水利湿，清热解毒，益气健脾，化痰止咳。

【性味归经】苦，凉，归肺、脾、肾经。

【临床应用】

(1) 治肿瘤：绞股蓝冲剂用于19例恶性肿瘤患者，症状均有改善，总有效率达89.47%，不仅能提高恶性瘤患者的细胞免疫功能，降低了IgG、IgM的含量，并能诱导T淋巴细胞分化致敏为T淋巴细胞，直接与相应靶肿瘤细胞接触后起杀伤作用。

(2) 治血液病：用绞股蓝口服液治疗白细胞减少症，治疗30例，有效28例，无效2例；用绞股蓝冲剂、口服液两种剂型对60例血小板减少症患者进行治疗观察，显效19例，有效31例，无效10例，其升血小板作用显著，能消除或改善鼻衄、口腔黏膜出血、皮肤瘀斑、月经过多症状。

（3）治高脂血症：用绞股蓝总皂苷片治疗肾病综合征患者的高脂血症，治疗组34例，近期总有效率88.24%；对照组20例，近期总有效率60%。对患者进行治疗前后的TCH和TG检查，用绞股蓝治疗后TCH和TG明显下降。用绞股蓝口服液治疗高脂血症60例，显效36例，好转16例，无效8例。

（4）治消化道溃疡：用绞股蓝治疗胃、十二指肠溃疡病患者，效果明显。每日口服绞股蓝总皂苷0.1~0.2g，X线和内镜检查发现患者的溃疡愈合显著改善。

（5）治失眠症：每日口服绞股蓝总皂苷0.1~0.2g，即对失眠、头痛、精神不安等症状起到明显的改善作用。

（6）治激素副作用：绞股蓝对因服用激素引起的失眠、痤疮、烦热、心悸、出汗等副作用有一定治疗作用。对糖皮质激素停药困难症，治疗中应用绞股蓝总皂苷可以戒断；对慢性风湿性关节炎、慢性肾病变型肾炎由于使用皮质激素而导致的柯兴综合征样副作用，治疗中应用绞股蓝总皂苷可防止或减轻。

（7）抗衰老与影响性功能：绞股蓝总皂苷胶囊（Ⅰ）抗衰老观察，以刺五加（Ⅱ）为对照，Ⅰ组106例，Ⅱ组56例。对比分析：统计肺、脾气虚及脾肾两虚为主等12项衰老症状的积分值，两组下降差异均显著，绞股蓝对脘腹坠胀、畏寒肢冷、便溏腹泻、倦怠无力、腰痛膝酸和失眠多梦的临床疗效优于刺五加。以绞股蓝为主的复方能显著改善男性老年性冠心病患者的性激素降低水平。

（8）治老年脑血管性痴呆：选择血管性痴呆30例，应用绞股蓝总苷胶囊治疗。治疗结果显示：该药具有较显著的降低三酰甘油、低密度脂蛋白作用，还有升高高密度脂蛋白的作用，对治疗脑动脉硬化、增加脑血流量、改善脑血管性痴呆症状具有确切的效果，30例患者治疗前后智力改善，显效6例，有效19例，无效5例，总有效率为83.3%。

【文献论述】《救荒本草》："绞股蓝，生田野中，延蔓而生，叶似小蓝叶，短小较薄，边有锯齿，又似痢见草，叶亦软，淡绿五叶攒生一处，开小花，黄色，亦有开白花者，结子如豌豆大，生则青色，熟则紫黑色，叶味甜。"

【常用剂量】15~30g

【服用方法】内服：煎汤，或研末，或泡茶饮。外用：适量，捣烂涂擦。

【药理作用】

（1）绞股蓝皂苷有明显的体内外抗肿瘤作用，其直接的细胞毒作用可抑制肿瘤细胞生长繁殖，对体外培养的黑色素肿瘤B_{16}细胞、子宫颈癌$HeLaS_3$细胞、肺癌3LL细胞，以及肝癌MH_1C_1细胞具有明显的抑制作用；此外，绞股蓝总皂苷对培养的小鼠艾氏腹水癌EAC、HeLa细胞均有直接杀灭作用，其提取物对人胃癌、子宫颈癌、舌癌等培养癌细胞也有明显的杀灭作用。

（2）绞股蓝黄酮类化合物能抑制乳腺肿瘤MCF-7细胞株增殖，且有剂量依赖性，其主要作用机制是通过下调MTA1 mRNA的表达，从而发挥抑制乳腺肿瘤MCF_7细胞株转移与抗乳腺肿瘤作用。

（3）绞股蓝总皂苷对心脑血管系统具有广泛的保护作用。其对大鼠心肌缺血、心脏收缩功能具有保护作用，可通过抑制心脑 $Na^{+}-K^{+}-ATP$ 酶活性而发挥其强心作用和中枢抑制作用，可对抗氧自由基对心脏的损伤，具有保护心肌细胞膜完整性、改善急性心肌缺血时心肌舒张功能等作用。

（4）达玛烷型绞股蓝皂苷具有广泛的增强机体免疫力的能力，并可抑制排异反应。绞股蓝皂苷能增强小鼠脾细胞对丝裂原 ConA、PHA、LPS 增殖反应，对混合淋巴细胞中的 T 细胞有增强作用，并能促进大鼠脾细胞分泌白细胞介素 2。

（5）绞股蓝皂苷可提高衰老成纤维细胞的增殖能力，且增殖效应呈时间和浓度依赖性，延缓细胞衰老，研究表明绞股蓝皂苷 A 的抗氧化能力最强。

（6）绞股蓝总皂苷不仅可以抑制高脂动物血清中总胆固醇及三酰甘油的升高，而且可以降低低密度脂蛋白（LDL），增加高密度脂蛋白（HDL），使高密度脂蛋白、低密度脂蛋白（HDL/LDL）比值增大，对脂质代谢失调有明显的改善和调节作用，其调脂作用与抑制脂肪细胞产生游离脂肪酸及合成中性脂肪有关。

（7）绞股蓝皂苷可使大鼠单侧输尿管结扎（UUO）造成的肾间质纤维化病变中的结缔组织生长因子（CTGF）、转化生长因子 β_1（$TGF-\beta_1$）、α-平滑肌肌动蛋白（α-SMA）表达水平和肾小管间质损伤指数显著降低，证明绞股蓝皂苷可通过下调 CTGF 的表达从而防治肾间质纤维化进展。

（8）将大鼠置常压低氧舱内，充入氮气进行缺氧处理，灌食绞股蓝皂苷治疗后的右室平均压（mPAP）、肺动脉平均压（mRVP）、右室与左室+室间隔湿重比例（RV/LV+S）均改变显著，提示绞股蓝皂苷可抑制慢性缺氧肺动脉压升高；且各组大鼠血和肺组织的脂质过氧化物（LPO）、SOD、NO、一氧化氮合酶（NOS）也有显著变化，提示绞股蓝皂苷可增加肺组织 NOS 活性，促进 NO 的产生及释放，从而扩张肺动脉，降低肺动脉高压。

（9）绞股蓝总皂苷能显著降低 CCl_4 诱导的肝纤维化模型大鼠血清丙氨酸氨基转移酶（ALT）、天冬氨酸氨基转移酶（AST）、谷氨酰转肽酶（GGT）活性及总胆红素（TBIL）含量，升高大鼠肝组织 SOD 活性，改善肝纤维化模型大鼠肝细胞的脂肪病变。

（10）绞股蓝能显著升高疲劳模型小鼠肝组织的 SOD，降低 MDA。表明绞股蓝对小鼠机体耐力性运动能力有明显的提高作用，并且具有显著的延缓疲劳作用。

（11）绞股蓝能改善电休克法造成的记忆障碍模型大鼠的 Y 型迷宫模型测试结果，使模型大鼠记忆错误次数减少，正确率提高，测试总时间较短，主动回避次数较多。表明绞股蓝对电休克法造成的大鼠记忆障碍有明显的改善作用。

（12）绞股蓝总皂苷能降低侧脑室注射谷氨酸（Glu）引起的海马组织氧化损伤大鼠产生羟自由基的能力和 MDA 含量，明显增强 SOD 和 GSH-PX 活性，病理结果显示绞股蓝总皂苷组海马神经元变性及坏死较 Glu 损伤组明显减少。说明绞股蓝总皂苷通过增强抗氧化酶活性，抑制羟自由基和脂质过氧化生成而减轻 Glu 介导的氧化性神经毒性，发挥神经保护作用。

（13）绞股蓝醇提物能明显缩短悬尾抑郁模型小鼠的悬尾不动时间，同时也能显著缩短强迫游泳抑郁模型小鼠的游泳不动时间，首次证实绞股蓝醇提物具有抗抑郁活性。

【常用肿瘤】常用于黑色素肿瘤、皮肤癌、胃癌、直肠癌、乳腺癌、卵巢癌、子宫癌、食管癌等肿瘤。

【使用注意】脾胃虚寒者慎用。

参考文献

[1] 王劲，曹宝珍．绞股蓝冲剂对19例恶性肿瘤患者免疫功能影响的观察［J］．浙江中医杂志，1989，25（10）：449.

[2] 王会仍，张丽珍，马寿思．绞股蓝治疗血小板减少症的临床观察［J］．浙江中医药大学学报，1991，16（2）：29-30.

[3] 周清发，杨世兴，刘锐，等．绞股蓝治疗肾病综合征高脂血症的临床观察［J］．陕西中医，1991，13（1）：6-7.

[4] 钱宝庆，周平，孙西璐，等．绞股蓝口服液治疗高脂血症60例［J］．中国中西医结合杂志，1990，11（3）：166-167.

[5] 戴汉云，孟庆玉．绞股蓝总皂苷对各种脂蛋白的影响［J］．中草药，1989，21（4）：28-29.

[6] 曾立言，毛国珍．绞股蓝的药理研究与临床应用进展［J］．中医药图书情报，1992，17（2）：4-7.

[7] 朱志明，赵国祥，邹宪，等．绞股蓝总皂苷胶囊抗衰老临床观察报告［J］．湖南中医杂志，1991，8（2）：56-58.

[8] 吕少中，曾志扬，陆海波，等．复方绞股蓝对男性老年冠心病人性激素与脂质过氧化物变化的影响［J］．中药药理与临床，1991，8（3）：33-34.

[9] 王秀英，张道东．绞股蓝总苷胶囊治疗老年脑血管性痴呆30例［J］．中医研究，1998，11（5）：30.

[10] 史琳，赵红，张璐雅，等．绞股蓝药理作用的研究进展［J］．药物评价研究，2011，34（2）：125-129.

[11] 胡春华，罗洁，李济金．大孔吸附树脂提纯绞股蓝黄酮类化合物对体外乳腺肿瘤细胞抑制及其MTA1 mRNA表达的影响［J］．社区医学杂志，2014，12（24）：17-19.

[12] 潘峰，刘迪，黄翠霞，等．绞股蓝皂苷的药理与临床研究［J］．现代中西医结合杂志，2006，15（5）：674-676.

[13] 朱彦陈，胡慧明，彭琳，等．绞股蓝的药理作用及临床治疗高脂血症研究概况［J］．海峡药学，2014，26（5）：61-64.

[14] 金亭亭，孙兆林，江蔚新．绞股蓝化学成分及药理作用研究进展［J］．亚太传统医药，2014，10（16）：30-32.

[15] 朴香兰，吴倩．绞股蓝研究进展［J］．时珍国医国药，2010，21（7）：1758-1760.

[16] 李雪梅，彭景华，冯琴，等．绞股蓝总皂苷对四氯化碳诱导大鼠肝纤维化的防治作用［J］．中西医结合肝病杂志，2012，3（22）：151-154.

[17] JC CHEN，CC TSAI，LD CHEN，et al. Therapeutic effect of gypenoside on chronic liver injury and fibrosis induced by CCl_4 in rats［J］．Am J Chin Med，2000，28（2）：175-185.

[18] 龙碧波．绞股蓝提取物对小鼠运动能力的影响［J］．中国应用生理学杂志，2010，26（3）：339-340.

[19] 郑新铃，徐陶，谢丽霞．绞股蓝对电休克大鼠记忆障碍的改善作用［J］．现代生物医学进展，

2007，7（12）：1808-1810.
[20] 韩玉霞，魏欣冰，李霞．绞股蓝总皂苷对谷氨酸所致大鼠海马组织损伤的保护作用［J］．山东大学学报，2008，46（5）：449-452.
[21] Shang LS，Lin JC，Xin H，et al. Gypenosides protect primary cultures of rat cortical cells against oxidative neurotoxicity［J］. Brain Research，2006，11（2）：163-174.
[22] 王君明，王帅，崔瑛．绞股蓝提取物抗抑郁活性研究［J］．时珍国医国药，2012，23（4）：815-817.

50. 珍珠菜

【品种来源】 本品为报春花科珍珠菜属植物珍珠菜 *Lysimachia clethroides* Duby.，以根及全草入药。夏、秋采收，洗净，切细，鲜用或晒干。别名红根草、红丝毛、狼尾草、阉鸡尾、珍珠花菜、过路红、田螺菜、扯根菜、虎尾、蓼子草、狗尾巴草等。

【中药渊源】 珍珠菜是土家族民间常用的草药，在少数民族地区广泛使用，在土家医治则治法的理论指导下，常在八法中用于赶法，七则中用于热则寒之、肿则消之等。

【药物功效】 清热解毒，活血调经，利水消肿。

【性味归经】 酸、涩，平，归肝、脾经。

【临床应用】

（1）治小儿疳积：珍珠菜根六钱，鸡蛋一个，水煮，服汤食蛋。

（2）治再生障碍性贫血：珍珠菜一至二两，虎刺一至二两，煎水，去渣滤液，入猪肉一至二两同煮服，每日一剂。如腹胀显著者加芫花全草，皮肤肿者加葫芦瓢、泥鳅、小麦馒头干、大蒜子适量。服药后稍有头昏，但不需停药。

（3）治痢疾：珍珠菜半斤，水煎服，每日一剂。

（4）治跌打损伤：珍珠菜根、马兰根各五钱，酒水各半煎服。

（5）治咽喉肿痛：鲜珍珠菜根、鲜青木香根各三钱，切碎捣烂，加开水适量，擂汁服。

（6）治乳痈：珍珠菜根五钱，葱白七个，酒水各半煎服。临床应用结果表明，其对治疗乳胀有效率为98%；对急性乳腺炎不但有效率在95%以上，而且能消除乳汁瘀积；对乳腺小叶增生也有显著疗效；而且治愈快，不会引起退乳。

（7）治急性淋巴管炎：鲜红丝毛捣烂外敷。

（8）治妇女白带：狗尾巴草，煎汤服。

（9）治蛇咬伤：狼尾草一棵，打烂混酒调和，涂伤口处。

（10）治月经不调：蓼子草、小血藤、大血藤、当归、牛膝、红花、紫草各二钱。泡酒一斤，每服药酒五钱至一两。

（11）治脚肿：蓼子草茎叶，熬水外洗。

（12）治月经病：由珍珠菜、益母草、当归、茅莓根、凤尾草、茜草等构成，采用口服剂型，对妇科月经不调、痛经、闭经等各种月经病症均有良好的疗效。

【文献论述】

（1）《植物名实图考》："散血。"

（2）《贵州民间方药集》："利尿。治水肿，小儿疳积。"

（3）《四川武隆药植图志》："开胃。"

（4）《贵阳民间药草》："行血调经，外洗消肿。"

（5）《浙江中药资源名录》："治腰背四肢扭伤。"

（6）苏医《中草药手册》："清热解毒。治蛇咬伤，乳腺炎，白带过多，痈疖，鼻出血。"

【常用剂量】15～30g

【服用方法】内服：煎汤，或泡酒，或鲜品捣汁。外用：适量，煎水洗，或鲜品捣敷。

【药理作用】

（1）珍珠菜中黄酮苷类成分对多种动物移植性肿瘤的生长有较明显的抑制作用。采用药效活性跟踪法进行珍珠菜提取物抗肿瘤活性筛选，小鼠肉瘤 S_{180}、肝癌 H_{22} 为模型，观察ZTF（抗肿瘤作用的有效部位）的体内抗肿瘤作用，发现珍珠菜提取物ZTF具有明显的体内、外抗肿瘤作用，其抗肿瘤作用机制与其对多种功能基因及蛋白的调控并导致细胞凋亡相关。珍珠菜总黄酮提取物ZE4对肝癌和子宫颈癌具有明显的体内外抑瘤及抗转移作用，其作用机制与它对多种凋亡相关蛋白和血管内皮生长因子的调控有关。

（2）珍珠菜黄酮苷对L615白血病有较明显的抑制作用。采用药效活性跟踪法进行珍珠菜提取物（ZE4）抗肿瘤活性筛选，建立小鼠白血病L1210的体内模型，观察ZE4的体内抗白血病作用，发现珍珠菜提取物ZE4有明显的体内外抗白血病作用，其作用机制可能是通过调节一系列的凋亡相关因子，诱导细胞发生凋亡和对细胞DNA直接杀伤的共同结果。

（3）采用目前应用较为普遍的清除二苯代苦味肼基自由基（DPPH）、清除2，2′-连氨-（3-乙基苯并噻唑啉-6-磺酸）自由基（ABTS）和铁离子还原/抗氧化能力（FRAP）的方法，对珍珠菜总的抗氧化活性进行考察。发现珍珠菜甲醇提取物清除DPPH自由基、ABTS自由基的能力和还原 Fe_3^+ 的能力都较强，表明珍珠菜甲醇提取物具有较好的抗氧化能力。

【常用肿瘤】常用于肝癌、子宫颈癌、白血病等肿瘤。

【使用注意】孕妇忌服。

参考文献

［1］刘万东．一种治疗乳腺疾病的药物［P］．CN1082422，1994-02-23.

［2］杨熠锴．一种治疗月经病的中药组合物［P］．CN1899425.

［3］空军汉口医院肿瘤防治小组．珍珠菜黄酮苷抗肿瘤作用的实验研究［J］．华中科技大学学报（医学版），1977，7（5）：85.

[4] 徐向毅．珍珠菜有效部位抗肿瘤作用及其机制研究［C］．苏州：苏州大学硕士学位论文，2003：7-9.
[5] 王祎茜．珍珠菜总黄酮提取物 ZE4 抗肝癌和宫颈癌的作用及机制［C］．苏州大学硕士学位论文，2007：12-14.
[6] 空军汉口医院肿瘤防治小组．珍珠菜黄酮苷对实验性小鼠 L_{615} 白血病的疗效初步小结［J］．华中科技大学学报（医学版），1980，10（1）：103-104.
[7] 张威．珍珠菜提取物抗白血病作用及其机制研究［C］．苏州：苏州大学硕士学位论文，2007：9-13.
[8] 李彩芳，宋艳丽，刘瑜新．珍珠菜的抗氧化活性［J］．精细化工，2008，25（12）：1191-1193.

51. 海螺七

【品种来源】本品为百合科植物云南重楼 *Paris yunnanensis* Franch. 的根茎。全年均可采挖，但以秋季采挖为好。挖出根茎，除去泥土及须根，粗大者切成 2~4 块，晒干或烘干。别名华重楼、七叶莲、铁灯台、蚤休、白甘遂、草河车、金线重楼、七叶一枝花、灯台七、白河车、枝花头、螺丝七等。

【中药渊源】海螺七是土家药特有名称，中药称为重楼，是民间常用的中草药，在少数民族地区广泛使用，在土家医治则治法的理论指导下，常在八法中用于赶法，七则中用于热则寒之、肿则消之等。

【药物功效】清热解毒，止痛，解痉。

【性味归经】苦，凉，小毒，归肝经。

【临床应用】

（1）治毒蛇咬伤、手指（趾）肿疖疼痛：重楼、倒盖菊、黄花仔，共捣烂，加酒外敷。

（2）治中耳炎：重楼根适量，捣烂取汁，加酒少许，滴耳。

（3）治瘰疬：重楼适量，捣烂，敷患处。

（4）治无名肿毒：重楼根适量，捣烂冲酒搽患处。

（5）治跌打：重楼全草捣烂，炖酒敷患处。

（6）治痈疽疔疮：重楼全草，捣烂外敷。

（7）治血管瘤：重楼地下茎，用米酒（或烧酒）磨汁外涂，每天 3~4 次。本品有毒，不作内服，外用适量。

（8）治疗泌尿系统感染：临床试验结果显示，七叶一枝花粉末能有效治疗衣原体感染引起的泌尿生殖炎症，且比单独使用四环素的治疗效果好。七叶一枝花还可有效治疗下生殖道解脲支原体感染所致的泌尿生殖炎症，具有疗程短、显效快、无毒副作用的特点，能克服由于长期使用抗生素带来的副作用和耐药性。

（9）止痛、止血：重楼制剂宫血宁能有效治疗各型子宫出血症，治愈率为 95.3%，且治疗效果随剂量的增加而愈加显著。重楼制剂云南红药胶囊可以有效地缩短人工流产术后阴道流血时间，降低出血量，减轻下腹疼痛，具有良好的止血、镇痛功效。

（10）治疗女性支原体、衣原体感染：重楼含多种甾体皂苷，主要功能为清热解毒、消肿止痛。阴道给药后观察，局部无不良刺激，未发现有副作用，用药后隔日观察，药粉已溶化，不显余粉，宫颈糜烂得以较快修复，治愈率为 68.5%，总有效率为 100%。采用重楼粉宫颈上药治疗女性生殖道衣原体感染，总有效率在 95%以上，衣原体 DNA 转阴率 85%。治疗支原体感染，治愈率 68.5%，总有效率 100%，未发现毒副作用。治疗衣原体感染，显效（症状消除或明显减轻）76 例，有效（减轻）4 例，与对照组（四环素片组）相比，统计处理有显著差异。

（11）治痛症、血症：以重楼为主要组成的云南白药等多种中成药，多年来广泛用于内、外、妇、伤科各种痛症、血症的治疗，重楼根粉制成的宫血宁胶囊用于治疗妇科各型子宫出血症，有效率为 95.3%；用于正常产褥期，具有明显的缩宫、加速子宫的复旧作用。使用重楼细粉胶囊治疗子宫出血，包括功能性子宫出血、子宫肌瘤及宫腔炎所致的子宫出血，宫内节育器及避孕后发生的子宫出血等，有效率达 95.3%。

（12）治淋巴结结核溃疡：采用异烟肪、维生素 B_6 口服，外敷重楼，治疗颈、腋窝淋巴结结核（中医称鼠疮），使淋巴结缩小，分泌脓液停止，治疗组总有效率 93.3%，临床疗效显著优于对照组。重楼置于多孔的夹层纱布中，外敷肿大的淋巴结表面治疗淋巴结结核溃疡，总有效率 93.1%，对比单纯口服药物疗效显著。溃疡愈合时间，治疗组平均 38.5 天，对照组平均 58.3 天。

（13）治腮腺炎、静脉炎：重楼加食醋磨成浓汁，涂布于肿胀的腮腺部，治单纯性腮腺炎 26 例，腮腺炎伴发颌下腺肿大 8 例，均全部治愈。复方重楼膏涂布于腮腺肿大部位，治疗 52 例腮腺炎，总有效率为 100%。将重楼根茎用醋磨汁涂于患处，治疗因用各种抗癌药静脉注射而引起的静脉炎 30 例，结果均治愈。

【文献论述】

（1）《本草纲目》："蛇虫之毒，得此治之即休，故有蚤休、螫休诸名。重台、三层，因其叶状也。金线重楼，因其花状也。一茎独上，茎当叶心，叶绿色，似芍药，凡二三层，每一层七叶，故称重楼。"

（2）《名医别录》："生山阳川谷及冤句。"

（3）《新修本草》："今谓重楼者是也，一名重台，南人名草甘遂，苗似王孙、鬼臼等，有二三层，根如肥大菖蒲，细肌脆白。"

（4）《本草图经》："今河中、河阳、华、凤、文州及江淮间也有之。"

（5）《本草品汇精要》："道地滁州。"

（6）《植物名实图考》："江西、湖南山中多有，人家亦种之。"

【常用剂量】 5～10g

【服用方法】 内服：煎汤，研末。外用：适量，磨汁涂，或研末调敷，或鲜品捣敷。

【药理作用】

（1）重楼皂苷对肺癌 A_{549} 和 NCI-H_{1299} 细胞具有抑制增殖、促进凋亡的作用，其机制与上调 p53、下调 cyclin B1 相关。

（2）重楼皂苷通过降低 PI3K、pAkt、Bcl-2 蛋白表达，增加 Bax 及 caspase-3 蛋白

表达，从而抑制胰腺癌 PANC-1 细胞的体外增殖，诱导细胞凋亡。

（3）重楼皂苷对多种人骨肉瘤细胞系具有抑制生长、增殖、迁移、侵袭的作用，亦具有促进凋亡的作用，其机制涉及 NF-KB 和内质网未折叠蛋白反应信号通路的失活、增殖相关蛋白（c-Myc，cyclin B1，cyclin D1）表达上调等。

（4）重楼皂苷通过上调 Bax、caspase-3、p-JNK 表达，下调 Bcl-2 表达，从而诱导人脑胶质瘤 U87 细胞凋亡。

（5）抑制结直肠癌细胞。重楼皂苷可显著诱导结直肠癌 SW_{480}细胞凋亡，其机制可能为通过下调 IL-6 的分泌，从而抑制 IL-6/STAT3 信号通路的表达。

（6）在乳腺癌体外细胞实验中，重楼皂苷通过诱导线粒体功能紊乱，从而导致肿瘤细胞凋亡；同时在乳腺癌荷瘤裸鼠模型中证实重楼皂苷该种抗肿瘤作用。

（7）重楼皂苷具有诱导急性早幼粒白血病 HL_{60}细胞向单核系分化的能力，其机制与 ERK1/2 的激活、抑制 P38 表达相关。

（8）采用纸片筛选法和酶抑制剂增强纸片法发现，重楼皂苷对大肠埃希菌、金黄色葡萄球菌具有抑制作用。

（9）重楼总皂苷溶液体外处理人脐静脉血管内皮细胞（HUVEC）和人肠癌 LOVO 细胞，实验结果显示，重楼总皂苷可以抑制细胞的生长，同时减少内皮细胞管腔的形成数目，破坏管腔的完整性，抑制细胞的迁移及 DNA 合成，促进细胞凋亡。

（10）重楼皂苷不仅能引起在体子宫的收缩，而且能增强离体子宫的收缩，其机制为重楼皂苷通过激活细胞内多种信号传递途径，增加细胞内钙浓度，调节子宫平滑肌的节律收缩。有研究说明，重楼总皂苷对大鼠子宫平滑肌收缩活动的调节与 PLA2/AA 信号途径的激活有关。

【常用肿瘤】常用于肺癌、子宫颈癌、肝癌、胃癌、白血病、乳腺癌、结肠腺癌、卵巢癌等肿瘤。

【使用注意】虚寒证、阴性疮疡及孕妇禁服。

（1）《本草汇言》：“热伤营阴吐衄血证忌用之。”

（2）《本经逢原》：“元气虚者禁用。”

参考文献

[1] 左予桐. 云南重楼抗肿瘤活性成分研究 [D]. 天津：天津大学，2005.

[2] Lin Z，Liu Y，Li F，et al. Anti-lung Cancer Effects of Polyphyllin Ⅵ and Ⅶ Potentially Correlate with Apoptosis In Vitro and In Vivo [J]. Phytother Res，2015，2（13）：1041-1043.

[3] 江皓，赵鹏军，马胜林. 重楼皂苷 I 通过 PI3K/Akt 途径诱导胰腺癌 PANC-1 细胞凋亡的研究 [J]. 肿瘤学杂志，2014，20（2）：127-130.

[4] Chang J，Wang H，Wang X，et al. Molecular mechanisms of Polyphyllin I-induced apoptosis and reversal of the epithelial-mesenchymal transition in human osteosarcoma cells [J]. JEthnopharmacol，2015，170（7）：117-127.

[5] Yu Q，Li Q，Lu P，et al. Polyphyllin D induces apoptosis in U87 human glioma cells through the c-Jun NH2-terminal kinase pathway [J]. Med Food，2014，17（9）：1036-1042.

[6] 滕文静，周超，曹晓靖，等．重楼皂苷影响JAK/STAT3通路诱导结直肠癌细胞凋亡［J］．时珍国医国药，2015，26（4）：808-810.

[7] Lee MS，Yuet-Wa JC，Kong SK，et al. Effects of polyphyllin D，a steroidal saponin in Paris polyphylla，in growth inhibition of human breast cancer cells and in xenograft［J］．Cancer Biol Ther，2005，4（11）：1248-1254.

[8] 蔡鹄，刘洁．重楼皂苷药理作用及其作用机制研究进展［J］．云南中医中药杂志，2015，36（12）：85-86.

[9] 尉景娟，李惠芬，苏建荣．八种中药单体对产超广谱β-内酰胺酶大肠埃希菌和耐甲氧西林金黄色葡萄球菌的体外抑菌活性研究［J］．中华临床医师杂志（电子版），2011，5（2）：540-542.

[10] 何含杰，章怀云，陈丽莉．重楼皂苷的药理作用和临床应用研究进展［J］．中药材，2014，37（3）：527-530.

[11] 赵保胜，朱寅荻，马勇，等．中药重楼研究进展［J］．中国实验方剂学杂志，2011，17（11）：267-270.

52. 铁棒锤

【品种来源】 本品为毛茛科植物铁棒锤和伏毛铁棒锤的块根 *Aconitum pendulum* N. Busch.，夏季采收，洗净，晒干，或按乌头炮制方法炮制后用。别名草乌、铁牛七、雪上一枝蒿、八百棒、一枝箭、三转半等。

【中药渊源】 铁棒锤是土家药特有名称，中药称为草乌，是民间常用的中草药，在少数民族地区广泛使用，在土家医治则治法的理论指导下，常在八法中用于赶法，七则中用于湿则祛之、肿则消之等。

【药物功效】 活血化瘀，止痛消肿，祛风除湿。

【性味归经】 苦、辣，温，大毒，归肝经。

【临床应用】

（1）治风湿性关节痛：铁棒锤二至三钱，研粉，加白酒一两，用火点着，蘸洗患部，每日一次。或铁棒锤三厘，水煎服或研末冲服。

（2）治牙痛：铁棒锤研末，用棉签在水中浸湿后，蘸药末五厘涂患处，勿咽下。

（3）治痞块，食积腹痛：铁棒锤三分，天南星二分，研末撒在膏药上，贴脐部。

（4）治瘰疬（未破者）：铁棒锤，以醋磨汁，涂患处。

（5）治冻疮：铁棒锤，以水磨汁，涂患处。

（6）治刀伤：铁棒锤、芋儿七各三钱，冰片五分，麝香一分。共为细末，外敷伤处。

【文献论述】

（1）《北方常用中草药手册》："活血祛瘀，止痛。治风湿关节痛，月经痛。"

（2）《陕西中草药》："活血祛瘀，祛风湿，止痛，消肿败毒，去腐生肌，止血。治跌打损伤，风湿性关节炎，腰腿痛，劳伤，恶疮痈肿，无名肿毒，冻疮，毒蛇咬伤。"

【常用剂量】 1.5~3g

【服用方法】内服：每日服 1 次。外用：适量，酒磨敷。

【药理作用】

（1）雪上一枝蒿中的乌头碱有镇痛作用，乌头碱镇痛作用机制为中枢性镇痛，实验结果表明，直流电损伤脑内蓝斑核，可使乌头碱的镇痛作用消失。

（2）雪上一枝蒿所含乌头碱对离体及在体蛙心脏起短暂的强心作用，随即转为抑制作用，出现心脏收缩力减弱、心律紊乱、心跳停止等现象。

（3）腹腔注射乌头碱可抑制小鼠前胃癌 F_1 和肉瘤 S_{180} 的生长，并可抑制 Lews 肺癌的自发转移。

（4）灌服乌头碱可显著抑制组胺和醋酸引起的大鼠及小鼠毛细血管通透性增强，抑制角叉菜胶所致小鼠足跖肿胀，抑制鸡胚肉芽组织增生，本品抗炎作用与中枢及炎症灶内前列腺素含量相关。

（5）实验结果表明，雪上一枝蒿所含准噶尔乌头碱和欧乌头碱具有抗生育作用，前者的抗着床率为 100%，后者为 70%左右。

（6）利用乌头碱刺激局部皮肤后，可使皮肤黏膜感觉神经末梢呈兴奋状态，出现瘙痒及灼热感，继而出现麻醉效应，作用强度为盐酸丁卡因的 14 倍、盐酸普鲁卡因的 159 倍，而毒性分别为二者的 40、180 倍。

（7）铁牛七液对植入 S_{180}（多形细胞性肉瘤）、H_{22}（肝细胞瘤）、S_{37}（未分化肉瘤）瘤株的小鼠进行灌胃，结果发现铁牛七对 H_{22} 和 S_{37} 移植瘤的生长有明显抑制作用。在体外抑瘤实验发现，铁牛七药液对人体食管癌（ECa109）、肝癌（Ca7721）及胃癌（Ca7901）有显著杀伤作用，杀伤率为 100%，且与剂量呈依赖关系。

【常用肿瘤】常用于胃癌、肝癌、肺癌等肿瘤。

【使用注意】孕妇、老弱者、小儿及心脏病、溃疡病患者忌服。

（1）《陕西中草药》：“服药后忌热饮食、烟、酒二小时。”

（2）《陕甘宁青中草药选》：“孕妇忌服。”

参考文献

[1] 郑平．乌头碱镇痛作用部位与中枢去甲肾上腺素能的关系［J］．中国药理学报，1988，9（3）：227.

[2] 西安医学院病生教研组．关于铁棒锤致心率失常及其治疗的实验研究［J］．陕西新医药，1978，37（1）：64.

[3] 梅全喜．现代中药药理手册［M］．北京：中国中医药出版社，1998：399.

[4] 陆满文．乌头碱和 3-2 乌头碱的抗炎作用［J］．中药药理通讯，1984，1（3）：224.

[5] 余朝菁．分裂乌头抗生育活性成分［J］．中华药，1988，19（3）：27.

[6] 郭晓庄．有毒中药大辞典［M］．天津：天津科技翻译出版公司，1992：481.

[7] 畅行若．中国乌头的研究［J］．药学学报，1981，16（6）：474.

[8] 王亭，徐暾海，徐海燕，等．伏毛铁棒锤的研究进展［J］．时珍国医国药，2008，19（9）：2162.

53. 臭椿根皮

【品种来源】本品为苦木科臭椿属落叶乔木臭椿 *Ailanthus altissima* 的根皮。别名樗白皮、樗根皮。

【中药渊源】臭椿根皮是土家族民间常用的草药，在少数民族地区广泛使用，在土家医治则治法的理论指导下，常在八法中用于赶法，七则中用于热则寒之、湿则祛之等。

【药物功效】清热燥湿，涩肠，止血，杀虫。

【性味归经】苦、涩，凉，归大肠、胃、肝经。

【临床应用】

（1）治溃疡：用臭椿皮内面厚白皮，晾干或炒黄研磨，制成丸、散或片剂内服，每日 3 次，7~10g/次。

（2）治胃及十二指肠溃疡：治疗患者 420 例。结果临床控制 190 例，显效 90 例，有效 100 例，无效 40 例。

（3）治蛔虫症：臭椿皮制成 70%煎剂或研末制成丸剂，治疗前后及服药期间不宜服用泻剂。结果煎剂组治疗 38 例，驱虫率 60. 54%治疗后 1~2 星期复查粪便，阴转率为 54. 26%；丸剂 3 日疗程组，驱虫率 75%，虫卵转阴率 61. 3%；5 日疗程组，驱虫率 94%，虫卵转阴率 81. 82%。服药期间有部分病例出现轻度胃肠刺激症状，停药后自动消退。

（4）治痢疾：单用臭椿皮治疗急、慢性痢疾在临床上治愈率可达 95%以上，治愈速度快，平均 2~5 天。

【文献论述】

（1）《药性论》："治赤白痢、肠滑、痔疾、泻血不住。"

（2）《食疗本草》：臭椿皮有"治痢疾、杀蛔虫"之效。

（3）《妇人良方》：用焙烧的臭椿根与连根葱、汉椒同煎后熏洗，可治疗产后肠脱不收；与蜂蜜水煎服治疗痔疮，单用臭椿皮水煎液可治疗疮癣等。

【常用剂量】6~9g

【服用方法】内服：煎汤。

【药理作用】

（1）从臭椿得到叶绿素酸总酯，采用硅胶分离得到叶绿素酸酯，对枯草杆菌、大肠杆菌和荧光假单胞菌具有较好的抗菌活性。

（2）对臭椿中分离得到的 14 种苦木苦味素类化合物进行体外抑制肿瘤促进剂和肿瘤启动因子测定，结果表明其具有抑制肿瘤活性的作用。

（3）椿皮对肿瘤血管生成有一定的抑制作用，通过抑制血管生成，可以抑制移植肉瘤的生长。

（4）椿皮提取物对小眼书虱、赤拟谷盗、锯谷盗、米象均表现出较强的驱避作用。臭椿树皮乙醚提取物对烟草甲成虫表现出较强的驱避作用，对烟草甲成虫的触杀作用较弱，但对烟草甲成虫的熏蒸作用较强。

（5）从椿皮中得到的 6α-tigloyloxychaparrinone 对恶性疟疾的磷酸氯喹抗性和敏感性的株系有抑制活性。

【常用肿瘤】常用于宫颈癌、结肠癌、直肠癌、胃癌、肝癌、白血病、乳腺癌等肿瘤。

【使用注意】脾胃虚寒者慎用。

参考文献

[1] 朱育凤，周琴妹，丰国炳，等．香椿皮与臭椿皮的体外抗菌作用比较［J］．中药现代应用药学杂志，1999，16（6）：19-20.

[2] 麦景标．椿皮的化学成分研究［D］．成都：成都中医药大学，2012.

[3] 国家中医药局管理局《中华本草》编委会．中华本草（第五分册）［M］．上海：上海科学技术出版社，1977：3829-3830.

[4] 钱娟．椿皮提取物抗消化道肿瘤作用及机制研究［D］．南京：南京中医药大学，2012.

[5] 王乐飞，赵军，唐文照，等．臭椿根皮中1个新的达玛烷型三萜［J］．中草药，2014，45（2）：161-163.

[6] Kubota K，Fukamiya N，Tokuda H，et al. Quassinoids as inhibitors of Epstein-Barr virus early antigen activation.［J］. Cancer Letters，1997，113（113）：165-168.

[7] 郭继龙，王世军．椿皮抑制 S_{180} 肉瘤血管生成机理的实验研究［J］．中国实验方剂学杂志，2008，14（8）：48-50.

[8] 吕建华．臭椿树皮提取物对四种主要储粮害虫的生物活性研究［J］．粮食储藏，2007，36（2）：17-20.

[9] Okunade AL，Bikoff RE，Casper SJ，et al. Antiplasmodial activity of extracts and quassinoids isolated from seedlings of Ailanthus altissima，（Simaroubaceae）［J］. Phytotherapy Research Ptr，2003，17（6）：675-677.

54. 射干

【品种来源】本品为鸢尾科植物射干 *Belamcanda chinensis*（*L.*）Redouté 的根茎，春、秋采挖，除去泥土，剪去茎苗及细根，晒至半干，燎净毛须，再晒干。拣去杂质，水洗净，稍浸泡，捞出，润透，切片，晒干，筛去须、屑。别名乌扇、扁竹、乌蒲、黄远、乌要、乌吹、草姜、鬼扇、凤翼、仙人掌、紫金牛、野萱花、地萹竹、较剪草、黄花扁蓄、开喉箭、黄知母、较剪兰、剪刀梏、冷水丹、冷水花、扁竹兰、金蝴蝶、金绞剪、紫良姜、铁扁担、六甲花、扇把草、鱼翅草、山蒲扇、剪刀草、老君扇、高搜山、凤凰草等。

【中药渊源】射干是土家族民间常用的草药，苗药称为窝达赊巴，在少数民族地区广泛使用，在土家医治则治法的理论指导下，常在八法中用于赶法，七则中用于热则寒之、肿则消之等。

【药物功效】清热解毒，散结利咽。

【性味归经】苦，凉，归肺、肝经。

【临床应用】

（1）治喉痹：射干，细锉，每服五钱匕，水一盏半，煎至八分，去滓，入蜜少许，旋旋服。或旋取新者，不拘多少，擂烂取汁吞下，动大腑即解，或用酽醋同研，取汁噙，引出涎更妙。

（2）治伤寒热病，喉中闭塞不通：生乌扇一斤（切），猪脂一斤，上二味合煎，药成去滓，取如半鸡子，薄绵裹之，纳喉中，稍稍咽之取瘥。

（3）治咽喉肿痛：射干花根、山豆根，阴干为末，吹喉。

（4）治咳而上气，喉中水鸡声：射干十三枚（一法三两），麻黄四两，生姜四两，细辛、紫菀、款冬花各三两，五味子半升，大枣七枚，半夏（大者，洗）八枚（一法半升）。上九味，以水一斗二升，先煮麻黄两沸，去上沫，纳诸药，煮取三升，分温三服。

（5）治腮腺炎：射干鲜根三至五钱，酌加水煎，饭后服，日服两次。

（6）治瘰疬结核，因热气结聚者：射干、连翘、夏枯草各等分，为丸，每服二钱，饭后白汤下。

（7）治乳痈初肿：扁竹根（如僵蚕者）同萱草根为末，蜜调服，极有效。

（8）治水蛊腹大，动摇水声，皮肤黑，阴疝肿刺：鬼扇细捣绞汁，服如鸡子，即下水。

（9）治咽喉肿痛：用射干花根、山豆根，阴干为末，吹喉部，有特效。

（10）治二便不通，诸药不效：用射干根（生于水边者为最好），研汁一碗，服下即通。

（11）治感受风热，或痰热壅盛所致的咽喉肿痛：射干根和牛蒡子、桔梗、甘草等配合应用，或射干花根、山豆根，阴干为末，吹喉部，有特效。

（12）治痰涎壅盛，咳嗽气喘：常与麻黄、紫菀、款冬等配合应用。

（13）治腹部积水，皮肤发黑：用射干根捣汁，服一杯，水即下。

（14）治水田皮炎：取射干 1.5 斤，加水 26 斤，煎煮 1 小时后过滤，加食盐 4 两，用于涂洗患部，使用前保持药液温度在 30~40℃。

【文献论述】

（1）《神农本草经》："主咳逆上气，喉痹咽痛，不得消息，散结气，腹中邪逆，食饮大热。"

（2）《名医别录》："疗老血在心脾间，咳唾，言语气臭，散胸中热气。"

（3）陶弘景曰："疗毒肿。"

（4）《药性论》："治喉痹水浆不入，通女人月闭，治疰气，消瘀血。"

（5）《日华子本草》："消痰，破癥结，胸膈满，腹胀，气喘，痃癖，开胃下食，消肿毒，镇肝明目。"

（6）《珍珠囊》："去胃中痈疮。"

（7）《滇南本草》："治咽喉肿痛、咽闭喉风、乳蛾、痄腮红肿、牙根肿烂、攻散疮痈一切热毒等症。"

（8）《本草纲目》："降实火，利大肠，治疟母。"

（9）《生草药性备要》："敷疮洗肿，拔毒散血，跌打亦用。"

（10）《分类草药性》："治妇人白带。"

（11）《南京民间药草》："根茎、花和种子，泡酒服，治筋骨痛。"

（12）《本草衍义补遗》："射干，行太阴、厥阴之积痰，使结核自消甚捷。又治便毒，此足厥阴湿气因疲劳而发。取射干三寸，与生姜同煎，食前服，利三两行效。又治喉痛，切一片，噙之效。"

（13）《本草纲目》："射干，能降火，故古方治喉痹咽痛为要药。孙真人《千金方》治喉痹有乌翣膏。张仲景《金匮玉函方》治咳而上气，喉中作水鸡声，有射干麻黄汤。又治疟母鳖甲煎丸，亦用乌扇烧过，皆取其降厥阴相火也。火降则血散肿消，而痰结自解，癥瘕自除矣。"

（14）《本草经疏》："射干，苦能下泄，故善降；兼辛，故善散。故主咳逆上气，喉痹咽痛，不得消息，散结气，胸中邪逆。既降且散，益以微寒，故主食饮大热。《别录》、甄权、《日华子》、寇宗奭、洁古（诸家所）主，皆此意也。丹溪主行太阴、厥阴之积痰，使结核自消甚捷。又治足厥阴湿气下流，因疲劳而发为便毒，悉取其泄热散结之力耳。射干虽能降手少阳、厥阴相火，泄热散结消肿痛，然无益阴之性，故《别录》云：久服令人虚。"

【常用剂量】 3~9g

【服用方法】 内服：煎汤。

【药理作用】

（1）射干对肺炎球菌、铜绿假单胞菌、结核杆菌、淋球菌具有抑制作用，且射干水煎剂在体外对铜绿假单胞菌具有较强的抑制作用。野鸢尾黄素在组织培养中有抗流感病毒，延缓柯萨奇病毒、埃可病毒引起的细胞病变等作用。

（2）鸢尾黄素和鸢尾苷能通过抑制环氧化酶 2（COX-2）的活性，进一步抑制肿瘤血管的增生，且鸢尾黄素具有明显的抗肿瘤活性。

（3）从射干中提取的鸢尾苷、鸢尾黄素可作为具器官选择性的雌性激素样药物，不具有亲子宫的作用，可选择性地治疗和预防心血管疾病、骨质疏松和更年期综合征。

（4）射干的 70%乙醇提取液无论是对炎性早期，还是炎性晚期，均有明显的抑制作用和一定的解热作用。

（5）从射干根茎中分离得到的异黄酮成分野鸢尾苷元、鸢尾苷元、鸢尾苷、5，6，7，4'-四羟基-8-甲氧基异黄酮均具有清除自由基的作用，其中鸢尾苷元清除 H_2O_2 氧自由基的能力最强。

（6）射干能显著提高免疫抑制小鼠血清中 IgM 的含量，证明射干具有增强小鼠体液免疫的作用。实验表明，射干低剂量组能增强小鼠的免疫功能，而高、中剂量组则表现为抑制作用。

（7）射干提取物能明显增加小鼠气管酚红排泌量，表明射干提取物具有祛痰作用。

（8）鸢尾苷及其苷元不仅具有抗氧化作用，还具有保肝作用，鸢尾苷及其苷元能显著降低由于肝损伤而升高的血清转氨酶活力，并能使抗氧化酶活性大大增强。

【常用肿瘤】 常用于咽喉癌、肺癌、鼻咽癌、甲状腺癌、子宫颈癌、前列腺癌等肿瘤。

【使用注意】无实火及脾虚便溏者不宜，孕妇忌服。

（1）《名医别录》："久服令人虚。"

（2）《本草纲目》："多服泻人。"

（3）《本草经疏》："凡脾胃薄弱、脏寒、气血虚人，病无实热者禁用。"

参考文献

[1] 于军，徐丽华，王云，等．射干和马齿苋对48株绿脓杆菌体外抑菌试验的研究［J］．白求恩医科大学学报，2001，27（2）：150-151.

[2] 吉文亮，秦民坚．中药射干的化学与药理研究进展［J］．国外医药（植物药分册），2000，15（2）：57-60.

[3] Yamaki K，Kim DH，RyuN，et al. Effects of naturally occuring isoflavones on prostaglandin E_2 production［J］. Planta Med，2002，68（2）：97-100.

[4] Jung SH，Lee YS，Lee S，et al. Anti-angiogenic and anti-tumor activities of isoflavonoids from the rhizomes of Belamcanda chinensis［J］. Planta Med，2003，69（7）：617-622.

[5] 王红武，张明发，沈雅琴，等．射干对消化系统及实验性血栓的影响［J］．中医药研究，1997，13（5）：43-45.

[6] 李国信，秦文艳，齐越，等．射干提取物抗炎及镇痛药理实验研究［J］．实用中医内科杂志，2008，22（1）：3-4.

[7] 吴泽芳，熊朝敏．射干与白射干、川射干的药理作用比较研究［J］．中药药理与临床，1990，6（6）：28-50.

[8] 秦民坚，吉文亮，刘峻，等．射干中异黄酮成分清除自由基的作用［J］．中草药，2003，34（7）：640-641.

[9] 林久茂，王瑞国，郑良朴．射干对小鼠免疫功能的影响［J］．福建中医学院学报，2005，15（3）：93.

[10] 李国信，齐越，秦文艳，等．射干提取物止咳祛痰药理实验研究［J］．实用中医内科杂志，2008，22（2）：3.

[11] Jung SH，Lee YS，Lim SS，et al. Antioxidant activities of isoflavones from the rhizomes of Belamcanda chinensison carbon tetrachloride induced hepatic injury in rats［J］. Arch Pharm Res，2004，27（2）：184-188.

55. 黄芪

【品种来源】本品为豆科植物蒙古黄芪 *Astragalus membranaceus*（Fisch.）Bge. *var. mongholicus*（Bge.）Hsiao. 或膜荚黄芪 *Astragalus membranaceus*（Fisch.）Bge. 的干燥根。春、秋二季采挖，除去须根及根头，除去杂质，大小分开，洗净，润透，切厚片，干燥，晒干。别名绵芪、棉黄芪、箭芪、王孙、戴糁、戴椹、独椹、蜀脂、百本、百药棉、独根、大抽、二人抬、大有芪、元芪、红蓝芪、冲正芪、武川芪等。

【中药渊源】黄芪是土家族民间常用的草药，在少数民族地区广泛使用，在土家医治则治法的理论指导下，常在八法中用于补法，七则中用于亏则补之等。

【药物功效】补气升阳，固表止汗，托疮生肌。

【性味归经】甜，温，归肺、脾、肝、肾经。

【临床应用】

（1）治小便不通：绵黄芪二钱，水二盏，煎一盏，温服，小儿减半。

（2）治酒疸黄疾心下懊痛，足胫满，小便黄：黄芪二两，木兰一两，为末，酒服方寸匕，日三服。

（3）治气虚白浊：黄芪盐炒半两，茯苓一两，为末，每服一钱，白汤下。

（4）治渴补虚：男子妇人诸虚不足，烦悸焦渴，面色萎黄，不能饮食，或先渴而后发疮疖，或先痈疽而后发渴，用绵黄芪（箭杆者，去芦）六两，一半生焙，一半以盐水润湿，饭上蒸三次，焙锉；粉甘草一两，一半生用，一半炙黄为末。每服二钱，白汤点服，早晨、日午各一服，亦可煎服，名黄芪六一汤。

（5）治老人便秘：用绵黄芪、陈皮（去白）各半两，为末，每服三钱，用大麻子一合研烂，以水滤浆，煎至乳起，入白蜜一匙，再煎沸，调药空心服，甚者不过二服。此药不冷不热，常服无秘塞之患，其效如神。

（6）治肠风泻血：用黄芪、黄连等分，为末，面糊丸绿豆大，每服三十丸，米饮下。

（7）治尿血沙淋痛不可忍：用黄芪、人参等分，为末，以大萝卜一个，切一指厚大，四五片，蜜二两，淹炙令尽，不令焦，点末食无时，以盐汤下。

（8）治吐血不止：用黄芪二钱半，紫背浮萍五钱，为末，每服一钱，姜蜜水下。

（9）治咳嗽脓血咽干：乃虚中有热，不可服凉药，以好黄芪四两，甘草一两，为末，每服二钱，点汤服。

（10）治肺痈得吐：用黄芪二两，为末，每服二钱，水一中盏，煎至六分，温服，日三四服。

（11）治甲疽疮脓生足趾甲边，赤肉突出，时常举发者：黄芪二两，草闾茹一两，醋浸一宿，以猪脂五合，微火上煎取二合，绞去滓，以封疮口上，日三度，其肉自消。

（12）治胎动不安腹痛，下黄汁：用黄芪、川芎合一两，糯米一合，水一升，煎半升，分服。

（13）治阴汗湿痒：用绵黄芪，酒炒为末，以熟猪心点吃妙。

（14）治痈疽内固：用黄芪、人参各一两，为末，入真龙脑一钱，用生藕汁和丸绿豆大，每服二十丸，温水下，日三服。

【文献论述】

（1）《本草纲目》：“芪，长也。黄芪色黄，为补药之长，故名。”

（2）《本草逢原》：“黄芪能补五脏诸虚，治脉弦自汗，泻阴火，去肺热，无汗则发，有汗则止。”

（3）倪朱谟云：“黄芪，补肺健脾、实卫敛汗、祛风运毒之药也。故阳虚之人，自汗频来，乃表虚而腠理不密也，黄芪可以实卫而敛汗；伤寒之证，行发表而邪汗不出，乃里虚而正气内乏也，黄芪可以济津以助汗；贼风之疴，偏中血脉而手足不随者，黄芪可以荣筋骨；痈疡之证，脓血内溃，阳气虚而不敛者，黄芪可以生肌肉，又阴疮不能起发，阳气虚而不愈者，黄芪可以生肌肉。”

（4）张景岳云：“（黄芪），因其味轻，故专于气分而达表，所以能补元阳，充腠理，治劳伤，长肌肉。气虚而难汗者可发，表疏而多汗者可止。其所以止血崩血淋者，以气固而血自止也，故曰血脱益气。其所以治泻痢带浊者，以气固而陷自除也，故曰陷者举之。”

（5）贾所学曰：“黄芪，性温能升阳，味甘淡，用蜜炒又能温中，主健脾，故内伤气虚，少用以佐人参，使补中益气，治脾虚泄泻，疟痢日久，吐衄肠血，诸久失血后，及痘疹惨白。主补肺，故表疏卫虚，多用以君人参，使敛汗固表，治自汗盗汗。诸毒溃后，收口生肌，及痘疮贯脓，痈疽久不愈者，从骨托毒而出，必须盐炒。痘科虚不发者，在表助气为先，又宜生用。”

（6）张石顽曰：“（黄芪），入肺而固表虚自汗，入脾而托已溃痈疡。《本经》首言痈疽久败，排脓止痛，次言大风癞疾，五痔鼠瘘，皆用生者，以疏卫气之热。性虽温补，而能通调血脉，流行经络，可无碍于壅滞也。其治气虚盗汗自汗，及皮肤痛，是肌表之药。治咯血，柔脾胃，是中州之药。治伤寒尺脉不至，补肾脏元气不足，及婴儿易感风邪，发热自汗诸病，皆用炙者，以实卫气之虚，乃上中下内外三焦药，即《本经》补虚之谓。如痘疹用保元汤治脾肺虚热，当归补血汤治血虚发热，皆为圣药。”

（7）张秉成云：“（黄芪）之补，善达表益卫，温分肉，肥腠理，使阳气和利，充满流行，自然生津生血，故为外科家圣药，以营卫气血太和，自无瘀滞耳。”

（8）张山雷曰：“（黄芪）补益中土，温养脾胃，凡中气不振，脾土虚弱，清气下陷者最宜。其皮味浓质厚，力量皆在皮中，故能直达人之肤表肌肉，固护卫阳，充实表分，是其专长，所以表虚诸病，最为神剂。凡饥饱劳役，脾阳下陷，气怯神疲者，及疟久脾虚，清气不升，寒热不止者，授以东垣之补中益气汤，无不捷效，正以黄芪为参、术之佐，而又得升、柴以升举之，则脾阳复辟，而中州之大气斡旋矣。”

（9）李东垣云：“黄芪既补三焦，实卫气，与桂同功，特比桂甘平，不辛热为异耳。但桂则通血脉，能破血而实卫气，芪则益气也。又黄芪与人参、甘草三味为除燥热、肌热之圣药。脾胃一虚，肺气先绝，必用黄芪温分肉、益皮毛、实腠理，不令汗出，以益元气而补三焦。”

（10）王好古曰：“（黄芪），治气虚盗汗并自汗，即皮表之药，又治肤痛，则表药可知。又治咯血，柔脾胃，是为中州药也。又治伤寒尺脉不至，又补肾脏元气，为里药。是上中下内外三焦之药。”

（11）邹澍曰：“（黄芪），直入中土而行三焦，故能内补中气，则《本经》所谓补虚，《别录》肺胃补丈夫虚损；五劳羸瘦，益气也；能中行营气，则《本经》所谓主痈疽、久败疮，排脓止痛，大风癞疾，《名医别录》所谓逐五脏间恶血也；能下行卫气，则《本经》所谓五痔鼠瘘，《名医别录》所谓妇人子脏风邪气，腹痛泄利也。黄芪一源三派，浚三焦之根，利营卫之气，故凡营卫间阻滞，无不尽通。所谓源清流自洁者也。”

【常用剂量】9~30g

【服用方法】内服：煎汤。

【药理作用】

（1）黄芪能增强体液免疫功能，促进机体抗体生成；能增强细胞免疫功能，增强机体非特异性免疫功能，在黄芪作用下，人体血液中的白细胞总数显著增加，提高机体血清溶血素水平，增强机体内的巨噬细胞及中性粒细胞的吞噬杀菌功能；有效调节淋巴细胞亚群比例，提高细胞表面黏附分子的表达，促进淋巴细胞再循环。

（2）黄芪能保护肾小球血管内皮细胞结构完整性，改善功能；清除过多氧自由基，减少对肾组织造成的不良影响，利尿作用。

（3）黄芪通过抗氧化作用抑制自由基产生，清除体内过剩的自由基，减轻脂质过氧化，进而不断延长细胞寿命。

（4）黄芪中的多糖成分可以发挥抗糖尿病的作用，且对体内脂质代谢紊乱具有明显改善作用，使血清 HDL 含量显著升高。

（5）黄芪可以增加机体血小板含量，抑制血小板聚集，从而改善血细胞下降，使血细胞能够得以回升。另外，黄芪对造血干细胞的分化与增殖有一定促进作用。

（6）黄芪对动脉粥样硬化有缓解作用，可以明显降低炎症递质水平，在预防动脉粥样硬化及延缓机体靶器官损害方面作用显著。

（7）氟尿嘧啶联合黄芪可以减少胃癌组织中谷氨酸含量而抑制肿瘤生长。黄芪水提物含抑癌活性物质，能抑制体外培养的肝癌细胞增殖和降低线粒体代谢活性。

（8）用黄芪多糖干预津白二号小鼠乳腺癌模型，鼠淋巴细胞活性显著提高，肿瘤组织 HSP70、VEGF 和 Bcl-2 表达均有显著降低，提示黄芪多糖抑制了肿瘤血管生成及细胞凋亡相关因子的表达。

（9）黄芪可促使人肝癌 Bel_{7404} 细胞、鼠肝癌 H_{22} 细胞、人结肠癌 HT_{29} 细胞、人鼻咽癌 CNE_2 细胞、人类小涎腺腺样囊性癌 NACC 细胞和乳腺癌相关蛋白 Bcl_2 凋亡。

（10）黄芪水煎剂中的黄芪多糖能使脾脏的浆细胞增殖，促进抗体合成。电镜观察，黄芪皂苷甲能促进 B 细胞增殖、分化和浆细胞抗体生成。黄芪水提取液可明显升高肝炎患者的总补体（CH50）和分补体（C3）。

【常用肿瘤】常用于肝癌、食管癌、胃癌、肺癌、鼻咽癌、乳腺癌、宫颈癌等肿瘤。

【使用注意】表实邪盛，气滞湿阻，食积停滞，痈疽初起或溃后热毒尚盛等实证，以及阴虚阳亢者，均须禁服。

（1）《本草经集注》："恶龟甲。"

（2）徐之才《药对》："恶龟甲、白鲜皮。"

（3）《医学入门·本草》："苍黑气盛者禁用，表实邪旺者亦不可用，阴虚者亦宜少用。畏防风。"

（4）《本草经疏》："功能实表，有表邪者勿用；能助气，气实者勿用；能内塞，补不足，胸膈气闭闷，肠胃有积滞者勿用；能补阳，阳盛阴虚者忌之；上焦热盛，下焦虚寒者忌之；病人多怒，肝气不和者勿服；痘疮血分热甚者禁用。”

（5）《药品化义》：“若气有余，表邪旺，腠理实，三焦火动，宜断戒之。至于中风手足不遂，痰壅气闭，始终皆不加。”

（6）《本草新编》：“骨蒸、痨热与中满之人忌用。”

（7）《本草汇纂》：“反藜芦，畏五灵脂、防风。”

参考文献

[1] 张国用．中药黄芪的药理作用及其临床应用研究［J］．实用心脑肺血管病杂志，2012，20（6）：1059-1060.

[2] 熊明彪．黄芪的药理作用及临床研究进展［J］．亚太传统医药，2013，9（10）：70-71.

[3] 刘会艳．黄芪及其制剂的药理作用和临床应用［J］．内蒙古中医药，2012，31（22）：44-45.

[4] 罗岚，詹菊华．黄芪药理作用与临床应用研究进展［J］．医药导报，2009，6（28）：75-76.

[5] 荆丰德．黄芪的药理作用与临床应用研究综述［J］．实用医技杂志，2008，15（20）：2702-2703.

[6] 岳辉．黄芪多糖药理作用的研究进展［J］．牡丹江医学院学报，2011，32（1）：60-61.

[7] 唐光明，陈秀华．黄芪的药理与临床应用［J］．中外医学研究，2010，8（17）：21-22.

[8] 吴梅，谭睿．黄芪多糖研究进展［J］．川北医学院学报，2013，28（1）：17-22.

[9] Zhang ZX，Qi F，Zhou DJ，et al. Effect of 5-flurouracil incombination with astragalus membranaceus on amino acidmetabolism in mice model of gastric carcinoma［J］. ChineseJournal of Gastrointestinal Surgery，2006，9（5）：445-447.

[10] Xiao ZM，Zhao LH，Qiu J，et al. Influence of astragalusaqueous extract on human liver cancer cells and immune cells in mice bearing tumor［J］. Journal of Shandong University of Traditional Chinese Medicine，2004，28（2）：136-139.

[11] Gu JC，Yu WB，Wang Y，et al. Effects of astragalus polysaccharides on tumor growth and the expression of HSP70 in transplanted breast cancer for MA891 in TA2 mice abstract［J］. Chinese Journal of Cancer Prevention and Treatment，2006，13（20）：1534-1537.

[12] 陈晓霞，葛信国．黄芪抗肿瘤机制研究进展［J］．辽宁中医药大学学报，2010，12（12）：214-216.

[13] 刘玉莲，杨丛忠．黄芪药理作用概述［J］．中国药业，2004，13（10）：79.

56. 黄药子

【品种来源】本品为单子叶植物薯蓣科植物黄独 *Dioscorea bulbifera* L. 的块茎。夏末至冬初均可采挖，以9~11月产者为佳。将块茎挖出，除去茎叶须根，洗净泥土，横切成片，厚1~1.5cm，晒干生用。别名黄药、黄药根、苦药子、金线吊虾蟆、红药子、黄独根、苦卡拉、蓑衣包、黄狗子、猴姜七、毛卵砣、金线吊葫芦、金线吊蛋、黄金山药、薯瓜乳藤、铁秤砣、狗嗽、土芋等。

【中药渊源】黄药子是土家族民间常用的草药，苗药称为真贵嗟，在少数民族地区广泛使用，在土家医治则治法的理论指导下，常在八法中用于赶法，七则中用于热则寒之、肿则消之等。

【药物功效】凉血降火，解毒消肿。

【性味归经】苦、辣，凉，有小毒，归肺、肝经。

【临床应用】

（1）治吐血不止：黄药子（万州者）一两，捣碎，用水二盏，煎至一盏，去滓温热服。

（2）治吐血：真蒲黄、黄药子等分，用生麻油调，以舌舐之。

（3）治鼻衄不止：黄药子一两，捣罗为散，每服二钱匕，煎阿胶汤调下，良久，以新汲水调生面一匙投之。

（4）治疮：黄药子四两，为末，以冷水调敷疮上，干而旋敷之。

（5）治天泡水疮：黄药子末搽之。

（6）治缩脚肠痈：干黄独一两，煎服，不可多用。

（7）治缠喉风、颐颇肿及胸膈有痰，汤水不下者：黄药子一两，为细末，每服一钱，白汤下。

（8）治热病、毒气攻咽喉肿痛：黄药一两，地龙一两（微炙），马牙消半两，上药捣细罗为散，以蜜水调下一钱。

（9）治瘿气：黄药子一斤，浸洗净，酒一斗浸之，每日早晚常服一盏，忌一切毒物及不得喜怒。

（10）治胃痛：黄药（炒过）、陈皮、苍术、金钱草各二钱，土青本香一钱五分，研粉服或煎服。

（11）治鱼口，腰膝疼痛：黄独根五至八钱，水煎服。

（12）治睾丸炎：黄独根三至五钱，猪瘦肉四两，水炖，服汤食肉，每日一剂。

（13）治扭伤：黄独根、七叶一枝花（均鲜用）各等量，捣烂外敷。

（14）治腹泻：黄药子研末，每次一钱，开水吞服。

（15）治疝气、甲状腺肿、化脓性炎症：黄药子根五钱至一两，水煎服。

（16）止痛：临床以黄药子、冰片、蜈蚣等药研末，醋调外敷，治疗癌性疼痛156例，总有效率96.2%，优于哌替啶（度冷丁）的有效率（94.1%），其完全缓解率、药效持续时间也显著高于度冷丁。

【文献论述】

（1）《开宝本草》："黄药根，藤生，高三四尺，根及茎似小桑。生岭南。"

（2）《本草图经》："黄药根，峡州郡及明、越、秦、陇州山中亦有之，以忠、万州者为胜。十月采根。开州兴元府又产一种苦药子，大抵与黄药相类，主五脏邪气，治肺压热，除烦躁，亦入马药用，春采根曝干。又下有药实根条云：生蜀郡山谷。苏恭云：即药子也，用其核人。《神农本草经》误载"根"字，疑即黄药之实。然云生叶似杏，花红白色，子肉。"

（3）《本草经疏》："黄药根，解少阴之热，相火自不妄动而喉痹瘳矣。蛇犬咬毒，亦血分受热所伤故也，苦寒能凉血，得土气之厚者，又能解百毒也。"

（4）《本草汇言》："黄药子，解毒凉血最验，古人于外科，血证两方尝用。今人不复用者，因久服有脱发之虞，知其为凉血、散血明矣。"

（5）《本草纲目》："凉血，降火，消瘿，解毒。"

【常用剂量】 3~9g

【服用方法】 内服：煎汤，或浸酒。外用：适量，鲜品捣敷，或研末调数，或磨汁涂。

【药理作用】

（1）黄药子对白色葡萄球菌、金黄色葡萄球菌、柠檬色葡萄球菌、大肠杆菌、乳房炎链球菌、牛金黄色葡萄球菌、鸡沙门菌、肺炎克雷白杆菌等均有显著抑制作用。另外黄独水浸液对皮肤真菌有抑制作用。

（2）黄药子提取物对大鼠足拓肿胀及大鼠棉球肉芽肿有明显抑制作用，且抗炎效果存在一定量效关系。另黄药子提取物具有体外抑制 LPS 诱导的巨噬细胞 NO 生成和 iNOS mRNA 表达的作用，可能是其抗炎机理之一。黄独中分离的黄独乙素对急性和亚急性炎症均有抑制效果。

（3）黄药子乙醇浸膏不仅能抑制 DNA 病毒，还能抑制 RNA 病毒的转录。黄药子的水浸剂对各类型的病毒均无抑制作用。

（4）黄药子提取物具有抗肿瘤作用，尤其对甲状腺肿瘤有独特的疗效。同时黄药子提取物对子宫颈癌、人早幼粒白血病 HL_{60} 细胞和人表皮癌细胞 A_{431} 有一定的抑制作用。黄药子提取物随着使用剂量的增加，抗肿瘤作用增强。且通过配伍当归可增强抗肿瘤作用。黄药子具有凉血解毒、降火消瘿的作用，被历代医者广泛应用于各种肿瘤的治疗中。

【常用肿瘤】 常用于白血病、甲状腺肿瘤、子宫颈癌、胃癌、肺癌、肝癌、乳腺癌、膀胱癌等肿瘤。

【使用注意】 孕妇、脾胃虚寒者慎用。

参考文献

[1] 吴琪．速效止痛拔癌膏治疗癌性疼痛的临床观察及实验研究［J］．中医函授通报，1994，13（1）：40-41.

[2] 尹明华．抗癌药用植物黄独研究进展［J］．生物学教学，2010，35（12）：10-12.

[3] 王金凤，蔡兴东．中药黄独的药理及毒理研究进展［J］．内蒙古中医药，2010，29（13）：121-122.

[4] 李俊萱，于海食，宋雨婷，等．黄药子的现代研究进展［J］．中国医药指南，2013，11（26）：52-55.

[5] 林芳，华碧春．中药黄独抗肿瘤作用［J］．亚太传统医药，2011，7（10）：183.

[6] 喻泽兰，刘欣荣，Micheal McCulloch，等．黄药子抗肿瘤活性组分筛选及作用分析［J］．中国中药杂志，2004，29（6）：563-567.

[7] 索晴，崔立然，刘树民，等．黄药子及配伍当归后含药血清抗肿瘤作用的研究［J］．中国中医药科技，2008，15（2）：113-114.

57. 野辣椒

【品种来源】 为茄科茄属植物龙葵 *Solanum nigrum* L. 的全草。多生长在林下、灌木丛、路旁或溪边。除去杂质、老梗及残留根，泡水洗净，晒干或者切段，鲜用或晒干。夏秋季节采收。别名天落灯、苦葵、乌归菜、地泡子、地戎草、山海椒、野茄菜、龙葵草、耳坠菜、天茄子苗、酸浆草等。

【中药渊源】野辣椒是土家药特有名称，其在侗药被称为矮龙葵，佤药称为地考，苗药称为乌索欧，是民间常用的中草药，在少数民族地区广泛使用，在土家医治则治法的理论指导下，常在八法中用于赶法，七则中用于热则寒之、肿则消之等。

【药物功效】清热解毒，活血消肿。

【性味归经】苦，微凉，小毒，归心、肝、脾经。

【临床应用】

（1）治瘰疬：桃树皮、山海椒各等分，研末，调麻油，敷于患处。

（2）治痢疾：龙葵叶八钱至一两（鲜用加倍），白糖八钱。水煎服。

（3）治跌打扭筋肿痛：连须葱白七个，鲜龙葵叶一把。切碎，加适量酒酿糟，敷于患处，一日换一二次。

（4）治血崩不止：一两山海椒，五钱佛指甲。水煎服。

（5）治吐血不止：天茄子苗半两，人参一分。上二味，捣烂为散。每服二钱匕，新水调下，不拘时服。

（6）治疗癌病：鲜龙葵全草 2 两（干品 1 两），鲜半枝莲 4 两（干品 2 两），紫草 5 钱。每日 2 次，煎服。治疗恶性葡萄胎 4 例，均获治愈；配合手术切除、化疗、放射治疗子宫绒毛膜癌、卵巢癌肿、肝癌等多例，亦取得不同程度效果。此外，以单味龙葵 2~3 两煎服，还治愈纤维肉瘤 1 例，随访 1 年无复发。

【文献论述】

（1）《滇南本草》："治小儿风热，攻疮毒，洗疥癞痒痛，祛皮肤风。"

（2）《本草图经》："叶：入醋细研，治小儿火焰丹，消赤肿。"

（3）《滇南本草图说》："治小儿风邪，热症惊风，化痰解痉，亦治痘风疮，遍身风痒。疔，可攻能散。叶：洗疮。"

（4）《唐本草》："食之解劳少睡，去虚热肿。"

（5）《食疗本草》："主丁肿，患火丹疮。和土杵，敷之。"

（6）《本草正义》："龙葵，可服可敷，以清热通利为用，故并治跌仆血瘀，尤为外科退热消肿之良品也。"

【常用剂量】15~30g

【服用方法】内服：煎汤；外用：煎水洗，或捣敷。

【药理作用】

（1）龙葵生物碱对人宫颈癌 HeLa 细胞的生长表现出抑制作用。免疫细胞化学分析显示，400μg/mL 的龙葵生物碱处理 HeLa 细胞 48 小时后，会使细胞中 PCNA 蛋白和突变型核内磷酸化蛋白表达显著下调，表明龙葵生物碱具有显著抗宫颈癌活性。

（2）低能量激光照射联合龙葵多糖是一种较为有效的提高荷瘤小鼠免疫功能的生物反应调节剂，可以通过提高机体免疫功能，激发体内的免疫活性细胞，促进肿瘤细胞坏死、诱导肿瘤细胞凋亡，实现整体的抗肿瘤效果。

（3）龙葵生物碱对人肺癌 A_{549} 细胞具有显著的细胞增殖抑制作用，且呈剂量依赖关系，可使 A_{549} 细胞形态发生显著变化，从而推测龙葵生物碱对肺癌细胞具有抑制作用。

（4）龙葵碱能降低肉瘤（S_{180}）和 H_{22} 小鼠肿瘤细胞 RNA 和 DNA 的比值，阻滞肿瘤细胞内蛋白合成，从而抑制肿瘤细胞的生长。

（5）龙葵鲜果通过抑制肿瘤细胞增殖、诱导肿瘤细胞凋亡、降低细胞膜活性，致肿瘤细胞的解体和死亡，以及细胞毒作用和增强机体免疫功能等。此外，龙葵鲜果还有抑制基质金属蛋白酶基因 mRNA 表达的作用。

（6）龙葵浓缩果汁呈量效性地明显提高小鼠脾及胸腺重量，减轻小鼠体内肿瘤的重量，起到抗肿瘤作用。

【常用肿瘤】 常用于肝癌、肺癌、大肠癌、宫颈癌、食管癌、乳腺癌、鼻咽癌等肿瘤。

【使用注意】 脾胃虚弱者勿服。

参考文献

[1] 贾艳菊，代玲，张灿．龙葵生物碱诱导 HeLa 细胞凋亡的研究［J］．动物医学进展，2010，31（8）：51-54.

[2] 聂巧珍，韩伊林，苏秀兰．激光照射联合龙葵多糖对荷肝癌小鼠免疫细胞的影响［J］．内蒙古中医药，2007，26（9）：38-39.

[3] 黄越燕，朱琦峰，周燕，等．龙葵生物碱体外抑制肿瘤细胞增殖作用的实验研究［J］．亚太传统医药，2012（9）：31-33.

[4] 梅全喜，张志群，林慧，等．龙葵治疗肿瘤的药理作用与临床应用研究进展［C］// 全国毒性中药饮片学术研讨会，2011：3735-3737.

[5] 梅全喜，董鹏鹏，李红念，等．鲜龙葵果治疗肿瘤的药理学基础与临床应用研究进展［J］．时珍国医国药，2016（7）：1713-1716.

[6] 赖亚辉，刘良，董莉萍．龙葵浓缩果汁对 S_{180} 荷瘤小鼠的抑瘤效应［J］．中国预防医学杂志，2005，6（1）：28-29.

58. 野苦荬菜

【品种来源】 为菊科野苦荬属植物野苦荬菜 *Ixeris denticulata*（Houtt.）Stebb.［*Paraixeris denticulata*（Houtt.）Nakai；*Lactuca denticulata*（Houtt.）Maxim.］，春夏开花前采收，洗净，晒干或鲜用，以全草或根入药。别名盘儿草、山林水火草、秋苦荬菜、苦荬菜、牛舌菜、墓头回、稀须菜。

【中药渊源】 野苦荬菜是土家药特有名称，苗药称为墓头回，是民间常用的中草药，在少数民族地区广泛使用，在土家医治则治法的理论指导下，常在八法中用于赶法，七则中用于热则寒之、肿则消之等。

【药物功效】 散瘀止痛，清热解毒，止带，止血。

【性味归经】苦、微酸、涩，凉，归心、肺经。

【临床应用】

（1）治蝎螫：苦荬汁涂之。

（2）治血淋尿血：苦荬菜 1 把。酒、水各半，煎服。

（3）治跌打损伤：鲜苦荬菜根 30g。水煎，加酒冲服；药渣捣烂，敷患处。

（4）治赤白带下，崩漏：苦荬菜一把，水、酒各半盏，红花一捻，水煎温服。

【文献论述】

（1）《嘉祐本草》："蚕蛾出时，切不可取拗，令蛾子青烂。蚕妇亦忌食。野苦荬五六回拗后，味甘滑于家苦荬，甚佳。"

（2）《河南中药手册》："治脚痛。"

（3）《山西中药志》："治妇人髋疽，赤白带下。"

（4）《本草原始》："治伤寒，温疟。"

（5）《广西中药志》："祛瘀，消肿。治跌打。"

【常用剂量】9~15g

【服用方法】外用：鲜品捣烂外敷，或干品研末油调外搽，或煎水熏洗。

【药理作用】

（1）中华苦荬菜提取物 Chinensiolide A 在体外可有效抑制肺腺癌 A_{549} 细胞、肝癌 Ble_{7402} 细胞及 LOVO 细胞的生长，具有较强的抗肿瘤活性。

（2）墓头回醋酸乙酯提取物环烯醚萜酯部位（PHEBB）具有一定的抗肿瘤作用，其作用机制可能与诱导肿瘤细胞凋亡及抑制肿瘤微血管有关。

（3）墓头回 4 个提取样品皂苷（MS）、萜类（MT）、多糖（MP、JP）对小鼠移植性肝癌和艾氏癌各有一定的肿瘤抑制作用，其中 MS 对肝癌株的抑制作用较强，达 67%；MT 对艾氏癌株的作用较强，抑制率达 68%，统计学处理差异显著，表明该两种墓头回（MTH）提取物对上述肿瘤具有抑制作用。

（4）墓头回提取液对宫颈癌 U14 小鼠具有一定的抗肿瘤作用，其作用机制可能与调控 VEGF 的表达有关。

（5）墓头回总苷片可以通过增强体内 NK 杀伤细胞活性，提高和恢复机体免疫功能，从而起到抗癌的作用。

（6）墓头回提取液可降低荷 U14 宫颈癌小鼠血液黏度，改善血液流变性质。

【常用肿瘤】常用于肺腺癌、肝癌、结直肠癌、肉瘤、宫颈癌等肿瘤。

【使用注意】脾胃虚寒者慎用。

参考文献

[1] 周黎，赵颖，王玉，等．中华苦荬菜提取物 Chinensiolide A 的体外抗肿瘤活性［J］．中国医学创新，2015（34）：109-111.

[2] 杨波，王一奇，程汝滨，等．墓头回环烯醚萜酯提取部位抗肿瘤作用及机制研究［J］．中草药，2013，44（20）：2884-2888.

[3] 王萍，王兰．中药墓头回提取物抗肿瘤活性的实验研究 [J]．中兽医医药杂志，1997（3）：7-9.
[4] 钟璐，蒋秋燕．墓头回提取液对荷 U14 宫颈癌小鼠血清 VEGF 的影响 [J]．辽宁中医药大学学报，2010（4）：84-86.
[5] 陈金秀，马培志，王怀璋．墓头回总苷片治疗大肠癌的临床研究 [J]．中草药，1999，30（7）：528-529.
[6] 蒋秋燕，钟璐，方刚，等．墓头回提取液对荷 U14 宫颈癌小鼠血液流变学的影响 [J]．中国中医药信息杂志，2008，15（10）：25-26.

59. 蛇床子

【品种来源】 为伞形科植物蛇床 *Cnidium monnieri*（L.）Cuss. 的干燥成熟果实。夏、秋季果实成熟时采收，拣去杂质，筛去泥砂，洗净后晒干。别名蛇米、野茴香、蛇栗、野胡萝卜子。

【中药渊源】 蛇床子是民间常用的中草药，在少数民族地区广泛使用，在土家医治则治法的理论指导下，常在八法中用于温法，七则中用于寒则热之等。

【药物功效】 祛风燥湿，温肾壮阳，杀虫。

【性味归经】 辣、苦，温，有小毒。归肾、脾经。

【临床应用】

（1）治妇人阴寒，温阴中坐药：蛇床子仁一味末之，以白粉少许，和合相得如枣大，绵裹纳之，自然温。

（2）治妇人阴痒：蛇床子一两，白矾二钱。煎汤频洗。

（3）治阳不起：菟丝子、蛇床子、五味子各等分。上三味，末之，蜜丸如梧子。饮服三十丸，日三。

（4）治滴虫性阴道炎：①蛇床子五钱，水煎，灌洗阴道。②蛇床子一两，黄柏三钱。以甘油明胶为基质做成（2g 重）栓剂，每日阴道内置放一枚。

（5）治白带因寒湿者：蛇床子八两，山茱萸肉六两，南五味子四两，车前子三两，香附二两（俱用醋拌炒），枯白矾五钱，血鹿胶（火炙，酒淬）五钱。共为细末，山药打糊，丸梧子大。每早空心服五钱，白汤送下。

（6）治产后阴下脱：蛇床子一升，布裹炙熨之，亦治产后阴中痛。

（7）治冬月喉痹肿痛，不可下药者：蛇床子烧烟于瓶中，口含瓶嘴吸烟，其痰自出。

【文献论述】

（1）《本草经疏》："蛇床子，味苦平。《别录》：辛甘无毒；今详其气味，当必兼温燥，阳也。故主妇人阴中肿痛，男子阴痿湿痒，除痹气，利关节，恶疮。《别录》：温中下气，令妇人子脏热，男子阴强，令人有子。盖以苦能除湿，温能散寒，辛能润肾，甘能益脾，故能除妇人、男子一切虚、寒、湿所生病。寒湿既除，则病去，性能益阳，故能已疾，而又有补益也。"

（2）《生草药性备要》："敷疮止痒，洗螆癞。"

(3)《本草新编》："蛇床子，功用颇奇，内外俱可施治，而外治尤良。若欲修合丸散，用之于参、芪、归、地、山萸之中，实有利益，然亦宜于阴寒无火之人，倘阴虚火动者，服之非宜。"

(4)《名医别录》："温中下气，令妇人子脏热，男子阴强，好颜色，令人有子。"

(5)《日华子本草》："治暴冷，暖丈夫阳气，助女人阴气，扑损瘀血，腰胯疼，阴汗湿癣，肢顽痹，赤白带下，缩小便。"

(6)《本经逢原》："蛇床子不独助男子壮火，且能散妇人郁抑，非妙达《本经》经义，不能得从治之法也。"

(7)《药性论》："治男子、女人虚，湿痹，毒风，顽痛，去男子腰疼。浴男子阴，去风冷，大益阳事。主大风身痒，煎汤浴之瘥。疗齿痛及小儿惊痫。"

【常用剂量】 3~9g

【服用方法】 外用：适量，或研细末调敷，或煎汤熏洗，或入丸、散剂，或做成坐药、栓剂。

【药理作用】

(1) 蛇床子素可诱导人肝癌细胞 $SMMC_{7721}$ 和小鼠肝癌细胞 $Hepa1_6$ 的凋亡，对周期进程阻滞在 G2 期。蛇床子素可抑制裸鼠和 C57 小鼠肝癌模型的肿瘤生长，腹腔注射给药方式优于口服灌胃。

(2) 蛇床子素体外对小鼠肺腺癌 LA_{795} 细胞和人肝癌 Bel_{7402} 细胞都有细胞生长抑制作用，对小鼠肺腺癌 LA_{795} 细胞的抑制作用更为显著。

(3) 蛇床子素对肺鳞癌的抑瘤率为 69.5%，对肺腺癌的抑瘤率为 50.0%，对 DR70 也有显著降低作用。蛇床子素对肺鳞癌和肺腺癌的瘤体生长有一定的抑制作用，尤其是肺鳞癌。

(4) 蛇床子素和顺铂均呈剂量依赖性地抑制 NCI-H_{460} 细胞的增殖。蛇床子素联合顺铂可通过诱导 ROS 的产生，引起人肺癌细胞 NCI-H_{460} 发生凋亡。

(5) 蛇床子素能抑制 HeLa 细胞的增殖并诱导其凋亡，其作用机制与下调 Bcl_2 基因的表达、上调 Bax 基因的表达及增加 caspase 活性有关。

(6) 1×10^{-8}mol/L 蛇床子素对乳腺癌 MCF_7 细胞有明显促增殖作用。蛇床子素促 MCF_7 细胞增殖的活性随着浓度的增加而逐渐降低，可能与其本身具有的抗肿瘤作用有关。蛇床子素可能在低浓度时对 MCF_7 细胞显示出雌激素样的刺激增殖活性，随浓度的升高，其抑制肿瘤细胞增殖的活性逐渐显现出来。

(7) 低毒性的蛇床子素可能通过降低 EGFR-TPK、APN 和 MMP_2 的活性，增强 NF-κB，COX-2 及 VEGF 的表达，激活 caspase-3 活性的方式，对膀胱肿瘤细胞的侵袭、增殖和血管生成产生抑制作用。

【常用肿瘤】 常用于肝癌、肺腺癌、肺鳞癌、肺癌、宫颈癌、乳腺癌、膀胱癌等肿瘤。

【使用注意】 下焦有湿热，或肾阴不足，相火易动及精关不固者忌服。

参考文献

[1] 张露蓉. 蛇床子素（osthole）对肝细胞肝癌的抑制作用及其机制研究［D］. 苏州：苏州大学，2013.

[2] 李好好，马琳. 蛇床子素对小鼠肺腺癌和人肝癌细胞生长抑制作用的研究［J］. 吉林中医药，2010，30（5）：450-451.

[3] 周俊，程维兴，许永华，等. 蛇床子素对肺腺癌、肺鳞癌生长抑制作用的实验研究［J］. 癌变 畸变 突变，2002，14（4）：231-233.

[4] 程丽霞，张本宏. 蛇床子素联合顺铂对人肺癌细胞的杀伤效应及机制［J］. 检验医学，2015，30（6）：631-634.

[5] 赵晓娟. 蛇床子素诱导 HeLa 细胞凋亡的作用机制研究［J］. 中国医药导报，2016，13（12）：32-35.

[6] 龚海英，张丽，李建宇，等. 蛇床子素对乳腺癌 MCF_7 细胞增殖的影响［J］. 武警后勤学院学报（医学版），2008，17（4）：281-282.

[7] 刘军，徐冉，赵晓昆. 蛇床子素抑制膀胱癌细胞生长和侵袭的机制［J］. 中南大学学报（医学版），2016，41（4）：345-352.

60. 蛇包谷

【品种来源】为天南星科植物天南星 *Arisaema erubescens*（Wall.）Schott.、异叶天南星 *Arisaema heterophyllum* Blume. 或东北天南星 *Arisaema amurense* Maxim. 的干燥块茎。秋、冬二季茎叶枯萎时采挖，除去残茎、须根及外皮，晒干。别名山苞米、南星、白南星、山棒子、蛇包谷。

【中药渊源】蛇包谷是土家药特有名称，其在苗药称为都瓦，蒙药被称巴日苏音-塔布格，藏药称为达唯扎哇，是民间常用的中草药，在少数民族地区广泛使用，在土家医治则治法的理论指导下，常在八法中用于赶法，七则中用于惊则镇之、肿则消之等。

【药物功效】祛风止痉，散结消肿，燥湿化痰。

【性味归经】辣、苦，温，有毒，归肺、肝、脾经。

【临床应用】

（1）治暴中风口眼歪斜：天南星为细末，生姜自然汁调摊纸上贴之，左歪贴右，右歪贴左，才正便洗去。

（2）治卒中昏不知人，口眼歪斜，半身不遂，咽喉作声，痰气上壅，无问外感风寒，内伤喜怒，或六脉沉伏，或指下浮盛，并宜服之。兼治痰厥气逆，及气虚眩晕：南星（生用）一两，木香一分，川乌（生，去皮）、附子（生，去皮）各半两。上细切，每服半两，水二大盏，姜十五片，煎至八分，去滓，温服，不拘时候。

（3）治风痫：天南星（九蒸九晒）为末，姜汁糊丸，梧子大。煎人参、菖蒲汤或麦门冬汤下二十丸。

（4）治破伤风：①天南星、防风各一两。上二味，捣烂为末，先用童子小便洗疮口，后以此药末，酒调贴之。②白芷、南星、白附子、天麻、羌活、防风各一两。研末，调敷伤处。如破伤风初起，角弓反张，牙关紧急，每用三钱，热童便调服。

（5）治诸风口噤：天南星（炮，锉），大人三钱，小儿三字，生姜五片，苏叶一钱。水煎减半，入雄猪胆汁少许，温服。

（6）治喉闭：白僵蚕、天南星（并生用）等分。为末，以生姜自然汁调一字许，用笔管灌在喉中，仍咬干姜皂子大，引涎出。

（7）治头面及皮肤生瘤，大者如拳，小者如栗，或软或硬，不疼不痒，不可辄用针灸：生天南星一枚（洗，切。如无生者，以干者为末），滴醋研细如膏，将小针制病处，令气透，将膏摊贴纸上如瘤大，贴之，觉痒即易，日三五上。

（8）治身面疣子：醋调南星末涂之。

【文献论述】

（1）《本经逢原》："天南星，即《本经》之虎掌也。为开涤风痰之专药。《本经》治心痛、寒热、结气，即《开宝》之下气、利胸膈也。《本经》之治积聚伏梁，即《开宝》之破坚积也。《本经》之治筋痿拘缓，即《开宝》之治中风、除麻痹也。《本经》之利水道，即《开宝》之散血堕胎也。盖缘一物二名，后世各执一例，是不能无两歧之说。南星、半夏皆治痰药也。然南星专走经络，故中风、麻痹以之为向导，半夏专走肠胃，故呕逆、泄泻以之为向导。"

（2）《本草衍义补遗》："天南星，欲其下行，以黄柏引之。"

（3）《本草经疏》："半夏治湿痰多，南星主风痰多，是其异矣。"

（4）《本草汇言》："天南星，开结闭、散风痰之药也。但其性味辛燥而烈，与半夏略同，而毒则过之。半夏之性燥而稍缓，南星之性燥而颇急；半夏之辛劣而能守，南星之辛劣而善行。若风痰湿痰，急闭涎痰，非南星不能散。"

（5）《医学启源》："去上焦痰及头眩晕。"

（6）《本草拾遗》："主金疮伤折瘀血。碎，敷伤处。"

（7）《药性论》："治风眩目转，主疝瘕肠痛，伤寒时疾，强阴。"

（8）《开宝本草》："主中风，除痰，麻痹，下气，破坚积，消痈肿，利胸膈，散血堕胎。"

【常用剂量】一般炮制后用，3~9g

【服用方法】内服：煎汤。外用：生品适量，研末，以醋或酒调敷患处。

【药理作用】

（1）采用小鼠腋下接种肿瘤细胞法测定天南星醇提物的抗肿瘤活性，以及 MTT 法测定天南星醇提物对小鼠脾细胞的增殖活性。结果显示，天南星醇提物对移植性肿瘤（肉瘤 S_{180} 和肝癌 H_{22}）具有显著的抑制作用，而对小鼠脾细胞的增殖具有促进作用，并有较好的剂量依赖关系。由此可知中药天南星有可能通过增强机体的免疫力来实现其抗肿瘤活性。

（2）天南星提取物对肝癌 $SMCC_{7221}$ 细胞增殖有显著抑制作用，能诱导 $SMMC_{7721}$ 细胞程序性凋亡，其抑制细胞生长率与药物浓度、作用时间呈剂量依赖性，诱导细胞凋亡的机制可能是通过激活特定的传导通路 caspase 途径。

（3）天南星的复方三生针对小鼠肝癌、Lewis 肺癌、艾氏腹水癌等多种移植性肿瘤有很好的抑制作用，特别是对体外培养的人肺癌、胃癌及肝癌细胞有抑制和杀伤作用。

（4）天南星多糖和顺铂对乳腺癌 $MDA-MB_{231}$ 细胞的增殖、凋亡及上皮间质转化均有一定的作用，可抑制 PI3K/Akt 信号通路的激活，且二者联合作用时效果更好。

（5）经异叶天南星氯仿萃取物处理的 $HepG_2$ 细胞表现出细胞间距增大，细胞核固缩、深染，细胞浓缩、碎裂，形成凋亡小体等一系列凋亡形态，且凋亡程度随药物质量浓度的增加及给药时间的延长而增强。异叶天南星氯仿萃取物可诱导肝癌 $HepG_2$ 细胞凋亡。

（6）天南星醇提液和水提液对人肺癌 A_{549} 细胞均有一定的增殖抑制作用，且呈现出一定的时间-剂量依赖性，天南星醇提液抑制作用更为明显。

【常用肿瘤】 常用于宫颈癌、肝癌、肺癌、胃癌、乳腺癌等肿瘤。

【使用注意】 阴虚燥痰及孕妇忌服，热极、血虚动风者禁服。

参考文献

[1] 张志林，汤建华，陈勇，等. 中药天南星醇提物抗肿瘤活性的研究 [J]. 陕西中医，2010，31（2）：242-243.

[2] 杨宗辉，尹建元，魏征人，等. 天南星提取物诱导人肝癌 $SMMC_{7721}$ 细胞凋亡及其机制的实验研究 [J]. 中国老年学，2007，27（2）：142-144.

[3] 杜潇. 天南星药理作用和临床应用研究概况 [J]. 医学信息旬刊，2011，24（7）：3408-3408.

[4] 邱丽敏，姜爽. 天南星多糖联合顺铂对乳腺癌 $MDA-MB_{231}$ 细胞增殖、凋亡及上皮间质转化的影响 [J]. 中药材，2016，39（3）：630-633.

[5] 徐正哲，王飞雪，陈正爱. 异叶天南星氯仿萃取物对肝癌 $HepG_2$ 细胞的凋亡作用 [J]. 延边大学医学学报，2016（1）：10-13.

[6] 张岩，王帅，包永睿，等. 天南星提取液抗肺癌细胞活性研究 [J]. 中国当代医药，2013，20（12）：80-81.

61. 棉花根

【品种来源】 锦葵科棉属植物草棉 *Gossypium herbaceum* L.、树棉（中国棉）*G. arboreum* L. 及陆地棉（高地棉）*G. hirsutum* L. 的根。秋季采收，晒干。别名土黄芪、蜜根、草棉根皮。

【中药渊源】 棉花根是土家药特有名称，其在傣药称为锅菲，是民间常用的中草药，在少数民族地区广泛使用，在土家医治则治法的理论指导下，常在八法中用于补法，七则中用于亏则补之等。

【药物功效】 补气，止咳平喘。

【性味归经】 甜，温，归肺、脾、肝经。

【临床应用】

（1）治子宫脱垂：棉花根六两，生枳壳四钱。煎汤，一日分二次服，连服数天。

（2）治体虚咳嗽气喘：棉花根、葵花头、焯菜各一两。水煎服。

（3）治小儿营养不良：棉花根五钱至一两，红枣十只。水煎，服时加食糖适量。

（4）治贫血：棉花根、丹参各等量。共研细末，加水制成丸剂，每日三次，每次二钱。

（5）治疗慢性气管炎：棉花根2~4两，水煎2小时以上，每日2~3次分服，10天为一疗程。亦可制成片剂、针剂使用。棉花根皮用量较棉花根为低，用0.3~1两不等。

【文献论述】

（1）《中国药植图鉴》："为通经剂（用于月经困难及闭止），止血剂。"

（2）《民间常用草药汇编》："治疝气及崩带。"

【常用剂量】 15~30g

【服用方法】 内服：煎汤。

【药理作用】 ApoG2可以明显抑制人乳腺癌细胞系 MCF_7、$MDA-MB_{231}$ 及人乳腺癌耐药细胞系 MCF_7/ADR 的增殖能力，降低 MCF_7/ADR 细胞的迁移能力，诱导上述细胞系发生凋亡。

【常用肿瘤】 常用于乳腺癌等肿瘤。

【使用注意】 孕妇忌服。

参考文献

[1] 张昱. ApoG2抑制乳腺癌细胞增殖并诱导其凋亡的实验研究［D］. 广州：南方医科大学，2015.

62. 葛根

【品种来源】 本品为豆科植物野葛 *Pueraria lobata*（Willd.）Ohwi. 或甘葛藤 *Pueraria thomsonii* Benth. 的干燥根。秋、冬二季采挖。别名粉葛、干葛、葛藤、葛麻藤、葛麻茹、鸡齐根、葛子根、葛条根等。

【中药渊源】 葛根是民间常用的中草药，在少数民族地区广泛使用，在土家医治则治法的理论指导下，常在八法中用于汗法，七则中用于热则寒之等。

【药物功效】 升阳止泻，解肌透疹，生津，除热。

【性味归经】 甜、辣，凉，归脾、胃经。

【临床应用】

（1）治鼻衄，终日不止，心神烦闷：生葛根，捣取汁，每服一小盏。

（2）治太阳病，桂枝证，医反下之，利遂不止，脉促（表未解也），喘而汗出：葛根半斤，甘草二两（炙），黄芩三两，黄连三两。上四味，以水八升，先煮葛根，减二升，纳诸药，煮取二升，去滓，分温再服。

（3）治大阳病，项背强几几，无汗恶风：葛根四两，麻黄三两（去节），桂枝二两（去皮），生姜三两（切），甘草二两（炙），芍药二两，大枣十二枚（擘）。上七味，以水一斗，先煮麻黄、葛根，减二升，去白沫，纳诸药，煮取三升，去渣，温服一升，覆取微似汗。

（4）治酒醉不醒：葛根汁一斗二升，饮之，取醒，止。

（5）治金疮中风，痉欲死：捣生葛根一斤，细切，以水一斗，煮取五升，去滓，取一升服，若干者，捣末，温酒调三指撮，若口噤不开，但多服竹沥，又多服生葛根自愈，食亦妙。

（6）治伤寒温疫，风热壮热，头痛、肢体痛，疮疹已发未发：升麻、干葛（细锉）、芍药、甘草（锉，炙）各等分。同为粗末，每服四钱，水一盏半，煎至一盏，量大小与之，温服无时。

（7）治斑疹初发，壮热，点粒未透：葛根、升麻、桔梗、前胡、防风各一钱，甘草五分。水煎服。

（8）治热毒下血，或因吃热物发动：生葛根二斤，捣取汁一升，并藕汁一升，相和服。

（9）治心热吐血不止：生葛根汁半大升，顿服。

【文献论述】

（1）《唐本草》："末服之，主猘狗啮，并饮其汁良。"

（2）《本草经集注》："杀野葛、巴豆、百药毒。"

（3）《神农本草经》："主消渴，身太热，呕吐，诸痹，起阴气，解诸毒。"

（4）《本草经疏》："葛根，解散阳明温病热邪主要药也，故主消渴，身大热，热壅胸膈作呕吐。发散而升，风药之性也，故主诸痹。""伤寒头痛兼项强腰脊痛，及遍身骨疼者，足太阳也，邪犹未入阳明，故无渴证，不宜服。"

（5）《本经逢原》："葛根轻浮，生用则升阳生津，熟用则鼓舞胃气，故治胃虚作渴，七味白术散用之。又清暑益气汤兼黄柏用者，以暑伤阳明，额颅必胀，非此不能开发也。"

（6）《药性论》："治天行上气，呕逆，开胃下食，主解酒毒，止烦渴。熬屑治金疮，治时疾解热。"

（7）《名医别录》："疗伤寒中风头痛，解肌，发表，出汗，开腠理。疗金疮，止痛，胁风痛。"

（8）《本草拾遗》："生者破血，合疮，堕胎，解酒毒，身热赤，酒黄，小便赤涩。"

（9）《开宝本草》："小儿热痞，以葛根浸捣汁饮之。"

【常用剂量】 10~15g

【服用方法】 内服：煎汤。外用：捣汁外敷。

【药理作用】

（1）高浓度葛根素能够显著抑制 $SMMC_{7721}$ 细胞增殖，该抑制作用具有时间依赖性和剂量依赖性特点。葛根素可抑制肝癌细胞系 $SMMC_{7721}$ 生长并可通过线粒体通路诱导其凋亡，为 HCC 治疗提供一个安全、有效的新选择。

（2）应用 MTT 法检测不同浓度（40μg、80μg、160μg）的葛根素分别作用于人卵巢癌细胞 $SKOV_3$ 24 小时后的生长率，结果显示肿瘤细胞的生长均受到显著的抑制，并且呈浓度依赖性，浓度越高，肿瘤细胞的生长受抑制越明显。对葛根素进行不同培养时间观察发现，葛根素刺激时间越长，肿瘤细胞的生长抑制越显著。应用 FACS 法检测不同浓度（40μg、80μg、160μg）的葛根素分别作用于人卵巢癌细胞 $SKOV_3$24 小时后凋亡显著增加，并呈现浓度依赖性表现，随着用药浓度的增高肿瘤细胞的凋亡越发明显。

（3）葛根素能够促进人 γδT 细胞增殖，并能够提高 γδT 细胞对肝癌 $SMMC_{7721}$ 细胞的杀伤活性，其机制可能与上调 γδT 细胞表面的 PFP、Gra B 和 CD107a 的表达及活化 P-ERK1/2 和 Bcl-2 的表达有关。

（4）葛根素可通过诱导细胞周期阻滞而发挥体外抗肺癌作用，其机制可能涉及细胞周期相关蛋白 cyclin D1、CDK4 和 P27 表达的调控。

（5）葛根素对人胃癌细胞 MGC_{803} 和 AGS 具有抑制生长和诱导凋亡作用。胃癌细胞经不同浓度葛根素处理后，细胞生长受到不同程度的抑制，且抑制程度随着药物浓度的增加而增强。

（6）葛根散可致小鼠结直肠癌肝脏微环境中 ICAM-1 蛋白的表达水平降低。

（7）葛根素能够促进雌激素依赖性乳腺癌细胞 MCF_7 细胞增殖，且该效应依赖 ER 途径，ERK1/2 通路参与葛根素介导的雌激素效应。

【常用肿瘤】 常用于肝癌、卵巢癌、肺癌、胃癌、直肠癌、乳腺癌等肿瘤。

【使用注意】 胃寒者所当慎用，夏日表虚汗多尤忌。

参考文献

[1] 张卫国．葛根素对人肝癌细胞系 $SMMC_{7721}$ 细胞增殖和凋亡的影响及其分子机制研究［D］．济南：山东大学，2016.

[2] 郭通航．葛根素影响人卵巢癌细胞生长及逆转耐药机制的实验研究［D］．济南：山东大学，2016.

[3] 袁涛，朱炳喜，刘军权，等．葛根素对 γδT 细胞杀伤肝癌 $SMMC_{7721}$ 细胞的影响［J］．中国现代应用药学，2015（4）：419-424.

[4] 李娟，胡永华．葛根素对人小细胞肺癌 H_{446} 细胞周期和相关周期蛋白表达的影响［J］．中草药，2008，39（10）：1535-1537.

[5] 马小乐．葛根素对胃癌细胞 MGC_{803} 和 AGS 增殖与凋亡的影响［D］．太原：山西医科大学，2013.

[6] 唐东昕，杨柱，龙奉玺．葛根散对结直肠癌小鼠模型肝脏微环境 ICAM-1 表达的影响［J］．时珍国医国药，2012，23（6）：2213-2214.

[7] 陆玲，唐玲，吴瑞，等．葛根素对乳腺癌细胞增殖的影响及作用机制［J］．江苏大学学报（医学版），2015（5）：404-408.

63. 紫菀

【品种来源】 本品为菊科植物紫菀 *Aster tataricus* L. f. 的干燥根及根茎。春、秋二季采挖，除去有节的根茎和泥沙，晒干。别名夹板菜、软紫菀、小辫儿、驴耳朵菜。

【中药渊源】 紫菀是土家药特有名称，其在藏药称为麦朵漏莫，是民间常用的中草药，在少数民族地区广泛使用，在土家医治则治法的理论指导下，常在八法中用于汗法，七则中用于实则泻之、阻则通之等。

【药物功效】润肺止咳，消痰下气。

【性味归经】辣、苦，温，归肺经。

【临床应用】

（1）治小儿咳逆上气，喉中有声，不通利：紫菀一两，杏仁（去皮尖）、细辛、款冬花各一分。上四味，捣罗为散，二三岁儿，每服半钱匕，米饮调下，日三，更量大小加减。

（2）治妇人卒不得小便：紫菀末，井华水服三指撮。

（3）治久咳不瘥：紫菀（去芦头）、款冬花各一两，百部半两。三物捣罗为散，每服三钱匕，生姜三片，乌梅一个，同煎汤调下，食后、欲卧各一服。

（4）治伤寒后肺痿劳嗽，唾脓血腥臭，连连不止，渐将羸瘦：紫菀一两，桔梗一两半（去芦头），天门冬一两（去心），贝母一两（煨令微黄），百合三分，知母三分，生干地黄一两半。上药捣筛为散，每服四钱，以水一中盏，煎至六分，去滓，温服。

（5）产后下血：用紫菀末五撮，水冲服。

（6）治吐血、咯血、嗽血：真紫菀、茜根等分，为细末，炼蜜为丸，如樱桃子大，含化一丸，不以时。

（7）肺伤咳嗽：用紫菀花五钱，加水一碗，煎至七成，温服。一天服三次。

（8）治妊娠咳嗽不止，胎动不安：紫菀一两，桔梗半两，甘草、杏仁、桑白皮各二钱半，天门冬一两。上细切，每服三钱。竹茹一块，水煎，去滓，入蜜半匙，再煎二沸，温服。

（9）缠喉风痹：用紫菀根一条，洗净，放入喉部，有涎出，病即渐愈。

【文献论述】

（1）《药性论》："补虚下气。治脑胁逆气，劳气虚热。"

（2）《本草通玄》："紫菀，辛而不燥，润而不寒，补而不滞。然非独用、多用不能速效，小便不通及溺血者服一两立效。"

（3）《唐本草》："治气喘，阴痿。"

（4）《本草衍义》："益肺气。"

（5）《本草经疏》："紫菀，观其能开喉痹，取恶涎，则辛散之功烈矣，而其性温，肺病咳逆喘嗽，皆阴虚肺热证也，不宜专用及多用，即用亦须与天门冬、百部、麦冬、桑白皮苦寒之药参用，则无害。"

（6）《食鉴本草》："主肺经虚热，开喉痹，取恶涎。"

（7）《本草从新》："专治血痰，为血劳圣药。又能通利小肠。"

（8）《本草逢原》："紫菀，肺金血分之药，《本经》止咳逆上气，胸中寒热结气，取性疏利肺经血气也。去蛊毒痿躄者，以其辛苦微温，能散结降气，蛊毒自不能留，痿躄由肺热叶焦，紫菀专通肺气，使热从溲便去耳。《别录》疗咳唾脓血，大明消痰止渴，皆滋肺经血气之效。《金匮》泽漆汤用以治咳血而脉沉者，咳属肺，脉沉则血分之病也。亦治下痢肺痛，与紫参同功。"

【常用剂量】4.5~10g

【服用方法】内服：煎汤，或入丸、散。

【药理作用】化合物5，6-二羟基-3，7，4’-三甲氧基黄酮醇（AH5表示）就是从传统中药须弥紫菀中提取得到的一种黄酮类化合物。MTT法检测细胞毒性实验表明，该化合物对多种肿瘤细胞的生长有抑制作用，尤其对肝癌细胞作用最明显，而对正常细胞毒性很小，对肿瘤细胞的抑制具有时间和剂量依赖性。

【常用肿瘤】常用于肝癌等肿瘤。

【使用注意】有实热者忌服。

参考文献

[1] 常娟娟.5，6-二羟基-3，7，4’-三甲氧基黄酮醇化合物的抗肝癌活性及机制研究［D］.济南：山东大学，2015.

64. 喜树

【品种来源】珙桐科旱莲属植物喜树 *Camptotheca acuminata* Decne.，根、果及树皮、树枝、叶均入药。果，秋冬采，晒干；叶，春至秋季均可采，鲜用或晒干；根、树皮、树枝，全年可采，洗净晒干。别名旱莲木、水栗、千张树、水桐树、天梓树、野芭蕉、水漠子、南京梧桐。

【中药渊源】喜树是民间常用的中草药，在少数民族地区广泛使用，在土家医治则治法的理论指导下，常在八法中用于赶法，七则中用于热则寒之等。

【药物功效】抗癌，清热，杀虫。

【性味归经】苦、涩，凉，归胃、脾、肝经。

【临床应用】

（1）采用羟基喜树碱、斑蝥素联合顺氯氨铂，与碘化油混合，经肝动脉行栓塞灌注，合并大剂量干扰素、白细胞介素等过继免疫方法，治疗手术未能切除的中、晚期肝癌48例。成功消除了这两种中药制剂全身应用所致血尿、尿痛等不良反应，并取得优于顺氯氨铂与阿霉素、丝裂霉素等常规化学药物栓塞治疗的良好效果。

（2）羟基喜树碱灌注联合碘油乳剂栓塞治疗中晚期原发性肝癌的疗效较好，不良反应可耐受。30例中晚期原发性肝癌中，无完全缓解病例，部分缓解18例，稳定9例，进展3例，总有效率60%（18/30）。25例患者治疗前血清AFP≥200μg/L，经治疗后18例AFP明显下降。不良反应主要为胃肠道反应及肝功能一过性损伤。

（3）含羟基喜树碱及吗特灵的肝动脉免疫化疗方案可降低原发性肝癌切除术后的复发。40例可切除肝癌随机分2组，作了肝切除和肝动脉置泵术，试验组20例，术后给予羟基喜树碱加吗特灵动脉免疫化疗；对组照20例，术后给予顺氯氨铂加5氟尿嘧啶动脉化疗。随访统计2组的1、3年内复发率。结果显示试验组1、3年内复发率分别为10%、45%，对照组1、3年内复发率分别为20%、70%（$P<0.05$）。

【文献论述】

（1）《新编中医学概要》："破血化瘀。治慢性淋巴性白血病、慢性髓性白血病有较好疗效；对急性白血病只能暂时缓解症状。"

（2）江西《中草药学》："制癌，消结。对胃癌、直肠癌、膀胱癌有效；对慢性粒细胞白血病亦效。"

【常用剂量】9～15g

【服用方法】内服：煎汤，或制成针、片剂用。

【药理作用】

（1）羟基喜树碱（HCPT）柔性脂质体冻干剂（LHCPTFL）对肝癌 $HepG_2$ 和胃癌 BGC_{823} 细胞的抗肿瘤作用较强，但对结肠癌 LOVO 细胞的抗肿瘤作用较弱，对裸鼠肝癌 $HpeG_2$ 移植瘤的抑制作用较好，HCPT 制备成柔性脂质体冻干剂可提高其抗肿瘤作用。

（2）MNC-Camp 的药物释放随着时间的增加而增加，A_{549} 肺癌细胞对磁性纳米材料具有良好的吸收能力。磁性纳米材料搭载喜树碱比游离的喜树碱更能显著降低人肺癌 A_{549} 细胞的生长和转移能力，提示磁性纳米材料能增强喜树碱的抗肺癌作用。

（3）羟基喜树碱可以明显抑制 A_{549} 细胞增殖，诱导其凋亡，并下调 Bcl_2 基因表达，提示 Bcl_2 下调参与了羟基喜树碱对 A_{549} 细胞的抑制作用。

（4）CPT21 具有广谱的抗肿瘤活性，同时显示出了较强的体内外抑制肿瘤生长的作用。它可显著抑制 SGC_{7901} 细胞增殖并诱导其发生凋亡，其机制可能是通过 Bcl_2 家族影响线粒体膜电位的变化，并导致下游 caspase 家族的活化，也可能是通过激活 p53 通路引起凋亡。

（5）姜黄素和羟基喜树碱共同促进人膀胱癌细胞 BIU_{87} 凋亡作用，为相加效应。初步探讨其机制可能是通过影响 Hippo 信号通路下游 YAP 癌基因表达，进而干扰 TEAD1 基因转录因子，从而促进肿瘤细胞的生长抑制及凋亡的发生。

【常用肿瘤】常用于胃癌、肠癌、膀胱癌、结肠癌、直肠癌、食管癌、气管癌、骨髓性白血病等肿瘤。

【使用注意】毒性较大，孕妇禁用，脾胃虚寒者慎用。

参考文献

[1] 易跃能，吴文质，胡凯莉，等．羟基喜树碱柔性脂质体冻干剂的抗肿瘤作用研究［J］．华西药学杂志，2015，30（3）：300-302.

[2] 靳彩玲，赵树鹏，张清琴，等．低毒性磁性纳米颗粒搭载喜树碱的抗肺癌作用［J］．中国病理生理杂志，2016，32（5）：928-932.

[3] 宋海星，胡洪华．羟基喜树碱抑制肺癌 A_{549} 细胞的体外增殖并下调 Bcl_2 基因的表达［J］．南方医科大学学报，2012，32（9）：1341-1345.

[4] 张博．喜树碱类衍生物 CPT21 对人胃癌抑制作用的研究［D］．杭州：浙江大学药学院，浙江大学，2007.

[5] 何江．姜黄素联合羟基喜树碱诱导膀胱癌 BIU_{87} 细胞凋亡的体外实验研究［D］．重庆：重庆医科大学，2013.

65. 蚰蟮

【品种来源】本品为巨蚓科动物参环毛蚓 *Pheretima aspergillum*（E. Perrier）、通俗环毛蚓 *Pheretima vulgaris* Chen. 、威廉环毛蚓 *Pheretima guillelmi*（Michaelsen）或栉盲环毛蚓 *Pheretima pectinifera* Michaelsen. 的干燥体。前一种药材习称“广地龙”，后三种药材习称“沪地龙”。春季至秋季捕捉，洗去黏液，及时剖开腹部，洗去内脏及泥沙，晒干或低温干燥。别名蚯蚓、地龙、寒蚓、虫蟮、蟺、曲蟮、螾、丘螾、蜿蟺、引无、附蚓。

【中药渊源】蚰蟮在维药被称为萨脏，是民间常用的中草药，在少数民族地区广泛使用，在土家医治则治法的理论指导下，常在八法中用于赶法，七则中用于惊则镇之、阻则通之等。

【药物功效】通经活络，息风止痉，平肝，平喘利尿。

【性味归经】咸，凉，归肝、脾、膀胱经。

【临床应用】

（1）治疗耳聋气闭：蚯蚓、川芎各两半，为末，每服二钱，麦门冬汤下服，后低头伏睡，一夜一服，三夜效。

（2）治疗瘰疬溃烂流窜者：荆芥根下段煎汤温洗，良久，看疮破紫黑处，以针刺去血，再洗三四次，用蚯蚓一把，炭火上烧红为末，每一匙入乳香、没药、轻粉各半钱，穿山甲九片（炙为末），油调敷之。

（3）治疗喉痹：蚯蚓一条细研，用白梅去核，以皮裹之，重着薄绵再裹，含咽津。

（4）治疗风头痛及产后头痛：蚯蚓（去土炒）、半夏（生姜汁捣作饼，焙令干，再捣为末）、赤茯苓（去黑皮）各半两。上三味捣罗为散，每服一字至半钱匕，生姜、荆芥汤调下。

（5）治疗小儿急慢惊风：白颈蚯蚓不拘多少，去泥焙干为末，加朱砂等分糊为丸，金箔为衣，如绿豆大，每服一丸，白汤下。

（6）治疗风赤眼：蚯蚓十条炙干，捣细罗为散，夜临卧时，以冷茶调下二钱服之。

【文献论述】

（1）《本草纲目》：“主伤寒、疟疾、大热、狂烦，及大人小儿小便不通，急慢惊风，历节风痛，肾脏风注，头风，齿痛，风热赤眼，木舌，喉痹，鼻瘜，聤耳，秃疮，瘰疬，卵肿，脱肛，解蜘蛛毒，疗蚰蜒入耳。”

（2）《神农本草经》：“主蛇瘕，去三虫，杀长虫。”

（3）《本草衍义》：“治肾脏风下疰病。”

（4）《滇南本草》：“祛风，治小儿瘈疭惊风，口眼歪斜，强筋治痿。”

（5）《唐本草》：“《别录》云：盐沾为汁，疗耳聋。”

（6）《名医别录》：“疗伤寒伏热狂谬，大腹，黄疸。”

【常用剂量】5～10g

【服用方法】内服：煎汤，或入丸、散。外用：适量鲜品捣烂外敷，或研末撒，或调涂。

【药理作用】

（1）中药地龙胶囊（912）可能是一种 BRM 诱生物质，通过提高特异性免疫系统的功能，调动体内的 BRM 过程，使 NK 细胞的活性提高，当时释放某种因子杀伤肿瘤细胞，提高非特异免疫功能，使吞噬细胞的吞噬功能增强。

（2）912 增强了 5-Fu 的抑制肿瘤生长之作用，敏增比为 1.24。其作用机理可能与扩大 5-Fu 的 DNA 再生抑制有关。

（3）粗分离提取物对小鼠脾淋巴细胞有较强的增殖作用，对 S_{180}肉瘤细胞体内体外均有抑制作用，能提高荷 S_{180}肉瘤小鼠胸腺指数和脾指数，提高小鼠吞噬细胞吞噬能力，对小鼠免疫能力有显著的提高。

（4）G90 是由 17 种糖脂蛋白构成的混合物，对黑色素瘤 B_{16}细胞及纤维肉瘤 CMC1 细胞的增殖有明显的抑制作用。912 经腹腔注射及灌胃可以抑制小鼠移植瘤 S_{180}及 H_{22}的生长，还可抑制 Hep_2喉癌细胞和 MGc_{803}胃癌细胞的增殖，干扰其 DNA 的合成。

【常用肿瘤】常用于乳腺癌、荷瘤、喉癌、胃癌等肿瘤。

【使用注意】脾胃虚弱、阳气虚损、血虚不能濡养筋脉者不宜使用。

参考文献

[1] 田琼，王克为．中药地龙胶囊（912）对小鼠移植瘤抑制作用机理的研究［J］．中国肿瘤临床，1991，03：156-158.

[2] 毛慧生，孙慧．912 合并 5-Fu 对 MA737 乳腺癌的治疗作用［J］．中国肿瘤临床，1991（3）：169-170.

[3] 韩立军．蚯蚓组织提取物的抗菌、抗肿瘤及免疫增强活性研究［D］．保定：河北农业大学，2007.

[4] 李铁英．地龙肽的制备及其对小鼠 NK、巨噬细胞活性的影响［D］．沈阳：中国医科大学，2002.

66. 麻子

【品种来源】本品为大戟科植物蓖麻 *Ricinus communis* L. 的干燥成熟种子。秋季果实变棕色，果皮未开裂时分批剪下果序，摊晒，脱粒，扬净。别名大麻子、蓖麻仁、红大麻子、萆麻子。

【中药渊源】麻子是土家药特有名称，其在蒙药被称为丹日哈即阿拉格-麻吉，傣药称为麻烘嘿亮，维药称为衣乃克皮提欧如合，瑶药称为麻告使，是民间常用的中草药，在少数民族地区广泛使用，在土家医治则治法的理论指导下，常在八法中用于泻法，七则中用于实则泻之、肿则消之等。

【药物功效】消肿拔毒，通络利窍，泻下导滞。

【性味归经】甜、辣，平，有毒，归大肠、肺经。

【临床应用】

（1）治瘰疬：蓖麻子炒热，去皮，烂嚼，临睡服三二枚，渐加至十数枚。

（2）治喉痹：萆麻子，取肉捶碎，纸卷作筒，烧烟吸之。

（3）治疔疮脓肿：蓖麻子二十多颗，去壳，和少量食盐、稀饭捣匀，敷患处，日换两次。

（4）治疠风，手指挛曲，节间痛不可忍，渐至断落：蓖麻一两（去皮），黄连一两（锉如豆）。以小瓶子入水一升同浸，春夏三日，秋冬五日，后取蓖麻子一枚，擘破，以浸药水，平旦时一服，渐加至四五枚，微利不妨，瓶中水少更添。忌动风食。

（5）治痈疽初起：去皮蓖麻子一份，松香四份。将蓖麻子捣碎，加入松香粉充分搅拌，用开水搅成糊状，置于冷水中冷却成膏状备用。用时将白膏药按疮面大小摊于纸或布上，贴患处。

（6）治诸骨鲠：蓖麻子七粒。去壳研细，入寒水石末，缠令干湿得所，以竹篦子挑二三钱入喉中，少顷以水咽之即下。

（7）治咽中疮肿：萆麻子一枚（去皮），朴硝一钱。同研，新汲水作一服，连进二三服，效。

（8）治口眼歪斜：蓖麻子仁七七粒。研作饼，右歪安在左手心，左歪安在右手心，却以铜盂盛热水，坐药上，冷即换，五六次即正也。

（9）治犬咬伤：蓖麻子五十粒。去壳，以井水研膏，先以盐水洗咬处，次以萆麻膏贴。

（10）治风气头痛不可忍：乳香、蓖麻仁等分。捣饼，随左右贴太阳穴。

【文献论述】

（1）《本草经疏》："蓖麻，其力长于收吸，故能拔病气出外，其性善收，故能追脓取毒，能出有形之滞物，又能通利关窍，故主水癥。"

（2）《本草正义》："蓖麻子，气味甘平，濒湖以为甘辛平，其实全无辛味；石顽以为温，颐且恒用以消散外疡红肿焮热各症，则可证其性必是清凉。石顽之说亦非是。其性善走善散，丹溪以为能追脓取毒，拔邪外出，甚是不确。业师朱氏，兼治外疡，凡拔毒提脓药中从不用此，唯退消阳毒红肿及发颐、瘰疬、乳痈等症，有家制千捶膏一方，专用蓖麻子仁杵细，和乳香、胶香、银朱、麝香成膏，即有红赤焮高，势且酿脓者，亦可十消八九，则明消散之功，何可误认提毒外出。濒湖以治偏风不举，口目歪斜，盖亦用其走窜入络，可以通痹，非能拔出血络经脉之风邪。"

（3）《本草衍义补遗》："能出有形质之滞物，故取胎产、胞衣、剩骨、脓血看用之。"

（4）《医林纂要》："蓖麻子，泻肺气之下行，能决至高之水而下之，遁关窍，正经络，调上下。或云：服此毕生不能食炒豆，亦不然。"

（5）《唐本草》："主水溺。"

（6）《本草纲目》："蓖麻仁，气味颇近巴豆，亦能利人，故下水气。其性善走，能开通诸窍经络，故能治偏风失音、口噤、口目歪斜、头风、七窍诸病，不止于出有形之物而已。盖鹈鹕油能引药气入内，蓖麻油能拔病气出外，故诸膏多用之。一人病偏风，手足不举，时珍用此油同羊脂、麝香、鲮鲤甲等药煎作摩膏，日摩数次，一月余渐复，兼服搜风化痰养血之剂，三月而愈。一人病手臂一块肿痛，亦用蓖麻捣膏贴之，一夜而愈。一人病气血偏头痛，用此同乳香、食盐捣敷太阳穴，一夜痛止。一妇产后子肠不收，捣仁贴其丹田，一夜而上。此药外用累奏奇勋，但内服不可轻率尔。"

【常用剂量】 1～5g

【服用方法】 外用：适量，或捣烂敷患处，或入丸剂内服外用。

【药理作用】

（1）蓖麻毒蛋白糖脂脂质体包封物在体外实验中对肝癌细胞的杀伤作用明显强于游离蓖麻毒蛋白。脂质体的"归巢现象"和半乳糖受体与半乳糖键相结合的作用，增加了蓖麻毒蛋白对肝癌细胞的靶向性。糖脂脂质体陆续被溶解，不断释放毒蛋白，因此增加了对癌细胞杀伤作用的缓释性，从而提高了其抑癌效果。

（2）通过炮制"解毒"方法处理蓖麻子，以鸡蛋作为辅料，经过加热分解破坏和吸附蓖麻子部分毒性成分，稀释控制了蓖麻子成分的含量，使其毒性大大低于生蓖麻子，而对肿瘤（人肺癌裸小鼠移植瘤模型）的抑瘤率为 80.6%，其抑瘤效果与丝裂霉素相近，证明了此中医炮制方法对减低蓖麻子毒性，保留其抗肿瘤的治疗作用有明显的效果和实用价值。

（3）蓖麻子中所分离的蛋白质 Ro413，与蓖麻毒蛋白（Ricin）具有相同的抗肿瘤活性，但毒性约低 1000 倍。

【常用肿瘤】 常用于艾氏腹水癌、肺癌、肝癌等肿瘤。

【使用注意】 孕妇及便滑者忌服。

参考文献

[1] 鲁小青，陈百先，张今，等．蓖麻毒蛋白糖脂脂质体对肝癌细胞的杀伤作用及其理化特性［J］．同济大学学报（自然科学版），1998（9）：24-26.

[2] 陈百先，丁元生，陈陵际．蓖麻子炮制品抗肺癌作用的实验研究［J］．中国中药杂志，1994（12）：726-727.

[3] 姚乾元．从蓖麻子、相思子和洋刀豆中分离抗肿瘤活性的蛋白质［J］．现代药物与临床，1981（3）：31.

67. 漆姑草

【品种来源】 为石竹科植物漆姑草 *Sagina japonica*（Sw.）Ohwi. 的全草，春夏二季采挖全草，除去泥土，晒干用。别名虎爪草、刷把草、千张细、珍珠草等。

【中药渊源】 地龙叶是土家药特有名称，其在瑶药被称为七勾咪，侗药称为骂巴变，苗药称为赖兵密，是民间常用的中草药，在少数民族地区广泛使用，在土家医治则治法的理论指导下，常在八法中用于清法，七则中用于热则寒之、阻则通之等。

【药物功效】 清热解毒，活血散瘀。

【性味归经】 苦，凉，归肺、肾经。

【临床应用】

(1) 治咳嗽或小便不利：大龙叶一两。煨水服。

(2) 治面寒疼：新瓦焙干为末，热烧酒服。

(3) 治漆疮：漆姑草捣烂，加丝瓜叶汁，调菜油敷。

(4) 治虚汗、盗汗：大龙叶一两。炖猪肉吃。

(5) 治虫牙：漆姑草叶。捣烂，塞入牙缝。

【文献论述】《本草拾遗》："按：漆姑草如鼠迹大，生阶墀间阴处，气辛烈，主漆疮，挼碎敷之，亦主溪毒疮。苏云：此蜀羊泉。羊泉是大草，非细者，乃同名耳。"

【常用剂量】9~15g

【服用方法】内服：煎汤。外用：外敷。

【药理作用】

(1) 漆姑草皂苷（漆姑草体外抗白血病细胞的活性部位）对人白血病细胞株 K_{562} 和 HL_{60} 均显示有一定的抑制作用，多糖对人白血病 K_{562} 细胞可能有弱的抑制作用。

(2) 漆姑草石油醚提取物对人白血病 K_{562} 细胞株的生长具有微弱的抑制作用，对人宫颈癌 Hela 细胞株和人乳腺癌 MCF_7 细胞株均无抑制作用。

【常用肿瘤】对于治疗白血病具有临床意义。

【使用注意】脾胃虚寒者慎用，孕妇禁用。

参考文献

[1] 张素英，周万镜. 漆姑草提取物体外抗肿瘤活性的初步筛选研究［J］. 亚太传统医药，2012，8（8）：21-23.

[2] 张素英，何林. 漆姑草石油醚提取物化学成分分析及抗肿瘤活性筛选［J］. 安徽农业科学，2010，38（28）：15590-15591.

68. 酸汤杆

【品种来源】本品为蓼科植物虎杖 *Polygonum cuspidatum* Sieb. et Zucc. 的干燥根茎和根。春、秋二季采挖，除去须根，洗净，切段或厚片，晒干。别名虎杖、大虫杖、花斑竹、苦杖、酸汤梗、川筋龙、斑庄、斑杖根、大叶蛇总管、黄地榆、酸杖、斑杖、酸桶笋、鸟不踏等。

【中药渊源】酸汤杆是土家药特有名称，其在壮药被称为懂梦来，傣药称为比比罕，苗药称为诺哥底，是民间常用的中草药，在少数民族地区广泛使用，在土家医治则治法的理论指导下，常在八法中用于赶法，七则中用于湿则祛之、肿则消之等。

【药物功效】散瘀定痛，祛风利湿，止咳化痰。

【性味归经】微苦，微凉，归肝、胆、肺经。

【临床应用】

(1) 治月经闭不通，结瘕，腹大如瓮，短气欲死：虎杖根百斤（去头去土，曝干，切），土瓜根、牛膝各取汁二斗。上三味细切，以水一斛，浸虎杖根一宿，明日煎取二斗，内土瓜、牛膝汁，搅令调匀，煎令如饧。每以酒服一合，日再夜一。宿血当下，若病去，止服。

（2）治产后瘀血血痛及坠扑昏闷：虎杖根，研末，酒服。

（3）治五淋：苦杖不计多少，为末。每服二钱，用饭饮下，不拘时候。

（4）治腹内积聚，虚胀雷鸣，四肢沉重，月经不通，亦治丈夫病：高地虎杖根细切二斛，以水二石五斗，煮取一大斗半，去滓，澄滤令净，取好淳酒五升和煎，令如饧。每服一合，消息为度，不知，则加之。

（5）治筋骨痰火，手足麻木，战摇，痿软：斑庄根一两，川牛膝五钱，川茄皮五钱，防风五钱，桂枝五钱，木瓜三钱。烧酒三斤泡服。

（6）治妇人月水不利，腹胁妨闷，背膊烦疼：虎杖三两，凌霄花一两，没药一两。上药，捣细罗为散。不计时候，以热酒调下一钱。

（7）治胆囊结石：虎杖一两，煎服；如兼黄疸，可配合连钱草等煎服。

（8）治红白痢：酸汤杆三钱，何首乌三钱，红茶花三钱，天青地白二钱。煎水兑红糖吃。

（9）治肠痔下血：虎杖根，洗去皴皮，锉焙，捣筛，蜜丸如赤豆，陈米饮下。

（10）治痈肿疼痛：酸汤杆、土大黄为末。调浓茶外敷。

【文献论述】

（1）《本草述》："虎杖之主治，其行血似与天名精类，共疗风似与王不留行类，第前哲多谓其最解暑毒，是则从血所生化之原以除结热，故手厥阴之血脏与足厥阴之风脏，其治如鼓应桴也。方书用以疗痉病者，同于诸清热之味，以其功用为切耳，然于他证用之亦鲜，何哉……方书用以治淋，即丹溪疗老人气血受伤之淋，亦以为要药，于补剂中用之矣。谓虚人服之有损者，与补剂并行，其庶几乎。"

（2）《本草拾遗》："主风在骨节间及血瘀。煮汁作酒服之。"

（3）《药性论》："治大热烦躁，止渴，利小便，压一切热毒。"

（4）《名医别录》："主通利月水，破留血癥结。"

（5）《贵州民间方药集》："收敛止血，治痔瘘，去风湿，发表散寒，散瘀血，外用治火伤。"

（6）《岭南采药录》："治蛇伤，脓疱疮，止损伤痛。"

（7）《医林纂要》："坚肾，强阳益精，壮筋骨，增气力。""敷跌伤折损处，可续筋接骨。"

（8）《本事方》："苦杖根，俗呼为杜牛膝，多取净洗，碎之，以一合，用水五盏，煎一盏，去滓。用麝香、乳香少许，研调下，治妇人诸般淋。鄞县武尉耿梦得，其内人患砂石淋者十三年矣，每漩痛楚不可忍，溺器中小便下砂石剥剥有声，百方不效，偶得此方啜之，一夕而愈，目所见也。"

（9）《滇南本草》："攻诸肿毒，止咽喉疼痛，利小便，走经络。治五淋白浊，痔漏，疮痈，妇人赤白带下。"

【常用剂量】 9～15g

【服用方法】内服：煎汤。外用：适量，或制成煎液，或油膏涂敷。

【药理作用】

（1）虎杖及其提取物白藜芦醇对肝癌具有一定的拮抗作用。

（2）虎杖苷对10种不同来源的恶性肿瘤细胞包括乳腺癌 MCF_7、$MDA-MB_{231}$，肺癌 A_{549}、$NCI-H_{1975}$、宫颈癌Hela、卵巢癌 $SKOV_3$、肝癌 $SMMC_{7721}$、鼻咽癌 CNE_1，白血病 HL_{60} 及 K_{562} 细胞均具有明显的抑制其生长的作用，且生长抑制作用呈剂量和时间-效应关系。虎杖苷对正常乳腺上皮细胞 MCF_{10A} 及肺支气管上皮细胞HBE的毒性作用小于相应的肿瘤细胞。虎杖苷可明显抑制裸鼠移植瘤的生长，且未见明显毒副反应。

（3）低浓度的白藜芦醇即可抑制人宫颈癌Hela细胞的侵袭活性。其可能是通过下调β-catenin蛋白在胞核及胞浆的表达、上调β-catenin蛋白在胞膜的表达来实现的。

（4）虎杖提取物在体外对人肺癌 A_{549} 细胞株有显著的抑制增殖和诱导凋亡作用。虎杖提取物抑制增殖作用机制可能与下调 Ki_{67}、p21ras蛋白表达、细胞周期发生G0/G1期阻滞有关。虎杖提取物诱导凋亡作用机制可能与下调 Bcl_2 蛋白表达，上调Caspase-3、Caspase-8和Caspase-9蛋白表达，经由细胞凋亡的死亡受体和线粒体通路完成凋亡的启动和执行。

（5）虎杖提取物白藜芦醇可抑制人胃癌 SGC_{7901} 细胞的增殖并促进其凋亡，可能的机制是通过抑制PI3K/Akt信号通路来实现的。

（6）结直肠腺瘤向结直肠癌的逐级发展提示，特定的干预因素可延缓或防止浸润性结直肠癌的发展。COX_2 抑制剂的临床试验已经在一定程度上表明，抑制 COX_2 可以防止结直肠腺瘤及其潜在肿瘤的形成，但 COX_2 抑制剂的潜在毒性限制了其作为临床化学治疗替代物的使用。

【常用肿瘤】常用于直肠癌、胃癌、肺癌、宫颈癌、乳腺癌、肝癌等肿瘤。

【使用注意】孕妇慎用。

参考文献

[1] 何立丽，孙桂芝．虎杖及其提取物抗肝癌研究进展［J］．辽宁中医药大学学报，2014（1）：168-170.

[2] 张玉松．虎杖苷抗肿瘤作用及机制研究［D］．苏州：苏州大学，2013.

[3] 付丽华．白藜芦醇对人宫颈癌Hela细胞的凋亡、增殖及侵袭的研究［D］．佳木斯：佳木斯大学，2007.

[4] 于柏艳，孙抒，杨万山，等．虎杖提取物对人肺癌 A_{549} 细胞株抑制增殖和诱导凋亡作用的研究［J］．中成药，2010，48（11）：1972-1975.

[5] 刘俊，徐云虹．虎杖提取物白藜芦醇对人胃癌7901细胞增殖和凋亡的影响［J］．时珍国医国药，2013，24（7）：1627-1629.

[6] 任建琳，季青，陈文婷，等．白藜芦醇防治结直肠癌的研究进展［J］．国际消化病杂志，2014，34（1）：48-51.

69. 壁虎

【品种来源】为壁虎科动物无蹼壁虎（*Gekko swinhoana* Gunther.）、多疣壁虎

（*G. japonicum* Doumeril et Bibron.）、壁虎（*G. chinensis* Gray.）等的全体。夏秋两季捕捉，可于夜间用灯光诱捕，捕后将完整壁虎除去内脏，擦净，用竹片撑开，使其全体扁平顺直，晒干或烘干，应注意勿使尾部脱落。其他尚有多疣壁虎，分布于我国中部；无疣壁虎，分布于我国东南一带；蹼趾壁虎，分布于两广。皆可入药。别名爬壁虎、辟宫子、蝘蜓、天龙、蝎虎、壁宫、地塘虫、守宫。

【中药渊源】壁虎是民间常用的中草药，在少数民族地区广泛使用，在土家医治则治法的理论指导下，常在八法中用于清法，七则中用于惊则镇之、肿则消之等。

【药物功效】祛风定惊，解毒散结。

【性味归经】咸，凉，有小毒，归肝经。

【临床应用】

（1）治破伤风，如角弓反张，筋脉拘急，口噤：辟宫子七枚（微炙），天南星一两（炮裂），腻粉一两，白附子一两（炮裂）。上药捣罗为末，炼蜜和丸如绿豆大。每服不计时候，以温酒研下七丸，以汗出为效，未汗再服。

（2）治瘰疬初起：壁虎一枚，焙研。每日服半分，酒服。

（3）治心虚惊痫：褐色壁虎一枚。连血研烂，入朱砂、麝香少许，薄荷汤调服。继服二陈汤。

（4）治历节风，疼痛不可忍：蛴螬（湿纸裹煨熟，研）三枚，壁虎（研）三枚，地龙（去泥，研）五条，乳香一分（研），草乌头三枚（生，去皮），木香半两，麝香（研）一钱，虎脑（研）半钱。上八味，将草乌头、木香捣罗为末，合研匀，为丸，如干，入少酒煮面糊如梧桐子大。每服三十丸，临卧乳香酒下。

（5）治瘫痪，手足走痛不止（非痛勿用）：御米壳（蜜炒）一钱，陈皮五钱，壁虎（炙黄）、乳香、没药、甘草各二钱五分。上为末，每服三钱，煎服。

（6）治反胃膈气：地塘虫七个（砂锅炒焦），木香、人参、朱砂各一钱半，乳香一钱，为末，蜜丸梧子大。每服七丸，木香汤下，早晚各一服。

（7）治久年惊痫，心血不足：守宫一两，珍珠、麝香、片脑各一字（研细）。上将守宫一个，以铁钤钤定，剪去四足，连血细研，入珍珠、麝香、片脑各一字许，研细，薄荷汤调作一服。先须用夺命散逐下痰涎，或用吐法，次服此药。

（8）治疠风：蝎虎一条（焙干），大蚕沙五升（筛净，水淘二遍，晒干），白面四斤或五斤，拌蚕沙为络索，晒干。上为末，每服一二合，熬柏叶汤调服，食前，日三服。

（9）治痈疮大痛：壁虎焙干研末，油调敷之。

【文献论述】

（1）《四川中药志》："祛风，破血积包块，治肿痛。"

（2）《本草纲目》："治中风瘫痪，手足不举，或历节风痛，及风痉惊痫，小儿疳痢，血积成痞，厉风瘰疬，疗蝎螫。"

【常用剂量】2~5g

【服用方法】内服：焙研入丸、散。外用：研末调敷。

【药理作用】

（1）壁虎醇提物（GEE）可抑制宫颈癌 SiHa 细胞侵袭和迁移，其机制可能与 E 钙黏蛋白表达的上调、VEGF 和 Rac1 表达的下调有关。

（2）全蝎、蜈蚣、壁虎高、中、低三个剂量组均有抑瘤作用，抑瘤效应与剂量相关，各剂量组随着药物剂量的增大，瘤体重量逐渐减轻，抑瘤率逐渐增高。经实验证实，全蝎、蜈蚣、壁虎能抑制小鼠 Lewis 肺癌的生长。

（3）分离纯化后的壁虎肽类成分具有较好的广谱抗癌活性，且具有一定的抗癌选择性。对其中活性好且纯度高的寡肽进行了结构解析，对壁虎抗肿瘤肽类成分在缺少基因组库数据的条件下，利用串联质谱从头解析结构做出初步探索。

（4）随着 GEE 剂量的增加，caspase-3 蛋白表达逐渐增多，提示 GEE 可剂量依赖性调控 caspase-3 蛋白的表达，诱导 Hep_2 细胞的凋亡。

（5）壁虎醇提物体内外有明显抑制肝癌细胞增殖、促进肝癌细胞凋亡的作用，并呈剂量时间依赖关系。壁虎醇提物可有效抑制缺氧诱导下 $HepG_2$ 细胞增殖，降低 HIF-1α 的蛋白表达。壁虎醇提物具有免疫调节作用。

（6）多疣壁虎 60%醇提物Ⅰ、生物碱样物质Ⅱ能显著抑制肝癌细胞株 QGY_{7701}、食管癌细胞株 $CaEs_{17}$生长，且都具有时间、剂量依赖性。提取物Ⅰ可以延长 H_{22}、ECA 腹水瘤小鼠的生存时间，降低 S_{180}、H_{22}实体瘤小鼠瘤重。

【常用肿瘤】常用于宫颈癌、肺癌、乳腺癌、喉癌、肝癌、食管癌等肿瘤。

【使用注意】阴虚血少，津伤便秘者慎服。

参考文献

[1] 葛文静，段冷昕，刘玲，等．壁虎醇提物抑制人宫颈癌 SiHa 细胞迁移及侵袭的研究［J］．中国临床药理学杂志，2016，10：913-916.

[2] 彭平亚．全蝎、蜈蚣、壁虎治疗肺癌的临床调研及各药对小鼠 Lewis 肺癌的抑瘤实验［D］．广州：广州中医药大学，2011.

[3] 王璐．中药壁虎多肽成分的体外抗肿瘤筛选及其结构解析［D］．济南：山东中医药大学，2014.

[4] 崔朝初，王建刚，段冷昕，等．壁虎醇提物诱导人喉癌细胞 Hep_2凋亡的实验研究［J］．天然产物研究与开发，2013，04：551-554.

[5] 罗文军．壁虎醇提物抗肝癌作用及机制研究［D］．洛阳：河南科技大学，2011.

[6] 王悦怡．多疣壁虎提取物抗肿瘤作用研究［D］．长春：吉林大学，2012.

70. 藤贝母

【品种来源】本品为葫芦科植物土贝母 *Bolbostemma paniculatum*（Maxim.）Franquet. 的干燥根茎。秋季采挖，洗净，掰开，煮至无白心，取出，晒干。别名土贝、大贝母、地苦胆、草贝。

【中药渊源】藤贝母是土家药特有名称，是民间常用的中草药，在少数民族地区广泛使用，在土家医治则治法的理论指导下，常在八法中用于赶法，七则中用于肿则消之等。

【药物功效】散结，消肿，解毒。

【性味归经】苦，凉，归肺、脾经。

【临床应用】

（1）治手发背：生甘草、炙甘草各五钱，皂刺二钱五分，土炒土贝五钱五分，半夏一钱五分，甲片二钱五分（炒黑），知母二钱五分。加葱、姜、水、酒煎。

（2）治鼠疮：大鲫鱼一尾，皂角内独子，每岁一个，川贝母二钱，土贝母二钱。将皂角子、贝母入鱼肚内，黄泥包裹，阴阳瓦炭火焙干存性，研细末。每服三钱，食后黄酒调服，忌荤百日。

（3）治颈淋巴结核未破者：土贝母三钱，水煎服，同时用土贝母研粉，醋调外敷。

（4）治毒蛇咬伤：急饮麻油一碗，免毒攻心，再用土贝母四五钱为末，热酒冲服，再饮尽醉，安卧少时，药力到处，水从伤口喷出，候水尽，将碗内贝母渣敷伤口。

（5）治疗疣病：用土贝母搽剂治疗疣病有效率为89.7%，用土贝母注射液的有效率为66%，进一步提取土贝母皂苷，包括土贝母皂苷注射液肌内注射（每次2mg，每日1~2次），土贝母皂苷搽剂局部涂擦（每日2~4次），治疗扁平疣、寻常疣、传染性疣等共252例，痊愈219例，好转8例，无效4例。

（6）治乳腺增生及乳癌：采用乳疾散膏外敷（郁金、王不留行、穿山甲、山慈菇、土贝母）治疗乳腺增生83例，总有效率为97.6%。此外，土贝母的提取物注射剂也可用来治疗乳腺癌，效果良好。

【文献论述】

（1）《本草从新》："治外科痰毒。"

（2）《百草镜》："能散痈毒，化脓行滞，解广疮结毒，除风湿，利痰，敷恶疮敛疮口。"

（3）《陕西中草药》："清热解毒消肿。治淋巴腺结核、急性乳腺炎初起、痈肿。"

【常用剂量】4.5~9g

【服用方法】外用：适量，研末敷患处。

【药理作用】

（1）土贝母提取物中的皂苷甲对多种人癌细胞的生长均有明显的抑制效果，各种人癌细胞对皂苷甲的敏感性按下列次序递增：胃癌<宫颈癌<结肠癌<胰腺癌<神经母细胞癌<神经胶质母细胞癌。此外土贝母对肺癌细胞、鼻咽癌细胞、肝癌细胞、肾癌细胞、舌癌细胞都有很强的抑制作用。

（2）土贝母皂苷体外对HBV-DNA抑制作用显著，有抗乙型肝炎病毒的作用。

（3）土贝母总皂苷及其A、D成分具有较强的杀精子作用。其瞬间杀精的质量分数分别为0.04%、0.04%及0.03%。其杀精机理主要是破坏精子的生物膜系统，使精子的质膜、顶体及线粒体受损。

（4）土贝母皂苷甲和土贝母皂苷乙对大鼠实验性变态反应性脊髓炎、特异性超敏反应有抑制作用。无论腹膜内给药或口服给药，对小鼠血清溶血素生成、IgG含量及总补体活性均无明显影响。

【常用肿瘤】常用于宫颈癌、胃癌等肿瘤。

【使用注意】脾胃虚寒及寒痰、湿痰者慎服。反乌头。

（1）《本草经集注》："恶桃花。畏秦艽、矾石、莽草。反乌头。"

（2）《本草经疏》："寒湿痰及食积痰火作嗽，湿痰在胃恶心欲吐，痰饮作寒热，脾胃湿痰作眩晕及痰厥头痛，中恶呕吐，胃寒作泄，并禁用。"

参考文献

[1] 苗云三．法定中药药理与临床［M］．北京：世界图书出版公司，1998：67-69.

[2] 马润娣，于立坚，西野辅翼，等．土贝母皂苷甲抗肿瘤活性的研究［J］．中国肿瘤临床，1994，21（6）：446.

[3] 胥戈．土贝母化学成分及药理研究概况［J］．时珍国药研究，1992，3（4）：183-184.

[4] GuangCheng，YunZhang，XiangZhang，et al. Tubei moside V（1），a new cyclic bisdesmo side from tubers of Bolbostemma paniculatum，functions by inducing apoptosisin human glioblastoma U87MG cells［J］．Bioorganic&Medicinal Chemistry Letters，2006，16（17）：4575.

[5] 金鹏飞，郑春辉，裴月湖．中药土贝母研究进展［J］．沈阳药科大学学报，2003，20（2）：152.

[6] 周艳萌，吴中明，向晓波．土贝母皂苷体外抗乙型肝炎病毒的药效研究［J］．时珍国医国药，2006，17（11）：2134.

[7] 李兴华，王朋，李晓玉，等．土贝母皂苷 A 对动物免疫功能的影响［J］．中国药房，1998，9（1）：13-14.

71. 魔芋

【品种来源】天南星科魔芋属植物魔芋 *Anorphophallus konjac* K. Koch，以球状块茎入药。夏秋采挖，除去地上茎叶及须根，洗净，阴凉处风干。别名蒟蒻、花杆南星、花杆莲、麻芋子、花伞把。

【中药渊源】魔芋是土家药特有名称，其在瑶药被称钳头浮，是民间常用的中草药，在少数民族地区广泛使用，在土家医治则治法的理论指导下，常在八法中用于清法，七则中用于肿则消之等。

【药物功效】消肿散结，解毒止痛。

【性味归经】辣，凉，归心、肝经。

【临床应用】治疗癌肿：首先口服中药，知柏地黄汤加魔芋、地龙、虎杖；其次用中药熏蒸浸泡双足，使药力直达病所，药用魔芋、艾叶、透骨草、威灵仙、木瓜、红花、鸡血藤；静脉滴注蛇毒清栓酶加黄芪注射液，治疗 1 个月，下肢麻木消失，皮温及痛、痒感觉正常，血糖稳定，予出院。

【文献论述】

（1）《本草从新》："治外科痰毒。"

（2）《百草镜》："能散痈毒，化脓行滞，解广疮结毒，除风湿，利痰，敷恶疮敛疮口。"

（3）《陕西中草药》："清热解毒消肿。治淋巴腺结核，急性乳腺炎初起，痈肿。"

【常用剂量】4.5~9g

【服用方法】外用：适量，研末敷患处。

【药理作用】

（1）茅彩萍等用魔芋精粉对四氧嘧啶糖尿病大鼠模型进行了试验，结果在给药两周末显著降低模型大鼠的空腹血糖值，大鼠糖耐量明显增加。魔芋精粉可使四氧嘧啶糖尿病大鼠的胰岛结构逐步恢复和改善，降血糖作用在一定给药浓度范围内呈一定的量效关系。

（2）陈黎等对魔芋的降血脂作用进行了研究。高血脂组小鼠每天喂高脂溶液，低聚糖组在高血脂溶液中加入30%魔芋低聚糖，结果低聚糖组小鼠血清中三酰甘油（TG）较高脂组降低29%，总胆固醇（TC）降低32%，高密度脂蛋白胆固醇（HDL-C）升高35%，与高脂组比较 $P<0.001$，降脂作用较为明显。

（3）白魔芋可促进排便、缩短排便时间。由于KGM有极强的吸水性，可吸水膨胀80~100倍，增加粪便的含水量，软化大便。KGM还具有凝胶性、黏结性、可形成黏稠的溶胶，有润肠作用，减少肠道内有害物质的重吸收。

（4）魔芋中魔芋葡甘露聚糖KGM可延缓脑神经胶质细胞、心肌细胞和大中静脉内皮细胞的老化，调节脂代谢；改善细胞表面电荷，降低血液黏滞性，具有抗衰老作用。

【常用肿瘤】可用于治疗糖尿病、高血脂症等疾病。

【使用注意】孕妇禁用，脾胃虚寒者慎用。

参考文献

[1] Mao CP, Xu NY, Gu ZL. Hypoglycemic effects of Amorphophalls Konjac in alloxan diabet rats [J]. Chin J Mod Appl Pharm, 2001, 18 (3): 185-187.

[2] Chen L, Yang YY, Yan SZ. The effects of Konjac oligosaccharides on decreasing blood lipid [J]. Chin J Biochem Pharm, 2002, 23 (4): 181-182.

[3] Cui X, Jiang XC, Zhou P. Purgative effect of Amorphophallus albus [J]. J Chin Med Mater (中药材), 1996, 19 (12): 627-629.

[4] Liu H. Effects of glucomannan on nitric oxide, endothelin, and lipid peroxidation in atherosclerotic rabbits [J]. Chin J ClinPharm Ther, 2002, 7 (6): 534-535.

72. 八爪金龙

【品种来源】为紫金牛科紫金牛属植物百两金 *Ardisiacrispa*（Thunb.）DC.，以根茎及叶晒干入药。夏、秋季采集。别名高八爪、百两金、八爪根、铁雨伞、八爪龙、开喉箭。

【中药渊源】开喉箭是土家药特有名称，苗药称为八爪金龙，是民间常用的中草药，在少数民族地区广泛使用，在土家医治则治法的理论指导下，常在八法中用于清法，七则中用于热则寒之、肿则消之等。

【药物功效】清热解毒，清咽利喉，消肿止痛。

【性味归经】苦，平，归肺经。

【临床应用】

（1）急性扁桃体炎：八爪金龙根、射干各4钱，煎水含服。

（2）风火喉痛：八爪金龙根2钱，水煎服，或频频含咽。

（3）治疗慢性咽炎：对100例慢性咽炎患者给予以中药八爪金龙为主药的自拟慢咽平方剂进行加减治疗。以10天为1个疗程，最短2个疗程，最长6个疗程。临床治愈10例，显效78例，有效7例，无效5例，总有效率为95%，效果显著。

【文献论述】

（1）《本草图经》："治壅热咽喉肿痛，含一寸许咽津。晒干用，治风涎。"

（2）《分类草药性》："治风湿筋骨疼痛。"

（3）《天宝本草》："治咽喉红肿，火牙肿疼。"

（4）《福建中草药》："清热利湿。治湿热黄疸，痢疾，白浊，睾丸肿大坠痛，秃疮，疥癣。"

【常用剂量】15~25g

【服用方法】内服：水煎，或浸酒。外用：捣烂敷患处。

【药理作用】

（1）八爪金龙中岩白菜素及其衍生物对白血病细胞、肺癌细胞、口腔上皮癌细胞、宫颈瘤等具有明显抑制作用。

（2）八爪金龙中岩白菜素具有良好的抗HIV病毒作用。

（3）八爪金龙中含有三萜皂苷、香豆素类等多种化合物，还具有抗肿瘤活性，以及抗生育、抑制血小板凝聚、降低血压、收缩子宫、抑制cAMP磷酸二酯酶等多方面作用。

【常用肿瘤】常用于肺癌、口腔上皮癌、宫颈瘤等肿瘤。

【使用注意】孕妇慎用。

参考文献

[1] 袁培川．自拟慢咽平汤治疗100例慢性咽炎的疗效观察［J］．贵阳中医学院学报，2010，05：41.

[2] 王刚，麻兵继．岩白菜素的研究概况［J］．安徽中医药大学学报，2002，21（6）：59-62.

[3] 边宝林，王素芬，杨健，等．朱砂根及同属植物中三萜总皂苷及制备方法［P］．中国专利，1270174. 2000. 10. 18.

[4] 张伟，李锟，李东，等．朱砂根化学成分和药理作用研究进展［J］．中国实验方剂学杂志，2011，17（11）：279-282.

[5] 宿树兰，李永辉，欧阳臻，等．紫金牛属药用植物中三萜皂苷成分的研究进展［J］．中药材，2003，26（2）：144-148.

73. 三叶青

【品种来源】为葡萄科崖爬藤属植物三叶青 *Tetrastigma hemsleyanum* Diels et Gilg. 全

年可采，晒干或者鲜用，以块根、全草入药。别名金线吊葫芦、三叶扁藤、丝线吊金钟、石老鼠、石猴子、土经丸、小扁藤。

【中药渊源】 三叶青是土家族特有名称，在瑶药中称巴腩青美。在土家医治则治法的理论指导下，其味苦、辣、凉，常在七法中用于清法、赶法；其因药物具有清热解毒、活血祛风、化痰之功，可归于“七十二风”，在八则中用于热则寒之、阻则通之等，多用于治毒十法中的“清毒法”。

【药物功效】 活血祛风，清热解毒，化痰。

【性味归经】 辣、苦、凉，归肺、脾经。

【临床应用】

（1）治恶性肿瘤相关疾病：随机选取107例TNBC患者，分为治疗组和对照组，分别是55例和52例。对照组予TEC或FEC方案化疗，化疗后第3天让治疗组开始服用三叶青散结抗癌方。结果显示FEC方案新辅助化疗4个周期后，治疗组明显优于对照组。

（2）治恶性肿瘤：用金芪片（三叶青、黄芪、人参皂苷）治疗恶性肿瘤120例，完全缓解及部分缓解共94例，总有效率78.33%。

（3）治疗恶性淋巴瘤：临床应用振元抑瘤方治疗恶性淋巴瘤，全方具有扶正固本、益气养阴、解毒散结、清热化痰功效，方中应用三叶青，起到清热解毒的作用。

（4）治蚊虫叮咬所致红肿发炎及溃烂：临床经验认为三叶青对蚊虫叮咬有奇特的疗效，包括一些不能用化学合成的药剂过敏性皮肤，三叶青治疗有效。

（5）治肛裂：研究发现三叶青对肛裂的治疗具有很好的效果。

（6）自拟三叶青石膏汤，方中含三叶青、金银花、鱼腥草各15g，生石膏（先煎）30g，麦冬20g，连翘、白僵蚕、黄芩、生谷芽、生麦芽各10g，生甘草6g，治疗小儿外感发热效果满意。

【文献论述】

（1）《江西草药》：“治小儿高热惊厥。”

（2）《浙江民间常用草药》：“治小儿风热，惊风和疝气痛。”

（3）《江西草药》：“治肺炎。”

（4）《江西草药》：“治肝炎。”

（5）《中草药新医疗法资料选编》：“治银环蛇咬伤。”

（6）《浙江民间常用草药》：“治蛇咬。”

【常用剂量】 3~9g

【服用方法】 内服：水煎。外用适量，以酒或水磨搽患处；或捣汁。

【药理作用】

（1）利用三叶青水提物对$Hela_{229}$和A_{375}细胞的抑制作用实验研究结果显示，三叶青水提物体内、体外均具有抗肿瘤作用。

（2）研究证实三叶青藤醇提物有显著的抗炎作用，并且毒性较小。

（3）三叶青提取物对酵母所致发热的大白鼠有明显的解热作用，并且体温调节中枢介质 5-HT、NE、DA 的含量直接关系到其解热作用。

（4）不同剂量的三叶青提取物作用于小鼠的胸腺、脾脏及 NK 细胞，均能提高刀豆蛋白（ConA）诱导的小鼠脾淋巴细胞的增殖能力和绵羊红细胞诱导小鼠左后足趾部 DTH（肿胀）的厚度差 24 小时测量值，提高小鼠细胞免疫功能。三叶青提取物具有增强单核-巨噬细胞吞噬功能的作用。

（5）三叶青提取物作为一种抑癌基的 BRCA1，不仅能抑制细胞生长，还参与基因转录调节、细胞周期调控、DNA 凋亡及其损伤修复等重要细胞活动，在基因稳定性维持中起重要作用。

【常用肿瘤】常用于淋巴癌、肝癌、肺癌、胃癌、结肠癌等肿瘤。

【使用注意】孕妇禁服。

参考文献

[1] 吕晓皑，王蓓，陈建彬，等．三叶青散结抗癌方对三阴性乳腺癌新辅助化疗患者病理完全缓解率的影响［J］．中医杂志，2014，55（23）：2016-2019.

[2] Windoffer R，Wöll S，Strnad P，et al. Identification of novel principles of keratin filament network turn-over in living cells.［J］. Molecular Biology of the Cell，2004，15（5）：2436-2448.

[3] Wetzels R H，Kuijpers H J，Lane E B，et al. Basal cell-specific and hyperproliferation-related keratins in human breast cancer.［J］. American Journal of Pathology，1991，138（3）：751-763.

[4] 魏克民，丁刚强，浦锦宝，等．中草药三叶青抗肿瘤作用机制实验研究和临床应用［J］．医学研究杂志，2007，36（11）：41-43.

[5] 徐缨，何煜舟，史奎钧．史奎钧治疗恶性淋巴瘤经验［J］．中华中医药杂志，2015（4）：1110-1112.

[6] 吉庆勇．三叶青治疗蚊虫叮咬［J］．中医杂志，2010，51（S2）：119.

[7] 相鲁闽．金线吊葫芦外治肛裂［J］．中国民间疗法，2003，11（11）：26.

[8] 徐有水．三叶青石膏汤治疗小儿外感发热 72 例［J］．实用中医药杂志，2006，22（7）：412.

[9] 丁丽，纪其雄，吕雯婷，等．三叶青水提物体内、体外抗肿瘤作用的研究［J］．中成药，2013，35（5）：1076-1078.

[10] 李江，邓航，付翔，等．三叶青藤醇提物的急性毒性及抗炎作用研究［J］．时珍国医国药，2011，22（2）：312-313.

[11] 杨雄志，王翰华．三叶青提取物解热作用及对大白鼠下丘脑 5-羟色胺、去甲肾上腺素、多巴胺含量的影响［J］．长春中医药大学学报，2013，29（5）：774-775.

[12] 徐彩菊，丁钢强，孟佳，等．中药三叶青提取物抗肿瘤机制初探［J］．中国卫生检验杂志，2006，16（1）：14-16.

[13] Cai-Ju XU，Ding GQ，Jian-Yun FU，et al. Immunoregulatory Effects of Ethyl-acetate Fraction of Extracts from Tetrastigma Hemsleyanum Dielset. Gilg on Immune Functions of ICR Mice［J］．生物医学与环境科学（英文版），2008，21（4）：325-331.

[14] 詹启敏．分子肿瘤学［M］．北京：人民卫生出版社，2005：123.

74. 三角枫

【品种来源】本品为五加科常春藤属植物中华常春藤 *Hedera nepalensis* K. Koch

var. sinensis（Tobl.）Rehd.，全年采收，全草入药，切段晒干，可随采鲜用。别名常春藤、追风藤、钻天风、上树蜈蚣、爬树龙、岩筋、风藤、扒岩枫。

【中药渊源】三角枫是土家族特有名称，在苗药中称加枪幼，在瑶药中称朴莫亮。在土家医治则治法的理论指导下，其味苦、辛、温，属于热性药，常在七法中用于赶法、温法；因药物具有活血通络、祛风除湿、消肿止痛之功，在八则中用于阻则通之、肿则消之等，常用于治毒十法中的“化毒法”。

【药物功效】活血通络，祛风除湿，消肿止痛。

【性味归经】苦、辣，温，归肝、脾经。

【临床应用】

（1）治肝炎：常春藤、败酱草，煎水服。

（2）治产后感风头痛：常春藤三钱，黄酒炒，加红枣七个，水煎，饭后服。

（3）治衄血不止：龙鳞薜荔研水饮之。

（4）治口眼歪斜：三角枫五钱，白风藤五钱，钩藤七个。泡酒一斤。每服药酒五钱，或蒸酒适量服用。

（5）治伴有痰咳的急性支气管炎：361 名受试者年龄≥18 岁（男性和女性），临床诊断为急性支气管炎伴咳嗽，每天咳嗽发作次数≥10，支气管黏液分泌过多，不易咳出，支气管炎严重程度评分（BSS）≥5。受试者随机进入实验组（药物治疗组）或对照组（安慰剂治疗组）。实验组 182 人服用百里香-常春藤叶糖浆合剂 Bronchipret，每次口服 5.4mL，每日 3 次，连服 11 日；对照组服用安慰剂糖浆，用法及用量同实验组。结果显示，实验组优于对照组且安全。

【文献论述】

（1）《本草纲目》：“主风湿流注疼痛，及痈疽肿毒。”

（2）《本草再新》：“治肝郁，补脾利湿，去风滑痰，通行经络，行血和血，并能理气。”

（3）《草木便方》：“治小儿慢惊，风痰。除刀伤犬咬毒。”

（4）《分类草药性》：“治筋骨疼痛，风湿麻木，泡酒服。能洗疮毒。”

（5）《开宝本草》：“平肝顺气，明目，治头晕。”

（6）《中国药植图鉴》：“治小儿白癣肿毒。”

【常用剂量】15~25g

【服用方法】内服：水煎。外用：适量，以酒或水磨搽患处；或捣汁。

【药理作用】

（1）三角枫中常春藤皂苷元能抑制肠癌 LOVO 细胞增殖，对肠癌细胞侵袭、黏附、迁移能力有着明显的影响，是一种良好的抗肿瘤药物。

（2）三角枫中皂苷元对人胃癌细胞 MGC_{803} 的增殖具有抑制作用；常春藤皂苷元能抑制人胃癌细胞 MGC_{803} 的黏附能力、侵袭能力和迁移能力。

（3）三角枫中 α-常春藤皂苷能显著抑制人脑胶质母细胞瘤细胞 U_{251} 细胞的增殖、诱导细胞凋亡，其作用机制可能与线粒体凋亡有关。

（4）制作大鼠慢性不可预知温和应激建立外源性抑郁模型，以及新生大鼠注射氯丙嗪制备内源性抑郁模式，通过这两种抑郁模型初步证实了常春藤皂苷元具有一定的抗抑郁作用，而这种抗抑郁作用是慢性起效的，其抗抑郁机制有待进一步研究。

（5）常春藤皂苷 C（HsC），以及从黑海常春藤 *H. colchicaK.* Koch. 中分得的黑海常春藤皂苷（拟）-E（HcE）和-F（HcF）通过阻断缓激肽或炎症介质产生抗炎作用，该阻断作用可能是通过影响前列腺素途径而实现的。

【常用肿瘤】常用于肠癌、胃癌、人脑胶质母细胞瘤等肿瘤。

【使用注意】无。

参考文献

[1] 胡克章．百里香和常春藤叶混合物的液体提取物对伴有痰咳的成年人急性支气管炎的有效性和可耐受性［J］．国外医药（植物药分册），2007（5）．

[2] 刘包欣子，王瑞平，邹玺，等．常春藤皂苷元对结肠癌细胞 LOVO 增殖、黏附、侵袭和迁移能力的影响［J］．南京中医药大学学报，2013，29（1）：44-47．

[3] 刘包欣子，王瑞平，邹玺，等．常春藤皂苷元对胃癌细胞 MGC_{803}增殖、黏附、侵袭和迁移能力的影响［J］．中国实验方剂学杂志，2013，19（4）：212-215．

[4] 张铁，彭翠平，王永林，等．α-常春藤皂苷抗肿瘤作用机制研究［J］．中药新药与临床药理，2015，26（2）：175-179．

[5] 梁宝方，郭海彪，袁欣，等．常春藤皂苷元抗抑郁药效评价［J］．中国药理学与毒理学杂志，2012（3）．

[6] Gepdiremena，张曼（摘）．常春藤中的 4 种皂苷对角叉莱胶引起的大鼠足肿胀的急性抗炎作用［J］．现代药物与临床，2006，21（3）：129．

75. 三步跳

【品种来源】本品为天南星科植物半夏 *Pinellia ternata*（Thunb.）Breit. 的干燥根茎。夏、秋二季采挖，洗净，除去外皮，晒干或烘干。别名半夏、三叶半夏、三叶老、水玉、地文、和姑、害田、示姑、麻玉果、燕子尾。

【中药渊源】三步跳是土家药特有名称，在苗药中称科辣，在土家医治则治法的理论指导下，其味辣、温，属于热性药，常在七法中用于止法、温法；因药物具有消痞散结、燥湿化痰之功，在八则中用于阻则通之、湿则祛之等，常用于治毒十法中的“散毒法”。

【药物功效】消痞散结，燥湿化痰，降逆止呕，无名肿毒。

【性味归经】辣、温，有毒，归脾、胃、肺经。

【临床应用】

（1）治湿痰喘急，止心痛：半夏不拘多少，香油炒，为末，粥丸梧子大。每服三五十丸，姜汤下。

（2）治痰饮咳嗽：大半夏一斤，汤泡七次，晒干，为细末，用生绢袋盛贮，于瓷盆内用净水洗，除去粗根，将洗出半夏末就于盆内日晒夜露，每日换新水，七日七夜了，澄去水，晒干，每半夏粉一两，入飞过细朱砂末一钱，用生姜汁糊为丸，如梧桐子大。每服七十丸，用淡生姜汤下，食后服。

（3）治心下有支饮：半夏一升，生姜半斤。上二味，以水七升，煮取一升半，分温再服。

（4）治胃反呕吐者：半夏二升（洗完用），人参三两，白蜜一升。上三味，以水一斗二升，和蜜扬之二百四十遍，煮药取二升半，温服一升，余分再服。

（5）治喉痹肿塞：生半夏末搐鼻内，涎出效。

（6）治产后晕绝：半夏末，冷水和丸，大豆大，纳鼻中。

（7）治慢性支气管炎：有报道用法半夏原粉压片，每日剂量3g，经102例临床验证，治疗慢性气管炎确有较好疗效。

【文献论述】

（1）《神农本草经》：生伤寒寒热，心下坚，下气，喉咽肿痛，头眩胸胀，咳逆，肠鸣，止汗。

（2）《药性论》：消痰涎，开胃健脾，止呕吐，去胸中痰满，下肺气，主咳结。新生者摩涂痈肿不消，能除瘤瘿。气虚而有痰气，加而用之。

（3）《日华子本草》：治吐食反胃，霍乱转筋，肠腹冷，痰疟。

（4）《本草图经》：主胃冷，呕哕。

（5）《医学启源》：治寒痰及形寒饮冷，伤肺而咳，大和胃气，除胃寒，进饮食。治太阳痰厥头痛，非此不能除。

（6）《主治秘要》：燥胃湿，化痰，益脾胃气，消肿散结，除胸中痰涎。朱震亨：治眉棱骨痛。

（7）《本草纲目》：治腹胀，目不得瞑，白浊，梦遗，带下。

（8）《名医别录》：消心腹胸膈痰热满结，咳嗽上气，心下急痛坚痞，时气呕逆；消痈肿，堕胎，疗痿黄，悦泽面目。生令人吐，熟令人下。

【常用剂量】 3~9g

【服用方法】 内服：煎汤；或入丸、散。外用：适量，或研末、汁涂，以酒调敷患处。

【药理作用】

（1）从三步跳新鲜鳞茎中分离的外源性凝集素（PTA，低分子蛋白）可凝集人肝瘤细胞、艾氏腹水癌和腹水型肝癌细胞；其多糖组分PMN也有活化抗肿瘤作用。

（2）用不同质量浓度的三步跳总生物碱（2.5~50μg/mL）处理A_{549}人肺癌细胞株，MTT结果显示，三步跳总生物碱对肺癌细胞的增殖具有明显抑制作用。

（3）三步跳总生物碱能抑制人肝癌细胞QJY_{7703}的增殖，降低其集落形成率，且具有损伤肝癌细胞DNA作用。

（4）三步跳总生物碱能抑制人胃癌SGC_{7901}细胞的增殖，降低集落形成率。

（5）三步跳总生物碱对人乳腺癌细胞$MDA-MB_{435S}$增殖有显著的抑制作用。

（6）三步跳总生物碱对慢性髓性白血病细胞（K_{562}）有抑制作用，能损伤悬浮生

长的 K_{562} 细胞形态，抑制其增殖。

（7）从三步跳中分离出的半夏蛋白，是三步跳中抗早孕有效成分或有效成分之一。

（8）三步跳水煎醇沉液具有抗大鼠幽门结扎性溃疡、消炎痛性溃疡及应激性溃疡的作用，其抗溃疡作的药理基础是减少胃液分泌、降低胃液游离酸度和总酸度、抑制胃蛋白酶活性、保护胃黏膜、促进胃黏膜的修复等。

（9）三步跳具有降低全血黏度、明显抑制红细胞的聚集和提高红细胞变形能力的作用。

（10）以二磷酸腺苷（ADP）、胶原为诱导剂时，三步跳对血小板的聚集具有延迟作用。

（11）三步跳总生物碱与镇咳祛痰的相关性最大。

【常用肿瘤】常用于乳腺癌、肝癌、肺癌、胃癌等肿瘤。

【使用注意】一切血证及阴虚燥咳、津伤口渴者忌服。不宜与乌头类药材同用。

（1）《本草经集注》："射干为之使。恶皂荚。畏雄黄、生姜、干姜、秦皮、龟甲。反乌头。"

（2）《药性论》："忌羊血、海藻、饴糖。柴胡为之使。"

（3）张元素："诸血证及口渴者禁用。孕妇忌之，用生姜则无害。"

（4）《医学入门》："凡诸血证及自汗，渴者禁用。"

参考文献

[1] 马兴民．新编中药炮制法（增订本）[M]．西安：陕西科学技术出版社，1984：163.

[2] Riordan JF. Biochemistry of zinc. [J]. Medical Clinics of North America，1976，60（60）：661-674.

[3] 周茜，唐瑛，孙欢，等．半夏总生物碱对人肺癌细胞增殖的抑制作用 [J]．药学实践杂志，2013，31（1）：38-41.

[4] 陈雅琳，刘李娜，唐瑛，等．半夏总生物碱对人肝癌细胞增殖的抑制作用研究 [J]．海军医学杂志，2014，35（1）：5-8.

[5] 孙欢，唐瑛，周茜，等．半夏总生物碱对人乳腺癌细胞增殖的抑制作用 [J]．华南国防医学杂志，2012，26（5）：411-414.

[6] 陈雅琳，唐瑛，王庆敏，等．半夏总生物碱对人胃癌细胞增殖的抑制作用 [J]．海军医学杂志，2014，35（3）：179-182.

[7] 李万军，马新焕，王建良．半夏的药理作用 [J]．西部中医药，2012，25（9）：129-131.

[8] 陆跃鸣，吴皓，王耿．半夏各炮制品总生物碱对慢性髓性白血病细胞（K_{562}）的生长抑制作用 [J]．南京中医药大学学报，1995（2）：84-85.

[9] 陶宗晋，徐琴钰，吴克佐，等．半夏蛋白的分离、结晶、生物活力和一些化学性质 [J]．Acta Biochimica Et Biophysica Sinica，1981（1）：79-84.

[10] 刘守义，尤春来，王义明．半夏抗溃疡作用的实验研究 [J]．中药药理与临床，1993（3）：27-29.

[11] 蒋文跃，杨宇，李燕燕．化痰药半夏、瓜蒌、浙贝母、石菖蒲对大鼠血液流变性的影响 [J]．中医杂志，2002，43（3）：215-216.

[12] 张小丽，谢人明，冯英菊．四种中药对血小板聚集性的影响 [J]．西北药学杂志，2000，15

(6): 260-261.
[13] 曾颂，李书渊，吴志坚，等. 半夏镇咳祛痰的成分-效应关系研究 [J]. 中国现代中药，2013，15 (6): 452-455.

76. 山慈菇

【品种来源】 本品为兰科植物杜鹃兰 *Cremastraappendiculata*（D. Don）Makino.、独蒜兰 *Pleionebulbocodioides*（Franch.）Rolfe. 或云南独蒜兰 *Pleioneyunnanensis* Rolfe. 的干燥假鳞茎。夏、秋采挖取假球茎，除去枯茎基鳞叶、须根，洗净，煮至透心，晾至半干，再晒干备用。别名毛慈菇、独蒜兰习、茅慈菇、金灯花、采配兰、鹿蹄草。

【中药渊源】 山慈菇是土家族药物，在苗药中称为比摇扁。在土家医治则治法的理论指导下，其味甜、辣，凉，属于中性药，常在七法中用于清法、温法；其因药物具有清热解毒、散瘀消肿之功，属于“七十二七”；在八则中用于阻则通之、热则寒之等，常用于治毒十法中的“清毒法”。

【药物功效】 清热解毒，散瘀消肿，无名肿毒。

【性味归经】 甜、辣，凉，归肝、胃、肺经。

【临床应用】

（1）治痈肿疮瘘，瘰疬结核：醋磨敷之。

（2）治肺癌：将中晚期肺癌患者 90 例随机分为 2 组，各 45 例；对照组采取常规剂量化疗，观察组在对照组的基础上给予山慈菇方治疗，疗程为 6 周，观察比较 2 组中医症状评分、生活质量评分及临床疗效。总有效率，治疗组为 88.89%，对照组为 68.87%，2 组比较有显著意义。结果说明，在西医化疗基础上，山慈菇方治疗中晚期肺癌阴虚热毒证可明显改善中医症状和生活质量。

（3）治癌性疼痛：观察山慈菇粉外敷联合盐酸羟考酮控释片（奥施康定）治疗肿瘤骨转移癌疼痛的临床疗效。通过对有中、重度疼痛的 41 名肿瘤骨转移患者随机分组，连续观察 14 日，采用 χ^2 检验，对两组疼痛缓解情况、盐酸羟考酮控释片（奥施康定）用药剂量、体力状况评分情况进行观察和分析。结果治疗后治疗组疼痛缓解情况明显优于对照组。山慈菇粉外敷对治疗骨转移癌疼痛有明显提高止痛作用的效果，减少强阿片类药物奥施康定的使用剂量，对提高患者生存质量有重要意义。

（4）治甲状腺腺瘤：代氏应用补益理气药配伍山慈菇，治疗甲状腺腺瘤，肿块明显缩小。

（5）治疗急性痛风性关节炎：山慈菇所含秋水仙碱对急性痛风性关节炎有治疗作用，可在几个小时内使关节的红肿热痛症状消失。

【文献论述】

（1）《本草纲目》：“主疗肿，攻毒破皮。解诸毒，蛇虫、狂犬伤。”

（2）《本草拾遗》：“主痈肿疮瘘、瘰疬结核等，醋磨敷之，亦除皯。”

（3）《本草新编》：“山慈菇，玉枢丹中为君，可治怪病。大约怪病多起于痰，山慈菇正消痰之药，治痰而怪病自除也。或疑山慈菇非消痰之药，乃散毒之药也。不知毒之未成者为痰，而痰之已结者为毒，是痰与毒，正未可二视也。”

（4）《本草再新》：“治烦热痰火，疮疔痧痘，瘰疬结核。杀诸虫毒。”

（5）《滇南本草》：“消阴分之痰，止咳嗽，治喉痹，止咽喉痛。治毒疮，攻痈疽，敷诸疮肿毒，有脓者溃，无脓者消。”

【常用剂量】 3～6g

【服用方法】 内服：煎汤；磨汁；入丸、散。外用：适量研末调敷；或磨汁涂。

【药理作用】

（1）山慈菇多糖能增强血清中 IL2、TNFα 活性；抗凋亡因子 Bcl_2 的表达量不同程度地减少。对 H_{22} 肝癌小鼠具有一定的肿瘤抑制作用。

（2）山慈菇中化合物 cirrhopetalanthrin 对人结肠癌 HCT_8、肝癌 Bel_{7402}、胃癌 BGC_{823}、肺癌 A_{549}、乳腺癌 MCF_7 和卵巢癌 A_{2780} 细胞表现出非选择性中等强度细胞毒活性，具有抗肿瘤作用。

（3）山慈菇提取物高异黄烷酮（Homoisoflavanone）具有抗血管生成活性。

（4）山慈菇中酪氨酸酶是皮肤黑素生物合成的关键酶，其活性改变可引起色素障碍性皮肤病，山慈菇酪氨酸酶能够上调酪氨酸酶活性的物质，可应用于治疗色素障碍性皮肤病。

（5）山慈菇中的 cremastosine Ⅱ 可降低血压。

【常用肿瘤】 常用于肺癌、胃癌、肝癌、乳腺癌等肿瘤。

【使用注意】 体质虚弱者慎服。

参考文献

［1］顾优娜，邬燕萍．山慈菇方治疗中晚期肺癌阴虚热毒证 45 例临床观察［J］．新中医，2016，48（5）：205-207.

［2］高音，冯利．山慈菇外敷治疗骨转移癌疼痛的临床观察［J］．世界中西医结合杂志，2011，6（7）：574-576.

［3］代芳，王印．中药治疗甲状腺腺瘤体会［J］．实用中医药杂志，2002，18（6）：35.

［4］马子密，傅延龄．历代本草药性汇解［M］．北京：中国医药科技出版社，2002：197.

［5］徐小娟，蔡懿鑫，毛宇，等．山慈菇多糖对荷 H_{22} 肝癌小鼠的抗肿瘤机制研究［J］．食品研究与开发，2015（7）：23-25.

［6］夏文斌，薛震，李帅，等．杜鹃兰化学成分及肿瘤细胞毒活性研究［J］．中国中药杂志，2005，30（23）：1827-1830.

［7］Shim JS，Kim JH，Lee J，et al. Anti-angiogenic activity of a homoisoflavanone from Cremastra appendiculata.［J］. Planta Medica，2004，70（2）：171-173.

［8］范海洲．山慈菇药理研究［J］．湖北中医杂志，2015，37（2）：74-75.

［9］薛震，李帅，王素娟，等．山慈菇 Cremastra appendiculata 化学成分［J］．中国中药杂志，2005，30（7）：511-513.

77. 大黄

【品种来源】 本品为蓼科植物掌叶大黄 *Rheum palmatum* L.、唐古特大黄 *Rheum tan-*

guticum Maxim. Ex Balf. 或药用大黄 *Rheum officinale* Baill. 的根茎。秋末、春初发芽前挖取根茎，除细根、外皮，风干、晒干或直接干燥。别名将军、火参、黄良、蜀大黄、锦纹大黄、肤如、香大黄、生军、川军。

【中药渊源】大黄是土家族药物，在藏药中称君姆札，蒙药称格秀讷。在土家医治则治法的理论指导下，其味苦，凉，属于寒性药，常在七法中用于清法、泻法；其因药物具有攻积导滞，泻火凉血之功，在八则中用于阻则通之、热则寒之、实则泻之等，常用于治毒十法中的“败毒法”“赶毒法”。

【药物功效】攻积导滞，泻火凉血，逐瘀通经，痞块。

【性味归经】苦，凉，归脾、胃、大肠、肝、心包经。

【临床应用】

（1）治心气不足，吐血衄血：大黄二两，黄连、黄芩各一两。上三味，以水三升，煮取一升，顿服之。

（2）治虚劳吐血：生地黄汁半升，川大黄末一方寸匕。上二味，温地黄汁一沸，纳大黄（末）搅之，空腹顿服，日三，瘥。

（3）治火丹赤肿：大黄磨水频刷之。

（4）治痈肿振焮：大黄捣筛，以苦酒和贴肿上，燥易，不过三，即瘥减不复作，脓自消除。

（5）治疗褥疮：40 例褥疮患者随机分为观察组和对照组各 20 例，观察组采用土大黄鲜叶捣烂涂于褥疮表面，对照组给予皮肤科常规处理，结果观察组的好转率约为 100%，对照组仅为 40%，观察组显著高于对照组，两组比较，差异具有统计学意义。经过随访发现，愈合后除局部皮肤表面有较浅的色素沉着外，均无其他异常。

（6）治疗肠梗阻：将 62 例不完全性肠梗阻患者随机分为观察组与对照组各 31 例，两组均予西医常规对症治疗。观察组在西医常规基础上，采用中药大黄 40g、厚朴 15g、桃仁 15g、枳实 15g、赤芍 10g、芒硝 8g 加减，每日 2 次，早晚灌肠治疗。结果观察组治愈 26 例，好转 5 例，总有效率 100%；对照组治愈 17 例，好转 9 例，无效 5 例，总有效率 83. 87%。观察组总有效率明显高于对照组。

（7）预防新生儿黄疸：将 305 例新生儿随机分为观察组 156 例、对照组 150 例。观察组喂哺大黄 3~5g 水煎剂 15~20mL，对照组无喂哺。结果观察组新生儿胎便完全排尽时间、24~96 小时后经皮测黄疸指数、生理性体重下降恢复时间及高胆红素血症发生等方面均较对照组有显著性差异，表明大黄能够有效预防新生儿黄疸，降低高胆红素血症。

【文献论述】

（1）《神农本草经》：“下瘀血，血闭，寒热，破癥瘕积聚，留饮宿食，荡涤肠胃，推陈致新，通利水谷，调中化食，安和五脏。”

（2）《名医别录》：“平胃，下气，除痰实，肠间结热，心腹胀满，女子寒血闭胀，小腹痛，诸老血留结。”

（3）《药性论》：“主寒热，消食，炼五脏，通女子经候，利水肿，破痰实，冷热积聚，宿食，利大小肠，贴热毒肿，主小儿寒热时疾，烦热，蚀脓，破留血。”

（4）《日华子本草》：“通宣一切气，调血脉，利关节，泄塑滞、水气，四肢冷热不调，温瘴热疾，利大小便，并敷一切疮疖痈毒。”

（5）《本草纲目》：“足太阴、手足阳明、手足厥阴五经血分药。”

【常用剂量】 3~30g

【服用方法】 内服：煎汤，用于泻下不可久煎，入丸、散。外用：适量调敷。

【药理作用】

（1）大黄素对肝癌细胞 $CBRH_{7919}$ 的增殖具有抑制作用，其结果显示大黄素在 10~160μmol/L 浓度时，对肝癌细胞 $CBRH_{7919}$ 的增殖具有明显的抑制作用，呈时间和浓度的依赖性。

（2）大黄素可抑制胰腺癌细胞株 $BXPC_3$ 细胞在裸鼠体内的生长，其作用机制可能为抑制肿瘤细胞增殖及促进肿瘤细胞的凋亡。

（3）发现不同浓度的大黄素作用于食管癌 EC_{109} 细胞 12、24、48 小时后，对其生长有明显抑制作用。

（4）大黄具有抗菌作用，其机制主要是对细菌细胞核酸和蛋白质合成及糖代谢的抑制作用。醌类衍生物中的芦荟大黄素对带状疱疹病毒、假狂犬病毒、流感病毒均有灭活作用，同时大黄对霍乱毒素有对抗作用。

（5）大黄素可以抑制不同有丝分裂原（ConA）刺激脾细胞增殖反应，抑制 ConA 诱导白细胞介素-2 的产生，具有调节免疫作用。

【常用肿瘤】 常用于肝癌、食管癌、肺腺癌、宫颈癌、前列腺癌等肿瘤。

【使用注意】 凡表证未罢，血虚气弱，脾胃虚寒，无实热、积滞、瘀结，以及胎前、产后，均应慎服。

①《本草经集注》：“黄芩为之使。”

②《药性论》：“忌冷水。恶干漆。”

③《本草汇言》：“凡病在气分，及胃寒血虚，并妊娠产后，及久病年高之人，并勿轻用大黄。”

④《本草经疏》：“凡血闭由于血枯，而不由于热积；寒热由于阴虚，而不由于瘀血；癥瘕由于脾胃虚弱，而不由于积滞停留；便秘由于血少肠燥，而不由于热结不通；心腹胀满由于脾虚中气不运，而不由于饮食停滞；女子少腹痛由于厥阴血虚，而不由于经阻老血瘀结；吐、衄血由于阴虚火起于下，炎烁乎上，血热妄行，溢出上窍，而不由于血分实热；偏坠由于肾虚，湿邪乘虚客之而成，而不由于湿热实邪所犯；乳痈肿毒由于肝家气逆，郁郁不舒，以致营气不从，逆于肉里，乃生痈肿，而不由于膏粱之变，足生大疔，血分积热所发，法咸忌之，以其损伤胃气故耳。”

⑤《本经逢原》：“肾虚动气及阴疽色白不起等证，不可妄用。”

参考文献

[1] 李广峰．大黄的药理作用及临床应用分析 [J]．中国医药指南，2013，11（16）：317-318.

[2] 蒋永刚．生大黄厚朴汤加减治疗不完全性肠梗阻临床观察［J］．中国中医急症，2013，22（5）：819-820.
[3] 祝春燕，沈正云，管来芳，等．中药大黄在预防新生儿黄疸中的效果观察［J］．浙江医学教育，2013（1）：62-63.
[4] 范仁根，单湘湘，宋长志，等．大黄素在体外诱导人肝癌细胞 $SMMC_{7721}$ 凋亡的实验研究［J］．河北医学，2008，14（11）：1264-1270.
[5] 童洪飞，林海舵，张伟，等．大黄素对胰腺癌细胞 $BXPC_3$ 的体内抑制作用［J］．中华中医药杂志，2010，25（8）：1211-1214.
[6] 刘美红，荆绪斌，蔡先彬，等．大黄素抑制食管癌 EC_{109} 细胞增殖的机制探讨［J］．汕头大学医学院学报，2009，22（1）：12-14.
[7] 张慧林，赵妍．大黄的药理作用及临床应用分析［J］．光明中医，2015（5）：1119-1121.

78. 土茯苓

【品种来源】本品为百合科植物土茯苓 *Smilax glabra* Roxb. 的根茎。全年可采挖，除去须根洗净，浸漂，切片晒干。别名禹余粮、草禹余粮、刺猪苓、过山龙、土苓、硬饭、白余粮、仙遗粮、土萆薢、山猪粪、冷饭团。

【中药渊源】土茯苓是土家族药物，在苗药中称薄丈达，在蒙药中称陶菲郎。在土家医治则治法的理论指导下，其味甜、淡，平，属于中性药，常在七法中用于泻法；其因药物具有除湿、利关节之功，在八则中用于湿则祛之、阻则通之等，常用于治毒十法中的“调毒法”。

【药物功效】除湿，解毒，利关节，痈肿，瘰疬。

【性味归经】甜、淡，平，归肝、胃经。

【临床应用】

（1）治杨梅疮毒：土茯苓一两或五钱，水酒浓煎服。

（2）治血淋：土茯苓、茶根各五钱。水煎服，白糖为引。

（3）治大毒疮红肿，未成即滥：土茯苓，为细末，好醋调敷。

（4）治皮炎：土茯苓二至三两。水煎，当茶饮。

（5）治疗高尿酸血症：将 60 例高尿酸血症患者随机分成对照组、短疗程组、长疗程组各 20 例。对照组仅给予健康教育、低嘌呤饮食等治疗措施 12 个月；短疗程组在对照组基础上口服复方土茯苓颗粒。复方土茯苓颗粒可有效降低高尿酸血症患者血尿酸水平，对与痰湿阻滞相关的中医临床症状有改善作用，远期疗效及安全性好。

（6）治疗儿童类风湿关节炎：土茯苓 60g，豨莶草 30g，牡丹皮 10g，升麻 6g，全蝎 5g，水煎服。治疗 106 例，治愈 26 例，总有效率 95%。

【文献论述】

（1）《本草拾遗》：“调中止泄。”

（2）《本草图经》：“敷疮毒。”

（3）《本草纲目》：“健脾胃，强筋骨，去风湿，利关节，止泄泻。治拘挛骨痛，恶疮痈肿。解汞粉、银朱毒。”

(4)《本草正》："疗痈肿、喉痹，除周身寒湿、恶疮。"

(5)《本草再新》："祛湿热，利筋骨。"

(6)《陆川本草》："治脚气。"

【常用剂量】 10~60g

【服用方法】 内服：煎汤。外用：适量研末调敷。

【药理作用】

(1) 土茯苓提取物可通过诱导 Eca_{109} 和 SGC_{7901} 细胞凋亡和阻滞细胞周期抑制其增殖，最终发挥抗肿瘤作用，其对 $COLO_{205}$ 结肠癌细胞也有一定的抑制作用，但对 JF_{305} 胰腺癌细胞无效。

(2) 土茯苓总皂苷对体外培养的艾氏腹水癌、肉瘤 S_{180}、肝癌 H_{22} 细胞均具有一定的毒性作用，对荷瘤小鼠 S_{180} 具有一定的抑制作用，但在体内却对艾氏腹水癌和 H_{22} 小鼠无明显抑制作用，实验结果表明土茯苓总皂苷对 S_{180} 具有一定的选择抑制性。

(3) 土茯苓对白细胞介素 1 诱导的血管细胞黏附分子 1 表达的影响时发现，降低血管内皮细胞黏附分子 1 的表达可能是土茯苓抑制动脉粥样硬化的分子机制之一。

(4) 赤土茯苓苷具有抗异丙肾上腺素介导的脂质过氧化作用及对缺血心肌的保护作用。

(5) 土茯苓的提取物落新妇苷有明显利尿及镇痛作用。

【常用肿瘤】 常用于肝癌、宫颈癌、结肠癌等肿瘤。

【使用注意】 肝肾阴虚者慎服。

①《万氏家抄方》："不犯铁器。"

②《本草纲目》："服时忌茶。"

③《本草从新》："肝肾阴亏者勿服。"

参考文献

[1] 张娴娴，孙维峰，侯燕，等．复方土茯苓颗粒治疗高尿酸血症 40 例随机对照临床观察 [J]．中医杂志，2016，57（1）：41-45.

[2] 杜保荣．土茯苓治疗儿童类风湿性关节炎 [J]．中医杂志，2001，42（12）：714.

[3] 杨晓鲲，苏杰，徐贵森．土茯苓提取物对消化道肿瘤细胞的体外作用 [J]．西南国防医药，2014，24（3）：253-256.

[4] 邱光清，许连好，林洁娜，等．土茯苓总皂苷的抗肿瘤作用研究 [J]．中药药理与临床，2001，17（5）：14-15.

[5] 黄秀兰，张雪静，王伟．土茯苓对白细胞介素-1 诱导的血管细胞黏附分子-1 表达的影响 [J]．中国中医药信息杂志，2006，13（3）：45-46.

[6] 王建平，傅旭春．土茯苓的药理作用和临床研究进展 [A] //浙江省医学会临床药学分会、浙江省医院药事管理质控中心．2011 年浙江省医学会临床药学分会学术年会论文汇编 [C]．浙江省医学会临床药学分会、浙江省医院药事管理质控中心，2011：4.

[7] 吴丽明，张敏．土茯苓中落新妇苷的利尿和镇痛作用 [J]．中药材，1995，18（12）：627-630.

79. 土鳖虫

【品种来源】本品为鳖蠊科昆虫地鳖 *Eupolyphaga sinensis* Walker. 或冀地鳖 *Steleophaga plancyi*（Boleny）的雌虫干燥体。夏季捕捉后，清水洗净，于沸水中烫死，烘干或晒干，或微火烘干。别名地鳖虫、地乌龟、土元、蟅虫。

【中药渊源】土鳖虫是土家族中常用药物。在土家医治则治法的理论指导下，其味咸，凉，属于中性药，常在七法中用于赶法；其因药物具有破血化瘀之功，在八则中用于阻则通之等，常用于治毒十法中的“化毒法”。

【药物功效】破血化瘀，续筋骨，癥瘕痞块。

【性味归经】咸，凉，有小毒，归肝经。

【临床应用】

（1）治疗急性闭合性软组织损伤：将40例急性闭合性软组织损伤患者随机分为两组，试验组采用土鳖虫水提物内服合扶他林软膏外用；对照组单用扶他林软膏外用，连续治疗7日，进行疼痛、压痛、肿胀、功能活动比较。结果，试验组治愈2例，显效9例，有效8例，无效1例；对照组治愈1例，显效1例，有效11例，无效7例。

（2）治疗血瘀型腰肌劳损：将108例血瘀型腰肌劳损患者随机分为治疗组和对照组各54例。对照组予萘丁美酮口服，治疗组予桂枝茯苓丸合土鳖虫治疗。治疗2周后，桂枝茯苓丸合土鳖虫有较好疗效，可有效改善患者临床症状，提高临床疗效。

（3）治疗子宫肌瘤：将90例子宫肌瘤患者随机分为3组：A组30例患者，米非司酮口服，每日1次，25mg/日；B组30例患者，予水蛭、土鳖虫等中药方剂治疗，每日1剂口服；C组30例患者，米非司酮口服，每日1次，25mg/日，并予水蛭、土鳖虫等中药方剂治疗，每日1剂口服。均服药3个月为1个疗程。米非司酮结合水蛭、土鳖虫等中药疗效明显优于单纯米非司酮或单纯中药治疗子宫肌瘤。

（4）治疗脑梗死：在中医治疗脑梗死过程中，在辨证论治基础上加入土鳖虫等虫类药，取得一定临床疗效。

（5）治疗带状疱疹：将79例患者随机分为两组，即治疗组和对照组，治疗组48例患者给予土鳖虫水煎服；对照组31例患者给予阿昔洛韦片，结果表明治疗组优于对照组。

【文献论述】

（1）《本草经疏》：“庭虫，治跌扑损伤，续筋骨有奇效，乃足厥阴经药也。夫血看，身中之真阴也，灌溉百骸，局流经络者也。血若凝滞，则经络不通，阴阳之用互乖，而寒热洗洗生焉。咸寒能入血软坚，故主心腹血积，癥瘕血闭诸证。血和而营卫通畅，寒热自除，经脉调匀，月事时至而令妇人生子也。又治疟母，为必用之药。”

（2）《本草求真》：䗪虫，古人用此以治跌扑损伤，则多合自然铜、龙骨、血竭、乳香、没药、五铢钱、黄荆子、麻皮灰、狗头骨。以治下腹痛、血痛、血闭，则合桃仁、大黄。各随病症所因而用之耳。”

（3）《神农本草经》：“主心腹寒热洗洗，血积癓痈，破坚，下血闭。”

(4)《药性论》："治月水不通，破留血积聚。"

(5)《本草纲目》："行产后血积，折伤滚血，治重舌，木舌，口疮，小儿腹痛夜啼。"

(6)《分类草药性》："治跌打损伤，风湿筋骨痛，消肿，吹喉症。"

【常用剂量】3~9g

【服用方法】内服：水煎，研细入丸或冲服。外用：适量研末外敷。

【药理作用】

(1) 经体外肿瘤细胞抑制实验，发现土鳖虫糖蛋白组分对肿瘤细胞有显著的抑制作用。土鳖虫糖蛋白抑制肿瘤细胞的原因很可能不仅仅是直接杀伤肿瘤细胞，还涉及通过其他途径抑制细胞活动。

(2) 土鳖虫醇提物 ESE 可抑制 $HepG_2$和 SGC_{7901}细胞的增殖并诱导 $HepG_2$肿瘤细胞凋亡，具有较强的体外抗肿瘤活性。

(3) 土鳖虫胰酶酶解物纯化后得到的分离产物，具有较好的抗凝血作用。

(4) 土鳖虫多肽可提高巨噬细胞的吞噬能力，以及血清白介素 2（IL_2）水平，从而提高综合免疫能力。

(5) 土鳖虫提取物（浓度 4.0g/kg）可以明显降低高脂血症大鼠体质量，并显著降低三酰甘油（TG）、低密度脂蛋白（LDL-C）水平、血清胆固醇（TC）、肝脏脂肪含量，抑制高血脂症模型大鼠的胰脂肪酶活性，提高高密度脂蛋白（HDL-C）水平，表明土鳖虫提取物具有降血脂的作用，其作用机制可能与降低胰脂肪酶活性有关。

【常用肿瘤】常用于肝癌、胃癌、黑色素瘤、鼻咽癌等肿瘤。

【使用注意】孕妇禁用。

参考文献

[1] 张鹏，桑勉，李德魁．土鳖虫水提物治疗急性闭合性软组织损伤临床研究［J］．中医学报，2012，27（10）：1356-1357.

[2] 李博聿．桂枝茯苓丸合土鳖虫治疗血瘀型腰肌劳损 54 例疗效观察［J］．中医药导报，2015，21（8）：73-74.

[3] 陈琳，林红，王应兰．中西医结合治疗子宫肌瘤 90 例临床研究［J］．中国当代医药，2009，16（15）：114-115.

[4] 陈晓锋．应用虫类药治疗脑梗塞的临床体会［A］//中国中西医结合学会活血化瘀专业委员会．第五次全国中西医结合血瘀证及活血化瘀研究学术大会论文汇编［C］．中国中西医结合学会活血化瘀专业委员会，2001：1.

[5] 金火星，熊运珍，刘桂兰，等．土鳖虫治疗带状疱疹 79 例［J］．中国中医药现代远程教育，2015，13（5）：44-45.

[6] 韩雅莉，谢昆．土鳖虫糖蛋白的提取及抗肿瘤活性初步研究［J］．汕头大学学报（自然科学版），2006，21（4）：46-50.

[7] 葛钢锋，余陈欢，吴巧凤．土鳖虫醇提物对体外肿瘤细胞增殖的抑制作用及其机制研究［J］．中华中医药杂志，2013，28（3）：826-828.

[8] 曹艳玲，李文兰，伍水龙，等．土鳖虫胰酶酶解物抗凝活性部位分离纯化及组成分析［J］．中国实验方剂学杂志，2013，19（3）：52-55.
[9] 刘丹，李兴暖，秦仲君，等．土鳖虫多肽的制备及免疫调节作用研究［J］．中药材，2012，35（9）：1382-1385.
[10] 王征，陈晓光，吴岩．土鳖虫提取物对高脂血症大鼠的降脂作用［J］．中国实用医药，2009，4（33）：3-4.

80. 上天梯

【品种来源】本品为酢浆草科酢浆草属植物红花酢浆草 *Oxaliscorymbosa* DC. 的全草。夏秋采收，晾干或晒干。别名大叶酢浆草、三夹莲、铜锤草。

【中药渊源】上天梯是土家族特有药物。在土家医治则治法的理论指导下，常在七法中用于止法；其因药物具有清热解毒、消肿止痛之功，在八则中用于热则寒之、肿则消之等，常用于治毒十法中的“散毒法”。

【药物功效】清热解毒，消肿止痛，无名肿毒。

【性味归经】酸、涩，凉，归肝经。

【临床应用】

（1）治疗咽峡炎：40 例患者中，发热者 36 例，食欲减退者 27 例，咽喉疼痛者 33 例，咽部充血 40 例，扁桃体充血肿大 15 例，颌下淋巴结肿大并有压痛感 17 例。服用酢浆草全草加水煎服，少量多次频饮后，全部于 2 日内好转，32 例于 3 日内基本痊愈，5 例于 4 日内痊愈，3 例于 5 日内痊愈。

（2）治疗流行性腮腺炎：治疗 40 例流行性腮腺炎患者，取鲜酢浆草全草，每日 1 两，洗净后用水煎煮，少量多次频饮。另用鲜酢浆草适量，加食盐少许，捣烂后敷于患处，每天敷一两次，均连用 2~4 日。40 例中，除 1 例无效外（发热 4 日，肿痛不退），其余均在 2~4 日痊愈。体温在 2 日内降至正常的 28 例，3 日内降至正常的 2 例，9 例不发热。

（3）病毒性疱疹：采用苍酢合剂，以苍耳子、酢浆草制成外用溶液、散剂、酊剂治疗带状疱疹、疥癣、皮肤瘙痒等确有疗效，对于疱疹病，通过外用疗效最好。

（4）治疗急性副睾炎：采用鲜酢浆草 100g，油松节 15g，加水 1500mL，煎至 600mL。每日 1 剂，日服 3 次。治疗急性副睾炎 57 例，1 个疗程（5 日）痊愈者 43 例，2 个疗程痊愈 8 例，3 个疗程痊愈 5 例，1 例中断治疗，效果显著。

（5）治疗神经性皮炎：20 例神经性皮炎，采用鲜酢浆草洗净捣烂，加入适量酒石酸钾钠外敷，其中痊愈 13 例，显效 6 例，有效 1 例。

【文献论述】

（1）《贵州民间药物》：“行气活血。治金疮跌损，月经不调，赤白痢。”

（2）《广西药植名录》：“治肿毒，疥疮。”

（3）《四川中药志》：“散瘀血。治跌打损伤瘀血，妇女白带，砂淋，脱肛及痔疮。”

（4）《常用中草药手册》：“散瘀消肿，清热解毒。治跌打损伤，白浊白带，水泻，毒蛇咬伤，汤火伤。”

【常用剂量】 15~25g

【服用方法】 内服：水煎或冲酒服。外用：适量鲜草，捣烂外敷。

【药理作用】

（1）酢浆草总黄酮提取物对人肿瘤细胞株具有选择性抑制作用，其对人肝癌细胞株有较强抑制作用，且具有较好的时效、量效关系。

（2）对酢浆草乙醇提取物进行抑菌活性测试。结果表明，其提取物对摇床培养的金黄色葡萄球菌生长具有明显的抑制作用，具有选择性抑菌作用。

（3）酢浆草具有明显的抗炎作用，其抗炎作用可能与其降低 IL_8 等致炎因子的含量有关，而清除氧自由基、抗脂质过氧化能力未见显著变化。

（4）酢浆草水提取物能够发挥直接清除 DPPH 自由基的作用，推测酢浆草水提取物的抗炎活性可能与其能够较好地直接清除机体内 DPPH 等自由基有关，从而起抗炎镇痛作用。

（5）酢浆草水提物在体外可以促进成骨细胞的增殖、分化和矿化，提示酢浆草可能具有促进骨形成的能力。

【常用肿瘤】 常用于肝癌等肿瘤。

【使用注意】 孕妇禁用。

参考文献

[1] 何旭辉，徐元卉．酢浆草治疗急性咽峡炎 40 例报告［J］．赤脚医生杂志，1975，3（3）：58.
[2] 何旭辉，汪金宝，王正宽，等．酢浆草治疗流行性腮腺炎［J］．赤脚医生杂志，1977，5（3）：20.
[3] 姚启华，吕志强．苍酢合剂的制备与应用［J］．中医外治杂志，2000，9（2）：42.
[4] 李治方．复方酢浆草合剂治疗急性副睾炎 57 例［J］．四川中医，1986，4（4）：13.
[5] 贡道仁．酢浆草治疗神经性皮炎［J］．广西中医药，1985，8（5）：49.
[6] 李静．酢浆草提取物体外抗肿瘤和抗氧化研究［D］．石家庄：河北大学，2011. 41-51.
[7] 刘世旺，徐艳霞，石宏武．酢浆草乙醇提取物对细菌生长曲线的影响［J］．北方园艺，2007（3）：113-115.
[8] 王玉仙，丁良，申文增，等．酢浆草的抗炎作用［J］．医学研究与教育，2010，27（5）：11-13.
[9] 崔珺，杨雅欣，郑林，等．贵州苗药酢浆草水提物的抗炎镇痛作用［J］．贵阳医学院学报，2016，41（4）：427-429.
[10] 刘晓艳，董莉，刘亭，李靖，等．酢浆草提取物对成骨细胞增殖及分化的影响［J］．中国实验方剂学杂志，2015，21（1）：117-120.

81. 干漆

【品种来源】 本品为漆树科植物漆树 *Toxicodendronvernicifluum*（Stokes）F. A. Barkl. 的树脂经加工后的干燥品。割伤树皮，取流出的树脂即为生漆，干后取凝成的团块，但现在一般取盛漆器具底留下的漆渣，晒干。别名漆渣、续合筒、黑漆、漆底、漆脚。

【中药渊源】 干漆是土家族特有药物。在土家医治则治法的理论指导下，其味辣，温，属于热性药物，常在七法中用于止法；其因药物具有破瘀调经之功，在八则中用于阻则通之等，常用于治毒十法中的“化毒法”。

【药物功效】破瘀调经，消积杀虫，癥瘕。

【性味归经】辣，温，有毒，归肝、脾、胃、大肠、小肠经。

【临床应用】

（1）治妇人脐下结物，大如杯升，月经不通，发作往来，下痢羸瘦，此为气瘕，按之若牢强肉癥者不可治，末者可治：末干漆一斤，生地黄三十斤（捣绞取汁），火煎干漆，令可丸，食后服如梧子大三丸，日三服。

（2）治胞衣不出，及恶血不行：干漆（碎，炒令烟），当归（切，焙）一两。上二味捣罗为散。每服二钱匕，用荆芥酒调下，时一服，以下为度。

（3）治风虚，头重眩，苦极，不知食味，暖肌，补中，益精气：白术二两，附子一枚半（炮去皮），甘草一两（炙）。上三味，锉，每五钱匕，姜五片，枣一枚，水盏半，煎七分，去滓，温服。

（4）治小儿蛔虫心痛：干漆一两（捣碎，炒令烟出）。捣细，罗为散，每服以新汲水一合，生油一橡斗子，空心调下一字，不过三服，当取下虫。

（5）治疗癌瘤：用仙鹤草、枳实、郁金、干漆、五灵芝、净火硝、白矾、制马钱子制成片剂，每片 0.48g。治疗 180 例癌症患者，其中包括肺癌、肝癌、食管癌及骨肿瘤 5 种。结果显效 25 例，有效 91 例，无效 64 例，总有效率为 64.5%。

（6）治疗颅脑损伤：以干漆、苏木、山甲（代）、莪术加入血府逐瘀汤中治疗瘀血重型颅脑损伤 24 例，其中 1 例外伤后脑压增高，21 例 X 线平片可见颅骨骨折和蛛网膜下腔出血，平均住院 20 日，痊愈 17 例，随访 7 例均愈。

【文献论述】

（1）《本草经疏》：“干漆，能杀虫消散，逐肠胃一切有形之积滞，肠胃既清，则五脏自安，痿缓痹结自调矣。又损伤一证，专从血论，盖血者，有形者也，形质受病，唯辛温散结而兼咸味者，可入血分而消之，瘀血消则绝伤自和，筋骨自续，而髓脑自足矣……则骨蒸退而咳嗽亦除也。”

（2）《神农本草经》：“主绝伤，续筋骨，五缓六急，风寒湿痹。”

（3）《药性论》：“能杀三虫，主女人经脉不通。”

（4）《本草原始》：“妇人产后血运，多用干漆火烧熏鼻。”

（5）《医学正传》：“性畏漆者，入鸡子清和药内。”

【常用剂量】2.4~4.5g

【服用方法】内服：入丸、散，宜炒或煅后用。外用：烧烟熏。

【药理作用】

（1）研究表明 HQ17（3）、HQ17（2）、HQ17（1）三种生漆烷基对苯二酚成分具有相当强的抗氧化功能，三种化合物具有毒杀癌细胞的功效，并且不会引发临床上的毒性反应。

（2）HQ17（3）、HQ17（2）、HQ17（1）能杀死子宫颈癌、肝癌、直肠结肠癌、结肠腺癌及老鼠的脑癌细胞株，而且对正常细胞的影响小，具有进一步发展抗癌物的潜力。

（3）干漆的醇提取物对离体平滑肌具有拮抗组胺、5-羟色胺、乙酰胆碱的作用，能够起解痉作用。

（4）采用光谱测定和化学降解相结合的方法，对7种不同产地、种属的生漆多糖进行了分离纯化。通过实验表明生漆多糖具有明显抗凝血、升高白细胞的生物活性，还有一定程度的体液免疫抑制作用，对人体淋巴细胞染色体生长分裂有促进作用。

（5）小剂量时，能使血管收缩，血压升高，瞳孔散大，而大剂量时，对心脏有抑制作用，血压下降，瞳孔缩小，麻痹中枢神经系统的作用。

【常用肿瘤】常用于子宫颈癌、肝癌、结直肠癌等肿瘤。

【使用注意】孕妇及体虚无瘀者慎服。

①《本草经集注》："半夏为之使。畏鸡子。"

②《经验方》："怕漆人不可服。"

③《本草从新》："虚人及惯生大疮者戒之。"

④《本草求原》："胃虚人忌之。"

参考文献

[1] 金莲花．中药干漆的药理作用及临床应用［J］．现代医药卫生，2007，23（16）：2467-2468.

[2] 黄政博．天然物烷基对苯二酚作为抗癌药物之研究［D］．台湾大学医学检验暨生物技术学研究所学位论文，2008：1-6.

[3] Nai-Hui Chi. 由台湾漆中萃取出的漆酚之化学预防与抗癌功效研究［D］．台湾大学医学检验暨生物技术学研究所学位论文，2005：1-8.

[4] 郭晓庄．有毒中药大词典［M］．天津：天津科技翻译出版公司，1992：23.

[5] 富天玲，陈露华，刘善良，等．生漆多糖对免疫功能的影响［J］．现代免学，1994（1）：11-13.

82. 千金子

【品种来源】本品为大戟科植物续随子 *Euphorbialathyris* L. 的干燥成熟种子。夏、秋二季割取全草，晒干，打下成熟种子，除杂质，干燥。别名千两金、续随子、拒冬实、菩萨豆、拒冬子、联步、滩板救、百药解、看园老、小巴豆、千金药解。

【中药渊源】千金子是土家族特有药物名，在苗药中称锐柳绕，在维药称麻欧大乃。在土家医治则治法的理论指导下，其味辣，温，属于热性药物，常在七法中用于补法、泻法；其因药物具有健脾益气、燥湿利水之功，在八则中用于亏则补之、湿则祛之等，常用于治毒十法中的"调毒法"。

【药物功效】健脾益气，燥湿利水，止汗，安胎。

【性味归经】辣，温，有毒，归肺、胃、膀胱经。

【临床应用】

（1）治阳水肿胀：续随子（炒，去油）二两，大黄一两。为末，酒、水丸绿豆大。

每服以白汤送下五十丸，以去菀陈莝。

（2）治小便不通，脐腹胀痛不可忍：续随子（去皮）一两，铅丹半两。上二味，先研续随细，次入铅丹，同研匀，用少蜜和作团，盛瓷罐内密封，于阴处掘地坑埋之，上堆冰雪，唯多是妙，腊月合，至春末取出，研匀，别炼蜜丸如梧桐子大。每服十五丸至二十丸，煎木通汤下，不拘时，甚者不过再服，要效速，即化破服。病急，旋合亦得。

（3）治积聚癥块及涎积等：续随子三十枚（去皮），腻粉二钱，青黛（炒）一钱匕（研）。上三味，先研续随子令烂；次下二味，合研匀细，以烧糯米软饭为丸，如鸡头大。每服先烧大枣一枚，剥去皮核，烂嚼，取药一丸椎破，并枣同用，冷腊茶清下。服后便卧，并不搜搅，至中夜后，取下积聚恶物为效。

（4）治黑子，去疣赘：续随子熟时坏破之，以涂其上，便落。

（5）治疗面瘫：用千金子20枚，去壳，碎敷患侧颊车、太阳穴，胶布固定，早、晚两穴位各按摩1次，每次15分钟，7天更换1次，连续1~3次。配合中药牵正散加减内服，共治疗面瘫85例，治愈78例，有效6例，无效1例，效果显著。

（6）治疗黄褐斑、雀斑：以千金二萜醇二乙酸酯苯甲酸酯为主要成分制霜，以1.5%曲酸二棕榈酸酯霜作为阳性对照，共观察79例，其中霜组38例，有效率为86.8%；对照组41例，有效率70.7%。两组差异有显著性。

【文献论述】

（1）《本草纲目》："续随子与大戟、泽漆、甘遂茎叶相似，主疗亦相似，其功皆长于利水，唯在用之得法，亦皆要药也。"

（2）《本草经疏》："续随子，味辛气温，而其性有毒，实攻击克伐之药也。长于解蛊毒以致腹痛胀满，攻积聚，下恶滞物，及散痰饮。至于妇人月闭、癥瘕、痃癖、瘀血、大小肠不利诸病，则各有成病之由，当求其本而治，不宜概施。盖此药之为用，乃以毒攻毒之功也。"

（3）《蜀本草》："治积聚痰饮，不下食，呕逆及腹内诸疾。"

（4）《日华子本草》："宣一切宿滞，治肺气水气，敷一切恶疮疥癣。"

（5）《开宝本草》："主妇人血结月闭，癥瘕痃癖，瘀血蛊毒，心腹痛，冷气胀满；利大小肠。"

（6）《本草正》："逐水杀虫。"

【常用剂量】 1~2g

【服用方法】 内服：入丸、散。外用：适量，捣烂敷，或研末醋调涂患处。

【药理作用】

（1）千金子甲醇提取物体外对人宫颈癌细胞（Hela）、人红白血病细胞（K_{562}）、人单核细胞性白血病细胞（U_{937}）、人急性淋巴细胞性白血病细胞（HL_{60}）和人肝癌细胞（$HepG_2$）均有明显的抑制作用；体内对小鼠肉瘤180（S_{180}）和艾氏腹水癌（EAC）也有较显著的抑制作用。

（2）千金子中的香豆素类成分秦皮甲素和秦皮乙素有逐水消肿的作用，二者均能增加尿量，促进尿酸从组织中排泄。

（3）千金子所含的香豆素类是抗菌、抗炎的有效成分，如秦皮甲素和秦皮乙素具有抗炎作用，瑞香素具有镇痛和抗菌作用，七叶树苷（sculin）和七叶树内酯（Sculetin）有较好的抗菌、抗炎和促进血液循环作用。

（4）给予不同浓度的千金子提取液，观察其对原代培养的大鼠肺成纤维细胞增殖的影响，以及药物的细胞毒性作用，结果表明其对大鼠原代培养的肺成纤维细胞生长增殖有较强的抑制作用，提示千金子提取物可能对肺部肿瘤有一定的作用。

（5）千金子制霜后泻下作用缓和，千金二萜醇二乙酸苯甲酸酯为千金子中除千金子甾醇外另一泻下主要成分。

【常用肿瘤】常用于宫颈癌、肝癌等肿瘤。

【使用注意】中气不足，大便溏泄及孕妇忌服。

①《本草品汇精要》："虚损人不可多服。"

②《本草经疏》："病人元气虚，脾胃弱，大便不固者禁用。"

参考文献

[1] 来建琴．内外合治法治疗面瘫 85 例［J］．湖南中医杂志，2001，17（3）：32.

[2] 房子婷，付建明，梁晓军．千金子美白祛痘霜的制备及疗效观察［J］．慢性病学杂志，2007，9（s1）：105-106.

[3] 黄晓桃，黄光英，薛存宽，等．千金子甲醇提取物抗肿瘤作用的实验研究［J］．肿瘤防治研究，2004，31（9）：556-558.

[4] 王宪龄，刘飞飞，张晓晗．略论千金子的药用及开发应用价值［J］．中国西部科技，2011，10（18）：1-2.

[5] 李群，王琦，李涛．高效液相色谱法测定千金子中七叶树苷的含量［J］．中国中药杂志，1994，19（7）：403-404.

[6] 杨珺，王世岭，付棒英，等．千金子提取物对大鼠肺成纤维细胞增殖的影响及细胞毒性作用［J］．中国临床康复，2005，9（27）：101-103.

[7] 宋卫国，孙付军，张敏，等．千金子和千金子霜及其主要成分泻下作用研究［J］．中药药理与临床，2010，26（4）：40-42.

83. 白首乌

【品种来源】本品为萝藦科植物牛皮消 *Cynanchum auriculatum* Royle ex Wight. 和戟叶牛皮消 *Cynanchum bungei* Decne. 的块根。采收时，不要损伤块根。挖出后洗净泥土，除去残茎和须根，晒干，或切片晒干。别名隔山消、一肿三消、白何乌、野蕃薯、白木香、隔山撬、和平参、白何首乌、张果老、山花旗。

【中药渊源】白首乌是土家药特有名称，中药又名隔山消，其在苗药被称为窝簸偷，其在瑶药被称为叶凡台别，是民间常用的中草药，在少数民族地区广泛使用，在土家医治则治法的理论指导下，常在七法中用于补法，八则中用于亏则补之等。

【药物功效】补肝肾，强筋骨，益精血，健脾消食，解毒疗疮。

【性味归经】苦，平，归肝、肾、脾胃经。

【临床应用】主治久病虚弱，慢性风痹，腰膝酸软，贫血，肠出血，阴虚久疟，溃疡久不收口，老人便秘。

【文献论述】《山东中药》："为滋养、强壮、补血药，并能收敛精气，乌须黑发。治久病虚弱，贫血，须发早白，慢性风痹，腰膝酸软，性神经衰弱，痔疮，肠出血，阴虚久疟，溃疡久不收口。鲜的并有润肠通便的作用，适用于老人便秘。"

【常用剂量】6~15g

【服用方法】内服：煎汤，鲜品加倍；研末，每次1~3g；或浸酒。外用：适量，鲜品捣敷。

【药理作用】

（1）白首乌总苷对EAC、S_{180}、H_{22}及鼻咽癌（CNF_2）、肝癌（H_{7402}）等癌株均有明显的抗癌作用，其中以H_{7402}最为敏感。对体内移植性肿瘤、EAC、LEWIS肺癌及S_{180}肉瘤等都有明显的抑制作用，同时可延长动物存活时间及增强荷肿瘤动物的免疫功能。在试验中还发现白首乌可明显地增强化疗药物的抗癌作用而减轻其副作用，尤其是血引转换。

（2）赵鑫对不同降解条件下白首乌C21甾总苷降解产物对接种H_{22}肝癌和Lewis肺癌细胞的皮下移植性肿瘤模型小鼠的抑瘤率进行研究，发现白首乌C21甾总苷醋酸降解产物的抑瘤率要高于盐酸降解产物的抑瘤率，两者的抑瘤效果均高于白首乌C21甾总苷的抑瘤效果。

（3）白首乌中的告达庭为抗肿瘤活性成分之一，能够通过阻滞细胞于G1期而抑制多种肿瘤细胞增殖；通过激活caspase家族关键蛋白因子的切割，调节Bcl_2家族成员的表达水平而促进肿瘤细胞发生凋亡。

（4）陶雪芬等以告达庭为原料合成了告达庭-β-D-葡萄糖苷，以MTT法考察其对肿瘤细胞的抑制作用，结果表明，告达庭-β-D-葡萄糖苷对C_6细胞的抑制作用与原料告达庭相当。

（5）白首乌苷B能下调结肠癌细胞中周期蛋白CDK6、cyclinD1和CDK4的表达，且具有明显的量-效关系；CGB对移植性CT-26和HT-29肿瘤的生长具有明显的抑制作用。白首乌苷B具有良好的抗结肠癌作用。

（6）白首乌善于补益人体的精血，粗血足则正气盛，可以增强抗病能力，延缓衰老的到来。试验表明，白首乌水可溶部分及其总苷具有保护免疫器官结构完整、调节和增强体液免疫和细胞免疫的作用。

（7）白首乌总苷及原生药粉均能显著降低血清总胆固醇，可以降血脂。

【常用肿瘤】常用于鼻咽癌、肝癌、结肠癌、肺癌等肿瘤。

【使用注意】大根牛皮消含白薇素，有小毒，有强心苷反应。

参考文献

[1] 赵鑫．白首乌C21甾总苷的化学降解及降解产物抗肿瘤活性研究［D］．南京：南京中医药大学，

2011：5-10.
[2] 费洪荣. 白首乌中告达庭的制备及其抗肿瘤活性研究［D］. 济南：山东中医药大学，2015：10-15.
[3] 陶雪芬，张如松. 告达庭葡萄糖苷的合成及抗肿瘤活性研究［J］. 中国现代应用药学，2011，28（7）：644-648.
[4] 陈蒋丽，张玲，李艳芳，等. 白首乌苷B抗结肠癌作用的研究［J］. 中华中医药学刊，2015，33（10）：2370-2374.

84. 地黄瓜

【品种来源】 本品为堇菜科植物紫花堇菜 *Viola grypoceras* A. Gray 的全草。夏、秋季采收，洗净，鲜用或晒干。别名犁头草、肾气草。

【中药渊源】 地黄瓜是土家药特有名称，其在中药被称为紫花堇菜，其在苗药被称为黄瓜香，是民间常用的中草药，在少数民族地区广泛使用，在土家医治则治法的理论指导下，常在七法中用于清法，八则中用于热则寒之、肿则消之等。

【药物功效】 清热解毒，散瘀消肿，凉血止血。

【性味归经】 苦，凉，归肝、肾经。

【临床应用】

（1）治刀伤：地黄瓜拌淘米水，捣烂，敷于伤处。

（2）治无名肿毒：地黄瓜（新鲜全草）捣烂，包在疮上。

（3）治跌打肿痛：鲜地黄瓜一两，捣绒，加酒少许拌匀，包患处。

（4）治慢性喉痛红肿：地黄瓜捣烂，调蜂糖水含咽。

（5）治黄水疮：地黄瓜（烧存性）一钱，枯矾五分。研成细末，混合，敷布患处。

【文献论述】

（1）《贵州民间方药集》："消疮肿疔毒。治黄水疮，无名肿毒，又可止刀伤出血。"

（2）《贵州民间药物》："治红肿疮毒。"

（3）《贵州草药》："清热解毒，止血，化瘀，消肿。"

【常用剂量】 9~15g

【服用方法】 内服：煎汤。外用：适量，捣敷。

【药理作用】

（1）黄瓜香等中草药对肿瘤种植具有抑制作用，同时能增强荷瘤小鼠免疫力，减少化疗副作用。

（2）黄瓜香水提物对大鼠亚急性肝损伤具有保护作用。

（3）黄瓜香与顺铂合用对小鼠 H_{22} 肝癌移植瘤的生长具有协同抑制作用，能降低顺铂毒副反应，提高小鼠的生存质量。

（4）黄瓜香可降低异丙肾上腺素引起的急性心肌模型大鼠的血清中 LDH、CK 和 MDA 含量，升高血清中 SOD 含量。黄瓜香对大鼠急性心肌缺血具有一定的保护作用。

（5）黄瓜香总黄酮具有很强的体外抗氧化能力，可以促进 H_2O_2诱导的肝 $HapG_2$细胞的增殖，抑制脂质过氧化反应，对氧化应激状态中的肝 $HapG_2$细胞具有保护作用。

【常用肿瘤】常用于肝癌、腹水瘤等肿瘤。

【使用注意】孕妇禁用。

参考文献

［1］任继秋，吴庆田，王跃生，等．黄瓜香等中药调整腹水瘤小鼠肠道菌群减轻化疗副作用的研究［J］．中国微生态学杂志，2010，22（3）：214-216.

［2］李春艳，李先辉，朱菲莹，等．黄瓜香水提物对大鼠亚急性肝损伤的保护作用［J］．湖南师范大学学报（医学版），2011，08（2）：89-91.

［3］彭湘萍，彭振宇，彭英福，等．黄瓜香提取物对大鼠急性心肌缺血的实验研究［J］．中国民族民间医药，2011，20（22）：36-37.

［4］陈娅萍，史廷娇，高淞文，等．黄瓜香总黄酮对 H_2O_2 诱导的肝损伤的保护作用［J］．中国民族民间医药，2012，21（2）：23-24.

85. 地泡

【品种来源】为蔷薇科东方草莓 *Fragaria orientalis* Losinsk. 的全草。别名山莓、泡泡莓、白泡、蛇含草、三爪龙。

【中药渊源】地泡是土家药特有名称，其在中药被称为东方草莓，其在藏药被称为孜孜萨增，东北地区称为高粱果，是民间常用的中草药，在少数民族地区广泛使用，在土家医治则治法的理论指导下，常在七法中用于清法，八则中用于热则寒之、阻则通之、湿则祛之等。

【药物功效】清热解毒，利尿，祛痰止咳，除湿止痒。

【性味归经】甜、酸，凉，归肺、脾、膀胱经。

【临床应用】

（1）可用于血热性化脓症，肺胃瘀血，功能止渴生津、祛痰。

（2）用于血热性化脓症，肺胃瘀血，黄水病脓疡。

【文献论述】

（1）《本草纲目》："树莓，其补益与桑椹同功。"

（2）《本草经疏》："树莓，其主益气者，言益精气也。"

【常用剂量】10~20g

【服用方法】内服：煎汤或生食。

【药理作用】

（1）植物中提取的类黄酮、五羟基黄酮、4，5，7-三羟基黄酮均具有显著的抗菌作用。谭明雄等报道，茅莓叶挥发油对大肠杆菌、巴氏杆菌有明显的抑菌活性，最小抑菌浓度（MIC）在 10g/mL，10g/mL 情况下可以完全抑制杆菌的繁殖，其抑菌活性优于对照药物链霉素和磺胺类药物。

（2）使用红树莓醇提物可以呈剂量依赖性地抑制 DEN 诱导的大鼠肝结节状再生性增生，可以缓解 DEN 诱导的肝损伤，也可以降低肝癌的发生率。

（3）饮食树莓粉 BRB 可以显著降低 3%葡聚糖硫酸钠（DSS）诱导的急性结肠上皮损伤，可以减少结肠的缩短及溃疡形成，对溃疡性结肠炎及结肠瘤有治疗或预防作用。

（4）BRB 醇提物可以抑制食管上皮肿瘤细胞的生长，以及诱导其细胞凋亡，其作用可能与花青苷的优先吸收有关。

（5）喜马拉雅树莓的丙酮和甲醇提取物对人宫颈癌细胞具有强效的抗增殖活性，但对正常的外周血单核细胞没有细胞毒性。

【常用肿瘤】常用于肝癌、结肠癌、食管癌、乳腺癌等肿瘤。

【使用注意】脾胃虚弱者慎服。

参考文献

[1] 贾敏如，李星炜．中国民族药志要（精）[M]．中国医药科技出版社，2005：5-10.

[2] 贾敏如，李星炜．中国民族药志要 [M]．北京：中国医药科技出版社，2005：281.

[3] Liu Y，Liu M，Li B，et al. Fresh raspberry phytochemical extract inhibits hepatic lesion in a Wistar rat model. [J]. Nutrition & Metabolism，2010，7（1）：1-8.

[4] Montrose DC，Horelik NA，Madigan JP，et al. Anti-inflammatory effects of freeze-dried blackraspberry powder in ulcerative colitis [J]. Carcinogenesis，2011，32（3）：343-350.

[5] Zikri NN，Riedl KM，Wang LS，et al. Black raspberry componentsinhibit proliferation，induce apoptosis，and modulate gene expressionin rat esophageal epithelial cells [J]. Nutr Cancer，2009，61（6）：816-826.

86. 飞蛾藤

【品种来源】本品为旋花科飞蛾藤 *Porana racemosa* Roxb. 以全草入药。别名打米花、马郎花、小元宝、白花藤、莫汝刚、六甲。

【中药渊源】飞蛾藤是土家药特有名称，其在中药也被称为飞蛾藤，其在瑶药被称为别旁美，是民间常用的中草药，在其他少数民族地区也广泛使用，在土家医治则治法的理论指导下，常在七法中用于赶法，八则中用于阻则通之、肿则消之等。

【药物功效】破血化瘀，行气消积。

【性味归经】辛，温，归肝、脾、胃经。

【临床应用】飞蛾藤具有暖胃、补血、祛疲劳之效，可用于治疗无名肿毒、劳伤疼痛及高热。柳克铃等报道，桃江县第二人民医院与湖南省中药研究院共同研究表明，飞蛾藤的提取物对于治疗肺心病并发心力衰竭 30 例有效。

【文献论述】《中药大辞典》记载：飞蛾藤可用于无名肿毒、劳伤疼痛及高热的治疗。

【常用剂量】9~15g

【服用方法】水煎服。

【药理作用】

（1）药理实验结果显示，飞蛾藤提取物对戊巴比妥所导致的动物狗的心衰有明显的强心效果。

（2）飞蛾藤中的东莨菪素能明显抑制尿酸钠结晶所致的大鼠痛风性关节炎。东莨菪素对正常血清尿酸没有影响，可作为预防高尿酸血症的药物，其在促进尿酸排泄的同时不增加尿量，尤其对痛风性关节肿胀具有标本兼治的作用。

（3）从飞蛾藤属多个种分离得到的香豆素类化合物东莨菪素具有抗肿瘤作用。

（4）从飞蛾藤属植物中分离得到的成分如咖啡酸乙酯、β-谷甾醇、东莨菪素及4-羟基汉黄芩素等均显示有较强的抗炎活性。

（5）韩红英等通过测定活化部分凝血活酶时间（APTT）、凝血酶时间（TT）考察东莨菪素的抗凝血活性，发现不同浓度的东莨菪素均能显著延长APTT和TT时间，且具浓度依赖性，这表明东莨菪素具有抗凝血作用，且主要作用于内源性凝血途径，具有抗多种凝血因子活性的作用。

【常用肿瘤】常用于前列腺癌、肺癌和宫颈癌等肿瘤。

【使用注意】孕妇禁用。

参考文献

[1] 柳克铃，李顺祥．黄乌龙的化学成分研究［J］．湖南中医杂志，1997，13（6）：46.

[2] 戴岳，王峥涛，丁佐奇．东莨菪素在制备防治高尿酸血症药物中的应用：CN 1259914 C［P］，2006.

[3] Kim EK，Kwon KB，Shin BC，et al. Scopoletin induces apoptosis in human promyeloleukemic cells，accompanied by activations of nuclear factor κB and caspase-3［J］. Life Sciences，2005，77（7）：824-836.

[4] 谭建宁，高振霞．丁公藤的研究进展［J］．广西科学院学报，2008，24（1）：49-52.

[5] 韩红英，李国玉，王航宇，等．全裂叶阿魏中拉迪替醇和东莨菪素抗凝血活性的研究［J］．农垦医学，2010，32（2）：112-114.

87. 红苕藤

【品种来源】本品为旋花科植物番薯 *Ipomoea batatas*（L.）Lam. 的茎叶。别名番苕藤。

【中药渊源】红苕藤是土家药特有名称，其在中药被称为番薯藤，其在瑶药被称为凡台，是民间常用的中草药，在少数民族地区广泛使用，在土家医治则治法的理论指导下，常在七法中用于赶法、清法，八则中用于热则寒之、阻则通之、湿则祛之等。

【药物功效】活血化瘀，清热解毒，消肿排脓。

【性味归经】甜、涩，凉，归脾、胃经。

【临床应用】

（1）治红崩：红苕藤兑甜酒服。

（2）治热天吐泻：红苕藤煎水服。

（3）治妇人乳少：番薯叶六两，和猪腩肉煎汤，尽量饮之。

（4）治对口疮：番薯叶、虾酱各适量，共捣烂敷。

（5）治面疔：番薯叶一两，金丝蜘蛛一只，黄糖少许。捣烂敷。

（6）治狂狗咬伤：生番薯叶和黄糖共捣烂贴，每日换 2 次，连贴数天。

（7）治蛇咬：红苕藤尖一把。捣敷。

【文献论述】

（1）《本草求原》："敷虫蛇咬，并痈肿毒痛，毒箭，同盐捣汁，涂蜂螫。"

（2）《岭南采药录》："治蛇虎咬，舌肿，霍乱抽筋。"

（3）《四川中药志》："通乳汁，溃痈疮，排脓。治妇人乳汁不通，痈疮久不溃脓，大便中带血，及红崩、腹泻。"

【常用剂量】 15～24g

【服用方法】 内服：煎汤。外用：捣敷。

【药理作用】

（1）高秋萍等研究了紫心甘薯多糖对糖尿病大鼠血糖代谢的调节作用，结果表明，甘薯多糖可显著提高肝糖原合成能力，增强 GSH 和 T-AOC 活性，降低糖尿病大鼠血糖及血清中 GSP、TC、TG、MDA 的量。

（2）紫心甘薯多糖对 CCl_4 导致的小鼠急性肝损伤具有明显保护作用，其作用机理可能与抗氧化作用有关。

（3）甘薯多糖对 Lewis 肺癌、移植性黑色素瘤 B_{16}、$HepG_2$、Hela、SW_{620} 和 SGC_{7901} 肿瘤细胞有很好的抑制作用。

（4）赵婧等探讨了紫心甘薯多糖的抗疲劳活性，紫心甘薯多糖能显著提高运动后肌糖原、肝糖原储量，降低血清尿素氮和肝 MDA 生成量，并使血清酶活性呈现抗疲劳的良性趋势，且抗疲劳活性明显优于普通甘薯多糖。

（5）郭金颖等比较了 5 种甘薯多糖，都具有良好的抗氧化活性。

【常用肿瘤】 常用于黑色素瘤 B_{16}、Lewis 肺癌等肿瘤。

【使用注意】 大量服用根芽或茎的嫩头可引起中毒。

参考文献

[1] 高秋萍，阮红，刘森泉，等．紫心甘薯多糖对糖尿病大鼠血糖血脂的调节作用［J］．中草药，2010，41（8）：1345-1348.

[2] 刘森泉，高秋萍，阮红，等．紫心甘薯多糖对四氯化碳肝损伤小鼠的保护作用［J］．浙江大学学报（理学版），2010，37（5）：572-576.

[3] 赵婧，阮红，高秋萍，等．紫心甘薯多糖的分离及组分抑癌活性研究［J］．浙江大学学报（医学版），2011，40（4）：365-373.

[4] 赵婧，阮红，徐玲芬，等．紫心甘薯多糖抗疲劳活性及其机制研究［J］．食品科技，2011（7）：57-61.

[5] 郭金颖，牟德华．五种甘薯多糖体外抗氧化活性比较［J］．粮食与饲料工业，2012（12）：29-31.

88. 老龙须

【品种来源】为松萝平植物长松萝 *Usnea longissina* Ach. 环裂松萝 *Usnea diffracta* Vain. 的地衣体。春、秋采收，洗净，切段，晒干。别名松萝、天蓬草、海风藤。

【中药渊源】老龙须是土家药特有名称，其在苗药被称为各社被，其在傣药被称为飞拢，是民间常用的中草药，在少数民族地区广泛使用，在土家医治则治法的理论指导下，常在七法中用于清法，八则中用于热则寒之、阻则通之等。

【药物功效】清热解毒，止咳化痰。

【性味归经】苦、甘，平，归心、肾、肺经。

【临床应用】

（1）治疗慢性气管炎：松萝 1 两，加水煎至 200mL，每日 2 次分服。

（2）治角膜云翳：天蓬草五钱，水煎，外洗及内服各半。

（3）治白带：天蓬草四两。烧灰，甜酒冲服。

（4）治痈肿，无名肿毒：天蓬草三钱，楤木根皮五钱，细辛二钱。共研细粉，水或酒调敷。

（5）治刀伤，外伤出血：天蓬草适量。捣烂，敷伤处。

【文献论述】

（1）《名医别录》："疗痰热温疟，可为吐汤，利水道。"

（2）《药性论》："治寒热，吐胸中客痰涎，去头疮，主项上瘤瘿。"

（3）《本草纲目》："松萝，能平肝邪，去寒热，同瓜蒂诸药则能吐痰，非松萝能吐人也。"

（4）《日华子本草》："令人得眠。"

（5）《神农本草经》："主瞋怒邪气，止虚汗，头风，女子阴寒肿痛。"

（6）《本草纲目拾遗》："治蛇虎伤、汤火烙伤及顽疮等症。"

（7）《陕西中草药》："止血生肌，止痛，清肝明目，退云翳，降血压，调经。治外伤出血，大便下血，急性结膜炎，角膜云翳，头痛，高血压症，月经不调，崩漏，白带，痈肿，无名肿毒。"

（8）《西藏常用中草药》："清热解毒，止咳化痰。治外伤感染，化脓性感染，毒蛇咬伤，肺结核咳嗽痰多，颈淋巴腺炎，乳腺炎。"

（9）《本草纲目》："松萝，能平肝邪，去寒热，同瓜蒂诸药则能吐痰，非松萝能吐人也。"

【常用剂量】6～9g

【服用方法】内服：煎汤。外用：煎水洗或研末调敷。

【药理作用】

（1）松萝酸已被证实具有良好的抗肿瘤活性，对肝癌、肺癌、乳腺癌等有明显的抑制作用，已受到了国内外医药学界的重视。

（2）靳菊情等认为，松萝酸的抗炎作用与其抑制肿瘤坏死因子 α（TNF-α）的表达和抑制诱导型一氧化氮合成酶（iNOS）的活性有关。

（3）韩涛等研究指出，破茎松萝高剂量和中剂量水煎液、水浸液都能明显减少小鼠的咳嗽次数，延长咳嗽潜伏期，显著增加小鼠呼吸道酚红排泌量，明显抑制二甲苯致小鼠耳肿胀和琼脂致小鼠肉芽肿，表现出明显的止咳、抗炎作用。

（4）松萝酸具有较强的抗癌活性。孙燕等研究发现，随着地衣酸悬液浓度的增加，对前列腺癌 PC-3M 细胞的抑制作用也增强，最大抑制率可达 80%以上，具体机理可能是通过抑制肿瘤细胞的 DNA 复制与 RNA 转录能力，导致前列腺癌细胞增殖减慢或者加速肿瘤细胞的凋亡。

（5）松萝酸可显著抑制小鼠 H_{22} 肿瘤生长及血管生成，且能抑制 VEGF 和 bFGF 表达和 HUVEC 体外增殖。松萝酸对 VEGF 和 bFGF 分泌的抑制作用可能是其抗 H_{22} 肿瘤及抗血管生成的一个重要机制。

【常用肿瘤】常用于乳腺癌、前列腺癌等肿瘤。

【使用注意】肝功能损伤者慎用。

参考文献

[1] Monika Maci，g-Dorszy ska，Grzegorz，grzyn，Beata Guzow-Krzemi ska. Antibacterial activity of lichen secondary metabolite usnic acid is primarily caused by inhibition of RNA and DNA synthesis [J]. Fems Microbiology Letters，2014，353（1）：57-62.

[2] Pires RH，Lucarini R，Mendes - Giannini MJS. Effect of Usnic Acid on Candida orthopsilosis and C. parapsilosis [J]. Antimicrobial Agents & Chemotherapy，2012，56（1）：595-597.

[3] Li J，Di LH，Liu WX，et al. Usnic acid inhibits ER stress activation through AMPK signaling pathway in rat cardiomyocytes. [J]. European Review for Medical & Pharmacological Sciences，2014，18（17）：2538-2543.

[4] Jin Juqing，He Langchong，Li Cuiqin. Effect of usnic acid on TNF-α and no production in lipopolysaccharide-stimulated macrophages [J]. Journal of Pharmaceutical Analysis [药物分析学报（英文）]，2006，18（2）：153-156.

[5] 韩涛，王佳蕾，李俊乐，等. 破茎松萝不同用法的止咳祛痰抗炎作用比较研究 [J]. 甘肃中医学院学报，2008，25（3）：4-7.

[6] 孙艳，王洪军，张薇，等. 地衣酸抑制前列腺癌 PC-3M 细胞增殖效应的初步探讨 [J]. 中国肿瘤生物治疗杂志，2005，12（4）：289-291.

[7] 郝凯华，韩涛，胡鹏斌. 松萝酸抑制小鼠 H_{22} 肿瘤生长及作用机制研究 [J]. 中国药师，2016，19（1）：29-32.

89. 老鼠瓜

【品种来源】本品为葫芦科栝楼属植物 *Trichosanthes spp.*，以果、花芽、果皮、叶入药。秋季果将成熟时采果、叶，挖根剥下根皮，鲜用。又名野西瓜、白饭瓜、勾刺槌果藤、抗旱草。

【中药渊源】老鼠瓜是土家药特有名称，其在维药被称为菠里克果，是民间常用的中草药，在少数民族地区广泛使用，在土家医治则治法的理论指导下，常在七法中用于赶法、清法，八则中用于热则寒之、阻则通之、肿则消之等。

【药物功效】清热解毒，化痰利尿，消肿散结。

【性味归经】苦、涩，凉，归肝经。

【临床应用】

（1）治疗肩周炎：急性期患者52例，捣烂外敷治疗1~2个疗程，治愈率90%。

（2）治急慢性风湿性关节炎：鲜老鼠瓜根皮四份，果一份；或老鼠瓜鲜叶四份，果一份，共捣成糊状（若稍干，不成糊状时，可酌加热白酒适量），用纱布包敷患部，15~30分钟后取下，每日1次，5日为1个疗程。

【文献论述】

（1）《沙漠地区药用植物》：“在欧洲，老鼠瓜腌制的花芽可治坏血病。在印度，芽和果都作药。干皮味苦，具轻泻、祛痰和通经作用。亦用于风湿痛、牙痛、中风和腺性结核。捣烂的叶子外敷治麻风病。”

（2）《甘肃中草药手册》：“祛风散寒，燥湿止痢。”

【常用剂量】3~6g

【服用方法】内服：煎汤。外用：捣烂外敷。

【药理作用】

（1）老鼠瓜的水提物和醇提物对S_{180}小鼠瘤块有明显的抑制作用，抑瘤率分别为44%和32%。

（2）老鼠瓜提取物能抑制佐剂性关节炎大鼠踝关节的急性炎症反应。

（3）槌果藤提取物对纤维细胞中H_2O_2有明显抑制作用，因此槌果藤有明显抗氧化作用。

（4）治疗局灶节段肾小球硬化鼠模型时发现，治疗后24小时尿蛋白水平均较治疗前显著下降，槌果藤提取物可下调TNF-α受体、TGF-β_1受体、EGF受体、纤维连接蛋白的基因表达，显著下调肾特异性膜蛋白、足细胞相关蛋白Podoein及ILK的表达，以降低蛋白尿，抑制纤维化，同时上调具有抗氧化作用的硒蛋白。

（5）研究表明本品还有保肝、抗菌、降血糖、降血脂等作用。

【常用肿瘤】常用于肺癌、肝癌等肿瘤。

【使用注意】内服宜慎。

参考文献

[1] 任解莉．老鼠瓜单味外用治疗肩周炎121例［J］．新疆中医药，2002，20（4）：13.

[2] 付瑾．维药老鼠瓜化学成分和抗肿瘤活性的初步研究［D］．乌鲁木齐：新疆医科大学，2010：5-10.

[3] 买买提·司马义．维药老鼠瓜乳膏抗风湿作用的研究［D］．乌鲁木齐：新疆医科大学，2013：10-20.

[4] 曹越兰，李欣，郑敏．槌果藤对进行性系统性硬化症患者成纤维细胞增殖和Ⅰ型胶原产生的影响

[J]. 中国中药杂志，2008，33（5）：560-563.
[5] 应旭旻，胡日红，王军，等. 楤果藤对局灶节段肾小球硬化鼠模型的治疗作用及作用机制的初步探讨［J］中国中西医结合肾病杂志，2008，9（8）：675-679.
[6] 赵吉宇，东方，于淼，等. 野西瓜的药理作用及临床应用［J］. 黑龙江医药，2014，27（1）：58-61.

90. 六月雪

【品种来源】 本品为茜草科常绿小灌木 *Serissa japonica*（Thunb.）Thunb，根、茎、叶均可入药。别名满天星、白马骨、碎叶冬青。

【中药渊源】 六月雪是土家药特有名称，在苗药被称为锐过买，是民间常用的中草药，在少数民族地区广泛使用，在土家医治则治法的理论指导下，常在七法中用于赶法、清法，八则中用于热则寒之、阻则通之、肿则消之、湿则祛之等。

【药物功效】 疏肝解郁，清热利湿，消肿拔毒，止咳化痰祛风。

【性味归经】 淡、辣，凉，归肺、脾、肝、胃经。

【临床应用】

（1）李文云用生大黄20g，蒲公英、六月雪、皂刺、生牡蛎各30g，泽泻20g，附片15g，灌肠治疗慢性肾衰竭患者48例，有效率为93.8%。

（2）陈以平认为在慢性肾功能不全氮质血症期，症状隐匿。发展至尿毒症期，治当温肾解毒，疏理三焦，药用炮附子、半夏、党参、白术、紫苏、黄连、大黄、丹参、六月雪、绿豆衣、砂仁、生姜等。

（3）孙响波等在对六月雪治疗肾脏疾病探源中指出，六月雪通过降低蛋白尿、血尿素氮及肌酐水平，对于肾脏疾病的治疗具有独特的优势。

【文献论述】

（1）《本草拾遗》："止水痢。"

（2）《生草药性备要》："治伤寒，中暑，发狂乱语，火症，亦退身热。"

（3）《植物名实图考》："治热证，疮痔，妇女白带。"

（4）《岭南采药录》："解暑热，消积滞，止痢疾；并治伤寒，时疫，发背疮，消痈疽，拔毒。"

（5）《南京民间药草》："止吐血。"

（6）《中医药实验研究》："治目赤肿痛。"

（7）《安徽药材》："与老母鸡同煮，能治慢性肾炎水肿。"

（8）《贵州民间药物》："清热解毒，舒经活络。治刀伤，瘫痪，男女弱症，飞疔。"

（9）《四川中药志》："清热，除风。治头晕目眩及胸膈邪热。"

【常用剂量】 9~15g，鲜者50~100g

【服用方法】 内服：煎汤。外用：烧灰淋汁涂，水煎洗，渣捣敷。

【药理作用】

（1）六月雪提取物对大肠杆菌、金黄色葡萄球菌、枯草杆菌、铜绿假单胞菌、肠炎球菌都有一定的抑制作用。在对六月雪不同组分的解热作用研究中，发现六月雪水提取物对干酵母所致大鼠发热、内毒素所致家兔发热的解热作用最强。

（2）刘春棋等研究发现，六月雪水提取物可明显降低四氯化碳、硫代乙酰胺、扑热息痛致小鼠急性肝损伤模型血清 ALT、AST 活性。

（3）朱秋萍等报道，六月雪水提取物可明显提高小鼠的食欲，增加体重，促进生长发育，增加胸腺重量，提高胸腺指数，此作用呈剂量依赖性。

（4）六月雪水提取物能明显缩短体外凝血时间、血浆凝血酶时间，还可以减小凝血酶原时间、延长优球蛋白溶解时间。

【常用肿瘤】常用于肝癌、胃癌等肿瘤。

【使用注意】不可与茶、红酒等共食，有轻微头痛、口燥等轻微不良反应。

参考文献

[1] 李文云．中药保留灌肠治护慢性肾功能衰竭 48 例［J］．安徽中医临床杂志，2000，12（3）：245-246.

[2] 王斌．陈以平教授治疗慢性肾功能不全经验探讨［J］．福建中医药，2004，34（5）：17.

[3] 王红爱，黄位耀，张云，等．六月雪不同组分提取物的抗菌解热作用研究［J］．临床合理用药，2011，4（4）：3-5.

[4] 苏洁寒，荣延平，蒋伟哲，等．复方六月雪对急性化学性肝损伤保护作用［J］．广西医科大学学报，2003，20（4）：497.

[5] 朱秋萍，李洪亮，范小娜，等．六月雪提取物对小鼠免疫作用的影响［J］．赣南医学院学报，2007，28（27）：11-12.

[6] Eo SH，Cho H，Kim SJ. Resveratrol inhibits nitric oxideinduced apoptosis via the NF-kappa B pathway in rabbitarticular chondrocytes［J］. Biomol Ther（Seoul），2013，21（5）：364-370.

[7] 孙响波，于妮娜．六月雪治疗肾脏疾病探源［J］．中医药导报，2013，19（10）：127-128.

91. 龙胆地丁

【品种来源】本品为龙胆科植物华南龙胆 *Gentiana loureirii*（G. Don）Griseb 的带根全草。春末夏初开花时采收，晒干备用。别名蓝花草、紫花地丁、广地丁、海地丁、小金瓜管、土地莲、一见莲、土地丁。

【中药渊源】龙胆地丁是土家药特有名称，其在中药被称为紫花地丁，其在瑶药被称为面旁咪，是民间常用的中草药，在少数民族地区广泛使用，在土家医治则治法的理论指导下，常在七法中用于赶法、清法，八则中用于热则寒之、肿则消之、湿则祛之等。

【药物功效】清热利湿，解毒消痈。

【性味归经】苦、辣，凉，归肝、胆经。

【临床应用】

（1）治咽喉肿痛，痢疾，肝炎，阑尾炎。煎服，6~15g。

（2）治疮疡肿毒，淋巴结结核，煎服或捣敷。

【文献论述】

（1）《中华本草》："主肝炎，痢疾，小儿发热，咽喉肿痛，白带，血尿，阑尾炎，疮疡肿毒，淋巴结结核。"

（2）《全国中草药汇编》："味稍苦，以株矮小、叶色青、花色紫者为佳。"

【常用剂量】9~15g

【服用方法】内服：煎汤。外用：适量，鲜品捣敷。

【药理作用】

（1）龙胆苦苷可以显著减少生长抑素（SST）和增加促胃液素（GAS）在血浆中的含量，促进血浆胃动素受体（MTLR）在胃窦、十二指肠、空肠和回肠中的表达，抑制血管活性肠肽受体（VIPR2）在十二指肠中的表达，从而促进胃排空和肠蠕动。

（2）龙胆苦苷也可以抑制 IL-1β 诱导的基质金属蛋白酶（MMPs）的释放和促进Ⅱ型胶原蛋白的表达。

（3）给大鼠灌胃龙胆苦苷可明显减轻胰腺炎，增加血清淀粉酶和脂肪酶的含量，抑制肿瘤坏死因子-α（TNF-α）和 IL-1β 聚集，减弱组织病理学变化及 NF-kBp65 蛋白在胰腺组织中的表达。

（4）龙胆苦苷对人肝癌细胞具有杀伤作用，可以抑制人肝癌细胞的增殖。此外龙胆苦苷还具有松弛平滑肌、利胆、健胃、抗氧化等作用。

（5）龙胆碱对革兰阴性菌及阳性菌均有一定的抑制作用。

（6）龙胆碱还具有降压、升血糖及拮抗组胺和乙酰胆碱引起的肠管收缩等作用。

【常用肿瘤】常用于肝癌等肿瘤。

【使用注意】脾胃虚弱作泄及无湿热实火者忌服。

参考文献

[1] Ruan M, Yu B, Xu L, et al. Attenuation of stress-induced gastrointestinal motility disorder by gentiopicroside from Gentiana macrophylla Pall [J]. Fitoterapia, 2015, 103: 265-276.

[2] Zhao L, Ye J, Wu GT, et al. Gentiopicroside prevents interleukin1 beta induced inflammation response in rat articular chondrocyte [J]. Journal of Ethnopharmacology, 2015, 172: 100-107.

[3] Lv J, Gu WL, Chen CX. Effect of gentiopicroside on experimental acute pancreatitis induced by retrograde injection of sodium taurocholate into the biliopancreatic duct in rats [J]. Fitoterapia, 2015, 102: 127-133.

[4] 曾文雪，宋小玲，张尧，等. 龙胆苦苷药理学活性及药动学研究进展 [J]. 江西中医药，2014, 45 (5): 69-71.

[5] 李薇，王琳琳，余河水，等. 龙胆碱的抑菌活性研究 [J]. 长春中医药大学学报，2015, 31 (4): 690-692.

[6] 刘天宇. 龙胆碱的镇静作用及其体内药物动力学初步研究 [D]. 哈尔滨：黑龙江中医药大学，2010: 10-20.

92. 龙江黄芪

【品种来源】本品为豆科植物白花草木犀 *Melilotus albus* Desr 的全草。别名辟汗草、野苜蓿。

【中药渊源】龙江黄芪是土家药特有名称，其在中药被称为白花草木犀，其在朝鲜药被称为真东刹里，是民间常用的中草药，在少数民族地区广泛使用，在土家医治则治法的理论指导下，常在七法中用于清法、止法，八则中用于热则寒之、湿则祛之等。

【药物功效】清热解毒，化湿杀虫，截疟，止痢。

【性味归经】苦、辣，凉，归大肠、膀胱经。

【临床应用】

（1）治疟疾：草木犀一两。煎汤。在疟发前一小时服用。

（2）治痼疮，坐板疮，脓疱疮：辟汗草、黄柏、白芷、雄黄、红砒、冰片，艾绒等磨粉，卷成纸条，点燃熏。

（3）用于暑热胸闷、小儿惊风、疟疾、痢疾、浮肿、腹痛、淋病和皮肤疮疡等，果实能治风火牙痛；国外以花、叶制成软膏，作为外伤药，并可用作抗疡药。

（4）白花草木犀中提取的龙脑可用于治疗闭证神昏、目赤肿痛和喉痹口疮等。

【文献论述】

（1）《四川中药志》："清热，解毒，杀虫，利小便。治皮肤疮，风丹，赤白痢，淋病。"

（2）《上海常用中草药》："和中，健胃，化湿。治暑湿胸闷，口腻，口臭，头胀，头痛。"

（3）《陕西中草药》："清热解毒，止痢，截疟，健胃，化湿。治痢疾，疟疾，口臭，头痛。"

【常用剂量】9~15g

【服用方法】内服：煎汤，或浸酒。外用：适量，捣敷；或煎水洗；或烧烟熏。

【药理作用】

（1）白花草木犀含紫苜酚，故能延长血凝时间；其叶、茎、根的提取物可抑制结核杆菌的生长。

（2）白花草木犀中提取的氧化石竹烯和石竹烯均有平喘、抗过敏等作用。

（3）白花草木犀中提取的水杨酸甲酯可清除羟基自由基，也可用于止痛，以及作为食品、牙膏和化妆品的香料等。

（4）白花草木犀中提取的樟脑具有除湿杀虫和温散止痛的作用，主治疥癣瘙痒、跌打伤痛和牙痛等；百里酚具有杀菌作用，对龋齿腔有防腐、局麻作用，还可用于治疗气管炎和百日咳等。

（5）香豆素类化合物是草木犀属植物的主要活性成分之一，具有抗炎、镇痛、消肿、改善血管通透性、抗菌、抗病毒等药理作用。

（6）紫花苜蓿中提取到的皂苷对人肝癌细胞株具有较为显著的抗肿瘤活性。

【常用肿瘤】常用于肝癌等肿瘤。

【使用注意】脾胃寒者慎用，孕妇禁用。

参考文献

[1] 江苏省植物研究所，中国医学科学院药物研究所，中国科学院昆明植物研究所．新华本草纲要（第二册）[M]．上海：上海科学技术出版社，1991：162.

[2] 许焕芳，赵百孝．艾灸疗法作用机理浅述 [J]．上海针灸杂志，2012，31（1）：6-9.

[3] 黄超，张丹，辛文妤，等．水杨酸甲酯糖苷抗大鼠急性胸膜炎的作用研究 [J]．中国药理学通报，2013，29（3）：328-332.

[4] 杨杰，王丽莉，张铁军．草木犀属植物化学成分及药理作用研究进展 [J]．中草药，2014，45（3）：447-454.

[5] 汤春妮，樊君．草木犀中香豆素类化合物的研究进展 [J]．化学与生物工程，2012，29（5）：4-7.

[6] 张羽男，刘立新，张强，等．紫花苜蓿皂苷抗肿瘤活性研究 [J]．时珍国医国药，2013，24（5）：1035-1036.

93. 马尿泡

【品种来源】 本品为苦苣苔科植物降龙草 *Hemiboea subcapitata* Clarke，以全草入药。秋后采，洗净晒干。别名降龙草、水泡菜、地耳草、田基黄。

【中药渊源】 马尿泡是土家药特有名称，其在中药被称为降龙草，是民间常用的中草药，在少数民族地区广泛使用，在土家医治则治法的理论指导下，常在七法中用于清法、泻法，八则中用于热则寒之、阻则通之等。

【药物功效】 清热解毒，利尿，生津止咳。

【性味归经】 苦、涩，凉，有毒，归膀胱、肺经。

【临床应用】

（1）治热性腹痛：降龙草，水煎服。

（2）治外伤肿毒：降龙草苗捣烂，敷患处。

【文献论述】

（1）《本草纲目》："治蛇虺伤，捣汁饮，以滓围涂之。"

（2）《生草药性备要》："敷疮，消肿毒。"

（3）《岭南采药录》："治鱼口便毒，跌打伤瘀痛，恶疮，火疮，捣敷之。"

（4）《中国药植志》："治血吸虫病腹水。"

（5）《福建民间草药》："清热解毒，利尿消肿。"

（6）《陆川本草》："解毒消炎，利尿，止血生肌。治腹水，小儿惊风，双单乳蛾，漆疮，外伤出血，皮肤疥癣，蛇蜂蝎伤。"

（7）《南宁市药物志》："消肿解毒，治疳积和疔疮初起。"

（8）《中国药植图鉴》："煎服治风湿性神经痛，头晕。"

【常用剂量】 9~15g

【服用方法】 内服：煎汤。外用：适量，鲜品捣敷。

【药理作用】

（1）降龙草茎叶煎剂在试管内对金黄色葡萄球菌、乙型链球菌、白喉杆菌、伤寒杆菌、铜绿假单胞菌和痢疾杆菌有明显的抗菌作用，对炭杆菌和大肠杆菌也有一定的抑制作用。

（2）地耳草提取物对四氯化碳所引起的肝超微结构和细胞色素 P-450 及磷脂的含量也有明显的保护作用。

（3）田基黄注射液对喉癌和宫颈癌具有抑制作用。

【常用肿瘤】常用于喉癌、宫颈癌等肿瘤。

【使用注意】

（1）《贵州民间药物》："忌酸冷食物。"

（2）脾胃虚寒者慎用。

参考文献

[1] 国家中医药管理局《中华本草》编委会．中华本草（第 5 卷）［M］．上海：上海科学技术出版社，1999：494-498.

[2] 辛义周，张希成，唐文照．地耳草的化学成分及药理作用研究进展［J］．药学研究，2003，22（2）：28-29.

[3] 高玉红，杨艳红．126 地耳草的化学成分与药理活性［J］．现代药物与临床，2005，20（3）：102-104.

94. 马桑根

【品种来源】本品为马桑科植物马桑 *Coriarifa nepalensis* Wall 的根，秋、冬季采挖，除净泥土，晒干。别名黑龙须、乌龙须。

【中药渊源】马桑根是土家药特有名称，其在苗药被称为豆雨，其在瑶药被称为双亮端，是民间常用的中草药，在少数民族地区广泛使用，在土家医治则治法的理论指导下，常在七法中用于赶法、清法，八则中用于热则寒之、阻则通之、湿则祛之、肿则消之等。

【药物功效】祛风除湿，消热解毒，清热明目，散结止痛。

【性味归经】苦、酸，凉，有毒，归心、肺、肝经。

【临床应用】

（1）治疯狗咬伤：马桑根三钱至五钱，煎水服。

（2）治风火牙痛：马桑根、地骨皮，炖猪肉服。

（3）治痞块：马桑根一钱，仙人掌五钱，炖猪肉吃。

（4）治汤火伤：马桑根皮，去粗皮，研粉调敷。

【文献论述】

（1）《草木便方》："疗跌扑，疯狗毒。"

（2）《民间常用草药汇编》："治鱼骨哽喉，久疟成痞。"

（3）《昆明药植调查报告》："治骨折。"

（4）《分类草药性》："治牙关风火作痛，散湿热，九子烂痒（瘰疬），汤火伤。"

（5）《四川中药志》："治风湿麻木，癫狂初起。"

（6）《陕西中草药》："清热明目，生肌止痛，散瘀消肿。治急性结膜炎，角膜云翳，汤火伤，骨折，跌打损伤。"

【常用剂量】 3~9g

【服用方法】 内服：煎汤。外用：适量，煎水洗；或研末敷。

【药理作用】

（1）本品含毒性成分马桑内酯（Coriamyrtin）、吐丁内酯（Tutin），二者均有印防己毒素样的致惊厥作用。

（2）马桑全株有毒，其提取物对多种咀嚼式害虫具有明显的拒食和胃毒作用。

（3）从马桑根中提取到的黄酮类化合物具有抗肿瘤的作用，肺癌、乳腺癌、结肠癌、前列腺癌、肝癌、白血病、卵巢癌、胃癌等皆有显著的防治效果。其机制主要包括抑制肿瘤细胞增殖、促进肿瘤细胞凋亡、干扰肿瘤细胞信号转导和控制基因表达等。

【常用肿瘤】 常用于肺癌、肝癌、胃癌等肿瘤。

【使用注意】 内服、外用均须括去外层粗皮。孕妇、小儿、体虚者忌服。

参考文献

[1] 李经纬，余瀛鳌，蔡景峰，等．中医大词典（2版）[M]．北京：人民卫生出版社，2004：177.

[2] 中国科学院植物研究所．中国高等植物图鉴（第二册）[M]．北京：科学出版社，1985.

[3] 余友芩．全国中草药名鉴 [M]．人民卫生出版社，1996：10-20.

95. 木鳖子

【品种来源】 本品为葫芦科植物木鳖子 *Momordica cochinchinensis*（Lour.）Spreng 的成熟种子。除去杂质，洗净，晒干，用时连壳打碎，或去壳取仁。别名木蟹、壳木鳖、地桐子、漏苓子、土木鳖、藤桐子、鸭屎瓜子、木鳖瓜。

【中药渊源】 木鳖子是土家药特有名称，其在苗药被称为正维污，其在傣药被称为麻西嘎，是民间常用的中草药，在少数民族地区广泛使用，在土家医治则治法的理论指导下，常在七法中用于赶法、清法，八则中用于寒则热之、阻则通之、肿则消之等。

【药物功效】 消肿散结，解毒，祛风止痛。

【性味归经】 甜，温，无毒，归肝、脾、胃经。

【临床应用】

（1）治疗牛皮癣、干癣、秃疮：将木鳖子去外壳，蘸醋在粗瓷器上（如碗底）磨取药汁，临睡前用棉花或毛笔蘸涂患处，每日或隔日 1 次。涂药前患处先用盐水洗净；癣病蔓及周身者可分期分片治疗。一般 1 钱木鳖子仁约需 10mL 醋研磨，其药汁可涂 3cm×2cm 癣面 5~7 处。

（2）治一切诸毒，红肿赤晕不消：木鳖子（去壳）二两，草乌半两，小粉四两，半夏二两。上四味于铁铫内，慢火炒焦黑色为度，研细，以新汲水调敷，一日一次，自外向里涂之，须留疮顶，令出毒气。

（3）治疮疡、疔毒初起，瘰疬，臁疮，小儿蟺拱头：土木鳖（去壳）五个，白嫩松香（拣净）四两，铜绿（研细）一钱，乳香、没药各二钱，蓖麻子（去壳）七钱，巴豆肉五粒，杏仁（去皮）一钱。上八味合一处，石臼内捣三千余下，即成膏；取起，浸凉水中。用时随疮大小，用手搓成薄片，贴疮上，用绢盖之。

（4）治瘰疬发歇无已，脓血淋漓：木鳖仁二个，厚纸拭去油，研碎，以乌鸡子调和，瓷盏盛之，甑内蒸热。每日食后服一次，服半月。

（5）治两耳卒肿热痛：木鳖子仁一两（研如膏），赤小豆末半两，川大黄末半两。上药同研令匀，水、生油旋调涂之。

（6）治倒睫拳毛，风痒，亦烂：木鳖子仁捶烂，以丝帛包作条，左患塞右鼻，右患塞左鼻；次服蝉蜕药为妙。

（7）治疟母：木鳖子、穿山甲（炮）等分。为末，每服三钱，空心温酒下。

（8）治阴疝偏坠痛甚：木鳖子一个磨醋，调黄柏、芙蓉末敷之。

（9）治乳腺癌：地桐子 500g，加沙炒至淡黄色、酥透，研为细末，过筛，纸包压去油脂后装瓶备用。用时取药末 1.5g，鸡蛋 1 枚，拌均匀，炖服。每日 1 次，用 1 周；然后每日 2 次；半个月为 1 个疗程，疗程间隔 2~3 日。

【文献论述】

（1）《本草纲目》："治疳积痞块，利大肠泻痢，痔瘤瘰疬。"

（2）《日华子本草》："醋摩消肿毒。"

（3）《本草正》："木鳖子，有大毒，《本草》言其甘温无毒，谬也，今见毒狗者，能毙之于顷刻，使非大毒而有如是乎？人若食之，则中寒发噤，不可解救。若其功用，则唯以醋磨，用敷肿毒乳痈、痔漏肿痛及喉痹肿痛。因此醋漱于喉间，引痰吐出，以解热毒，不可咽下。或同朱砂、艾叶卷筒熏疥，杀虫最效，或用熬麻油，擦癣亦佳。"

（4）《本草备要》："泻热，外用治疮，利大肠，治泻痢疳积，瘰疬疮痔，乳痈，蚌毒。消肿追毒，生肌除疳。"

（5）《开宝本草》："主折伤，消结肿恶疮，生肌，止腰痛，除粉刺野黯，妇人乳痈，肛门肿痛。"

（6）《本草求原》："治一切寒湿郁热而为痛风瘫痪。行痹、痿厥、脚气、挛症、鹤膝。"

（7）《本草经疏》："木鳖子，为散血热、除痈毒之要药。夫结肿恶疮、粉刺干黯、肛门肿痛、妇人乳痈等证，皆血热所致。折伤则血亦瘀而发热。甘温能通行经络则血热散，血热散则诸证无不瘳矣。其止腰痛者，盖指湿热客于下部所致，而非肾虚为病之比也，用者详之。味虽甘而气则大温，《本经》虽云无毒，然亦未免有毒，但宜外用，勿宜内服。"

【常用剂量】 0.6~1.2g

【服用方法】 内服：煎汤，多入丸、散。外用：适量，研末调醋敷、磨汁涂或水熏洗。

【药理作用】

（1）木鳖子皂苷为五环三萜齐墩果烷型（olean-type）的双糖连三萜皂苷。木鳖子皂苷体外对艾氏腹水癌细胞有细胞毒作用，体内对小鼠肝实体癌有抑制作用。

（2）木鳖子提取物含有胰蛋白酶抑制剂活性成分，为木鳖子的抗癌作用进一步提供了依据。

（3）木鳖子水提物体外对人肿瘤细胞增殖有明显的抑制作用，其抗肿瘤机制可能与阻滞肿瘤细胞周期和诱导凋亡有关。

（4）木鳖子中单体化合物对羟基桂皮醛能够抑制黑素瘤 B_{16}细胞增殖，其机制与诱导 B_{16}细胞分化相关。

（5）木鳖子单体化合物对羟基桂皮醛对小鼠体内黑素移植瘤的生长具有显著抑制作用。

【常用肿瘤】常用于鼻咽癌、胃癌、肝癌、乳腺癌等肿瘤。

【使用注意】孕妇及体虚者忌服。

（1）《本草汇言》："胃虚、大肠不实、元真亏损者，不可概投。"

（2）《医林纂要》："忌猪肉。"

参考文献

[1] 蒲昭和．木鳖子治乳腺癌［J］．家庭医药，2009（12）：22.

[2] 陈执中．木鳖子大黄甘草及其复方制剂抗癌研究应用进展［J］．中国民族民间医药，2007（2）：63-66.

[3] Lin ZY，Yu ZH，Chen C，et al. An HPLC method for the assay of trypsin inhibitors and its application to the study of Momordica cochinchinensis extract［J］. Journal of Chinese Pharmaceutical Sciences，2011，20（4）：1151-1156.

[4] 赵连梅，韩丽娜，单保恩，等．木鳖子提取物体外抗肿瘤活性的初步研究［J］．癌变·畸变·突变，2010，22（1）：19-23.

[5] 耿艺漫．木鳖子对羟基桂皮醛诱导黑色素瘤细胞分化的实验研究［D］．石家庄：河北医科大学，2013：10-20.

[6] 于向艳，崔雯萱，孙士萍，等．木鳖子对羟基桂皮醛对小鼠黑素移植瘤生长的抑制作用及机制研究［J］．中草药，2016，（10）：1740-1745.

96. 奶浆果

【品种来源】本品为桑科植物异叶榕 *Ficus heteromorpa* Hemsl 的果实。夏、秋季采收，鲜用或晒干。别名无花果、牛奶子、大斑鸠食子、大山枇杷、山枇杷、天枇杷、野枇杷。

【中药渊源】奶浆果是土家药特有名称，其在中药被称为无花果，其在苗药被称为阿娘本整有，其在维药被称为安吉尔，是民间常用的中草药，在少数民族地区广泛使用，在土家医治则治法的理论指导下，常在七法中用于赶法、清法、泻法、补法，八则中用于亏则补之、阻则通之、肿则消之等。

【药物功效】健脾益胃，润肺止咳，解毒消肿，补血，下乳。

【性味归经】甜、酸，温，归肺、脾、大肠经。

【临床应用】

（1）治痔疮，脱肛，大便秘结：鲜无花果生吃或干果十个，猪大肠一段，水煎服。

（2）治久泻不止：无花果五至七枚，水煎服。

（3）发乳：无花果二两，树地瓜根二两，金针花根四至六两，奶浆藤二两。炖猪前蹄服。

（4）治久泻不止：无花果五至七枚，水煎服。

（5）治肺热声嘶，咳嗽咽痛：无花果150g，水煎，加冰糖适量服。

（6）治痔疮，慢性肠炎：猪瘦肉250g，切小块，无花果100g（干品），同煮汤，用适量食盐调味食用。有理肠健胃、解毒消炎作用。

（7）治疗慢性高血压：无花果代茶饮。

【文献论述】

（1）《四川常用中草药》："补血，下乳。治脾胃虚弱，缺乳。"

（2）《食物本草》："开胃，止泄痢。"

（3）《便民图纂》："治咽喉疾。"

（4）《滇南本草》："敷一切无名肿毒，痈疽疥癞癣疮，黄水疮，鱼口便毒，乳结，痘疮破烂；调芝麻油搽之。"

（5）《医林纂要》："益肺，通乳。"

（6）《本草纲目》："治五痔，咽喉痛。"

（7）《生草药性备要》："洗痔疮。子，煲肉食，解百毒。蕊，下乳汁。"

（8）《随息居饮食谱》："清热，润肠。"

（9）《云南中草药》："健胃止泻，祛痰理气。治食欲不振，消化不良，肠炎，痢疾，咽喉痛，咳嗽痰多，胸闷。"

（10）《江苏植药志》："鲜果的白色乳汁外涂去疣。"

【常用剂量】30~60g

【服用方法】内服：炖肉吃，鲜品250~500g。

【药理作用】

（1）Rubnov等从无花果乳汁中分离了细胞毒素作用剂6-AGS（6-O-acyl-β-D-glucosyl-β-sitosterols），这种细胞毒素在多种癌细胞的增殖过程中表现出明显的抑制作用。

（2）新鲜的无花果叶中含芳香类物质，其中的苯甲醛已经被证明具有一定的抗癌活性。

（3）无花果叶具有抗HSV-1（单纯疱疹病毒）的作用，在医药领域的应用具有广阔的前景。

（4）郭润妮等人报道，无花果多糖不同组分体外可以抗肝癌、胃癌、结肠癌。

（5）无花果醇提物对S_{180}肉瘤小鼠表现出良好的抑瘤作用。

【常用肿瘤】常用于肝癌、肺癌、胃癌等肿瘤。

【使用注意】脂肪肝患者、脑血管意外患者、腹泻者、正常血钾性周期性麻痹等患者不适宜食用；大便溏薄者不宜生食。

参考文献

[1] Rubnov S, Kashman Y, Rabinowitz R, et al. Suppressors of cancer cell proliferation from fig Ficus carica resin: isolation and structure elucidation [J]. J Nat Prod, 2001, 64 (7): 993-996.

[2] Wang Yi-xian, Zhang Xiang-lian, Gao Ling, et al. Anti-tumor activity of Ficus [J]. Chinese Journal of Cancer, 1990, 3: 223-225.

[3] 田景奎，王爱武，吴丽敏，等．无花果叶挥发油化学成分研究［J］．中国中药杂志，2005，30（6）：474-476.

[4] 王桂亭，王曎，宋艳艳，等．无花果叶抗单纯疱疹病毒的实验研究［J］．中药材，2004，27（10）：754-756.

[5] 闫华．无花果代茶饮治疗慢性高血压［J］．中国民间疗法，2013，21（5）：57.

[6] 郭润妮，倪孟祥．无花果多糖体外抗氧化及抗肿瘤活性研究［J］．化学与生物工程，2015，32（3）：49-52.

[7] 白岩郑，玲玲，裴凌鹏．药食兼用无花果体内抗肿瘤及其免疫调节作用的实验研究［J］．中国民族医药杂志，2011，17（3）：36-37.

97. 石板花

【品种来源】本品为地衣类牛皮叶科肺衣 *Lobaria pulmonaria* 的全草。别名地衣、老龙皮、石龙皮、石龙衣。

【中药渊源】石板花是土家药特有名称，其在中药被称为肺衣，是民间常用的中草药，在少数民族地区广泛使用，在土家医治则治法的理论指导下，常在七法中用于补法、止法，八则中用于亏则补之、湿则祛之等。

【药物功效】健脾利水，祛风止痒。

【性味归经】淡、苦，平，归脾、肾经。

【临床应用】

（1）治无名肿毒：老龙皮、雄黄、明矾各一钱，冰片五分，菜油调敷。

（2）治烫火伤：老龙皮适量，研细粉，或烧灰研粉，香油或菜油调敷。

（3）治少腹胀痛：老龙皮、红石耳各三钱，鱼腥草二钱，枇杷芋一钱，空心萝卜一个，水煎服。

（4）治浮肿，腹内胀痛：老龙皮五钱，楤木根皮，天蓬草各三钱，太白米一钱，枇杷芋二钱，冬瓜皮四钱，水煎服。

【文献论述】

（1）《日用本草》："清心，养胃，止血。"

（2）《本草纲目》："明目，益精。"

（3）《医林纂要》："补心，清胃，治肠风痔瘘，行水，解热毒。"

（4）《岭南采药录》："泻火，止泄。"

（5）《饮片新参》："清肺养阴，治劳咳吐血。"

【常用剂量】9~15g

【服用方法】内服：煎汤。外用：适量，研细粉，或烧存性，研粉调敷。

【药理作用】

（1）从地衣中提取到的地衣多糖具有抗肿瘤作用，对昆明系小鼠的实体瘤有抑制作用，抑制率为53.46%。

（2）石板花的多糖能够明显提高免疫抑制小鼠的脾脏指数、胸腺指数，增强免疫抑制小鼠体液免疫及小鼠迟发型超敏反应，促进溶血素的形成。

（3）从石耳科地衣中得到的1种带有乙酰基的β（1→6）葡聚糖能够显著抑制HIV抗原在Molt-4（clone 8）细胞上的表达，从而对HIV病毒起到抑制作用。

（4）有研究表明，地衣次生代谢产物可以杀死肺癌细胞。

【常用肿瘤】常用于肺癌等肿瘤。

【使用注意】阳虚体质，脾胃虚寒者慎用。

参考文献

[1] 高继山，严促铠．长白山产两种地衣多糖的研究初报［J］．吉林农业大学学报，1990，12（2）：105-106.

[2] 李振卿．地衣多糖对免疫抑制小鼠免疫功能的影响［J］．中国医药导报，2012，69（16）：15-16.

[3] 黄洁．地衣多糖的提取、分离、结构表征及其辐射防护作用的研究［D］．北京：中国协和医科大学，北京协和医学院，清华大学医学部，中国医学科学院，2008：10-20.

[4] Kupchan SM，Kopperman HL. l-usnic acid：tumor inhibitor isolated from lichens.［J］. Experientia，1975，31（6）：625.

98. 水荆芥

【品种来源】本品为唇形科植物荔枝草 *Saluia plebeia* R. Br 的全草。6~7月割取地上部分，除去泥土，扎成小把，晒干或鲜用。别名荔枝草、蛤蟆草、水羊耳、癞子草、野芝麻、癞客蚂草、野卜荷、是蟆草、膨胀草、沟香薷、麻麻草、青蛙草、野猪菜、雪见草。

【中药渊源】水荆芥是土家药特有名称，其在中药被称为荔枝草，是民间常用的中草药，在少数民族地区广泛使用，在土家医治则治法的理论指导下，常在七法中用于清法、赶法，八则中用于热则寒之、阻则通之、湿则祛之、肿则消之等。

【药物功效】清热解毒，凉血散瘀，利水消肿。

【性味归经】苦、辣，凉，归肺、胃经。

【临床应用】

（1）治咳血，吐血，尿血：鲜荔枝草根五钱至一两，瘦猪肉二两。炖汤服。

（2）治双单蛾：雪里青一握，捣汁半茶钟，滚水冲服，有痰吐出；如无痰，将鸡毛探吐。若口干，以盐汤、醋汤止渴。切忌青菜、菜油。

（3）治耳心痛，耳心灌脓：癞子草，捣汁滴耳。

（4）治喉痛或生乳蛾：荔枝草捣烂，加米醋，绢包裹，缚箸头上，点入喉中数次。

（5）治风火牙痛：癞子草含口中。

（6）治红肿痈毒：荔枝草鲜草，同酒酿糟捣烂，敷患处；或晒干研末，同鸡蛋清调敷。

（7）治乳痈初起：鲜荔枝草叶2片，揉软后塞鼻，如右侧乳腺炎塞左鼻孔，左侧塞右鼻孔。每次塞20分钟，每日塞2次。

（8）治痔疮便毒，口腔白泡疮，走马牙疳：大五倍子一个，贯穿一孔，将癞子草炕干，打成粉注入，装满封口，在火上煅后研粉，外加冰片，调麻油搽患处。

（9）治痔疮：荔枝草一二两（或加乌梅七个）。水煎，先熏后洗，亦治脱肛。

（10）治蛇咬、犬伤及破伤风：荔枝草一握，约三两，以酒二碗，煎一碗服，取汗出，效。

（11）治急惊：荔枝草汁半钟，水飞过朱砂半分，和匀服之。

（12）治疥疮、诸种奇痒疮：癞子草嫩尖叶，捣烂取汁涂。

（13）治小儿疳积：荔枝草汁入茶杯内，用不见水鸡软肝一个，将银针钻数孔，浸在汁内，汁浮于肝，放饭锅上蒸熟食之。

（14）治红白痢疾：癞子草（有花全草）二两，墨斗草一两，过路黄一两。煎水服，每日三次；现坠胀者，外加土地榆、臭椿根皮各一两。

（15）治跌打伤：荔枝草一两，捣汁，以滚甜酒冲服，其渣杵烂，敷伤处。

（16）治白浊：雪里青草，生白酒煎服。

【文献论述】

（1）《生草药性备要》："治跌打伤，去瘀，洗痔疮。"

（2）《江苏植药志》："水煎服，治腹胀。"

（3）《本草纲目拾遗》："治咽喉十八症，消痈肿，杨梅、痔疮。"

（4）《分类草药性》："治一切久年瘫疮，洗痔疮、痒疮。"

（5）《采药书》："凉血，止崩漏，散一切痈毒。"

（6）《草木便方》："解毒。治白秃、疥癞、风癣；除脚胫疮痒黄水，杀虫，调油涂。"

（7）《药物图考》："治湿热风疹，阴痒、肾囊风，消肿利水。"

（8）《中国药植图鉴》："捣烂敷肚脐上，除肢胀病腹水。"

（9）《四川中药志》："清肺热，除风湿。治咳嗽、痢疾、牙痛及痒疹、疮毒。"

【常用剂量】9~30g

【服用方法】内服：煎汤，或捣绞汁饮。外用：适量，捣敷，或绞汁含漱及滴耳，亦可煎水外洗。

【药理作用】

（1）Um等研究荔枝草提取物诱导巨噬细胞抗肿瘤能力，发现提取物联合IFN-g可诱导抗肿瘤活性和增强巨噬细胞杀灭肿瘤细胞作用。

（2）荔枝草总黄酮（TFS）具有显著的还原力和总抗氧化力，对脂质过氧化有明显的抑制作用。

（3）荔枝草具有止咳平喘、祛痰及抗组胺、抑菌及抗氧化作用。

（4）荔枝草萜类化合物具有保肝抗炎、抗氧化、抗肿瘤、抗菌、抗病毒、抗动脉粥样硬化等作用。

（5）荔枝草提取物可以有效地抑制大鼠肝脏线粒体损伤时的脂质过氧化反应和线粒体膨胀降低蛋白质续基的量，恢复酶的活性，清除线粒体中产生的超氧阴离子，具有保肝作用。

【常用肿瘤】常用于肝癌等肿瘤。

【使用注意】慢性疾病患者、体虚的患者是不宜服用的。

参考文献

[1] Um Sung-Hee，Lee Kang-Ro，Zee Ok-Pyo，et al. The effect of Salvia plebeia on murin macrophage-mediated cytotoxicity［J］. Nat Prod Sci，1996，2（1）：43-47.

[2] 师梅梅，杨建雄，任维．荔枝草总黄酮的体外抗氧化研究［J］. 陕西师范大学学报（自科版），2012，40（5）：60-63.

[3] 郭仁永，李玲．荔枝草止咳平喘作用的研究［J］. 国医论坛，2000（4）：41.

[4] 刘旭杰，李玲，郝海鸥．荔枝草的祛痰及抗组胺作用［J］. 医学争鸣，2003，24（19）：1776.

[5] Weng X C，Wang W. Antioxidant activity of compounds isolated from Salvia plebeia.［J］. Food Chemistry，2001，71（4）：489-493.

[6] 孙启文，吴松，柳航，等．荔枝草的化学成分及药理作用研究新进展［J］. 中国药师，2014，17（3）：481-483.

[7] 师梅梅，杨建雄，任维．荔枝草提取物对大鼠肝线粒体损伤的保护作用［J］. 中成药，2011，33（10）：1673-1676.

99. 四脚蛇

【品种来源】本品为石龙子科动物石龙子 *Eumeces chinensis*（Gray）的全体，别名蜥易、蜥蜴、易蜴、守宫、山龙子、五寸棍。

【中药渊源】四脚蛇是土家药特有名称，其在中药被称为石龙子，其在瑶药被称为囊蒙，是民间常用的中草药，在少数民族地区广泛使用，在土家医治则治法的理论指导下，常在七法中用于赶法、清法，八则中用于热则寒之、肿则消之等。

【药物功效】解毒消肿，镇痉祛风。

【性味归经】咸，凉，小毒，归肺、肝、膀胱经。

【临床应用】

（1）治小儿颓：蜥蜴一枚，烧灰，末，以酒服之。

（2）治诸瘘不愈：蜥蜴（炙）三枚，地胆（炒）三十枚，斑蝥（炒）四十枚。为末，蜜丸小豆大。每服二丸，白汤下。

（3）治久年不愈的臁疮，九子烂疡及一切无名肿毒：石龙子、壁虎、千脚虫、滚山珠、蜈蚣虫、铧头尖蛇等分。熬膏外用，或泡桐油外搽。

(4) 治疗蛇头疔：于野外捕捉活石龙子，将其头于颈部剪下，自其一侧口角处剪开，包贴于病患处，3 小时后再更换新鲜的石龙子头贴敷，直至治愈。

【文献论述】

(1)《神农本草经》："主五癃邪结气，破石淋，下血，利小便水道。"

(2)《本草纲目》："消水饮阴㿉，滑窍破血。"

(3)《本草求原》："偏助壮火，阳事不振者宜之。"

(4)《四川中药志》："治九子烂疡，乳癌，肺痈，风湿，皮肤发痒及疮毒。"

【常用剂量】 1.5~3g

【服用方法】 内服：烧存性研末，或入丸、散。外用：适量，熬膏涂；或研末调敷。

【药理作用】 本品有抗癌作用，其醇提取物能抑制人肝癌细胞的呼吸；体内试验表明，该药可延长移植肿瘤动物的寿命。

【常用肿瘤】 常用于乳癌、肝癌、胃癌等肿瘤。

【使用注意】

(1)《本草经集注》："恶硫黄、斑蝥、芫荑。"

(2)《本草纲目》："娠妇忌用。"

参考文献

[1] 冯洲．石龙子头贴敷法治疗蛇头疔43例 [J]．中医外治杂志，1997 (5)：4-4.

100. 五爪龙

【品种来源】 本品为葡萄科植物乌蔹莓 *Cayratia japonica* (Thunb.) Gagnep 的干燥带叶茎藤。别名五叶藤、五叶茹。

【中药渊源】 五爪龙是土家药特有名称，其在中药被称为乌蔹莓，在瑶药被称为罗红音，是民间常用的中草药，在少数民族地区广泛使用，在土家医治则治法的理论指导下，常在七法中用于赶法、清法，八则中用于热则寒之、肿则消之、湿则祛之等。

【药物功效】 清热利湿，解毒消肿。

【性味归经】 苦、酸，凉，无毒，归心、肝、胃经。

【临床应用】

(1) 治诸淋：五爪金龙茎叶（鲜）一两。煎汤去渣，加冰糖炖服。

(2) 治一切肿毒，发背、乳痈、便毒、恶疮初起者：五叶藤或根一握，生姜一块。捣烂，入好酒一盏，绞汁热服，取汗，以渣敷之。用大蒜代姜亦可。

(3) 治项下热肿，俗名虾蟆瘟：五叶藤捣敷之。

(4) 治喉痹：马兰菊、五爪龙草、车前草各一握。上三物，杵汁，徐徐饮之。

(5) 治风湿关节疼痛：乌蔹莓根一两，泡酒服。

(6) 治跌打接骨：血五甲根晒干，研细，用开水调红糖包患处。

【文献论述】

（1）陶弘景："捣敷疮肿，蛇虫咬处。"

（2）《本草纲目》："凉血解毒，利小便；根，擂酒服，消疖肿。"

（3）《唐本草》："主风毒热肿，游丹，蛇伤，捣敷并饮汁。"

（4）《草木便方》："清热解毒，涂疮毒，消结核，九子虚气疡。补益虚损。"

（5）《分类草药性》："去风散痰。治五种黄病，母猪风；涂疮毒。"

（6）《贵阳民间药草》："治风湿瘫痪。"

（7）《闽东本草》："治热泻，血痢。"

（8）《江苏植药志》："热水泡，熏腿可止痛。"

（9）《湖南药物志》："治偏头风，痔疮。"

（10）《履巉岩本草》："治痈疽发背，捣烂罨患处。"

【常用剂量】25～50g

【服用方法】内服：煎汤，研末、浸酒或捣汁。外用：捣敷。

【药理作用】

（1）乌蔹莓对金黄色葡萄球菌、表皮葡萄球菌、大肠杆菌、铜绿假单胞菌、变形杆菌、伤寒杆菌、痢疾杆菌等均有抑菌效果。

（2）乌蔹莓能有效地控制外科化脓感染，可作为治疗外科局部化脓感染的有效药物之一，临床可以试用。

（3）乌蔹莓在治疗风湿性疾病、泌尿系统感染、急性扭伤方面有比较突出的疗效。

（4）乌蔹莓水煎剂有镇痛作用。

（5）乌蔹莓软膏外敷可以缩短痛风急性关节炎期湿热蕴结型持续时间并减轻患者的疼痛程度。

（6）乌敛莓全草含挥发油 30 种，其中单萜、倍半萜及其氧化物占 60%，具有抗菌、抗病毒、抗凝血和调节免疫功能的作用。

（7）通过建立小鼠移植性肿瘤模型，给药后解剖，根据平均瘤重与对照组比较，得出五爪龙对小鼠移植性肿瘤具有明显的抑瘤作用。

【常用肿瘤】常用于肝癌等肿瘤。

【使用注意】《南宁市药物志》："虚寒者禁服。"

参考文献

[1] 林建荣，李茉，邓翠娥，等．乌蔹莓抗菌效应的实验观察［J］. 时珍国医国药，2006：17（9）：1597.

[2] 邓翠娥，林建荣，朱杰稳，等．乌蔹莓对外科化脓性感染治疗作用的研究［J］. 时珍国医国药，2007（4）：865-865.

[3] 巩江，张晶，倪士峰，等．国产乌蔹莓属植物药学研究［J］. 安徽农业科学，2009，37（7）：3031-3032.

[4] 颜峰光，钟兴华，宓嘉琪，等．乌蔹莓水煎剂对小鼠镇痛作用初探［J］. 中国医药指南，2013

(9)：457-458.
[5] 高曌，冉颖卓．乌蔹莓软膏外敷对痛风急性关节炎期湿热蕴结型持续时间和疼痛程度的影响[J]．西部中医药，2009，22（12）：20-21.
[6] 宋立人．现代中药学大辞典［M］．北京：人民卫生出版社，2001：10-20.
[7] 亢寿海，王佾先，张琴芬．复方五爪龙抗癌作用的实验研究［J］．铁道医学，1999，2（27）：36-37.

101. 玄参

【品种来源】本品为玄参科植物玄参 *Scrophularia ningpoensis* Hemsl 及北玄参 *Scrophularia buergeriana* Miq 的根，别名正马、重台、玄台、端、咸、逐马、鹿肠、鬼藏、野脂麻、元参、馥草、黑参、山当归、水萝卜。

【中药渊源】玄参是土家药特有名称，其在中药和苗药中也称为玄参，是民间常用的中草药，在少数民族地区广泛使用，在土家医治则治法的理论指导下，常在七法中用于赶法、清法，八则中用于热则寒之、亏则补之、实则泻之、肿则消之等。

【药物功效】清热凉血，滋阴降火，解毒散结。

【性味归经】甜、苦、咸，凉，归肺、胃、肾经。

【临床应用】

（1）治阳明温病，无上焦证，数日不大便，当下之，若其人阴素虚，不可行承气者：玄参一两，麦冬（连心）八钱。水八杯，煮取三杯，口干则与饮令尽。不便，再作服。

（2）治三焦积热：玄参、黄连、大黄各一两。为末，炼蜜丸梧子大。每服三四十丸，白汤下。小儿，丸粟米大。

（3）治伤寒上焦虚，毒气热壅塞，咽喉连舌肿痛：玄参、射干、黄药各一两。上药捣筛为末，每服五钱，以水一大盏，煎至五分，去滓，不拘时温服。

（4）治急喉痹风，不拘大人小儿：玄参、鼠黏子（半生半炒）各一两。为末，新汲水服一盏。

（5）治瘰疬初起：玄参（蒸）、牡蛎（醋煅，研）、贝母（去心，蒸）各四两。共为末，炼蜜为丸。每服三钱，开水下，日二服。

【文献论述】

（1）《神农本草经》："主腹中寒热积聚，女子产乳余疾，补肾气，令人明目。"

（2）《本草纲目》："滋阴降火，解斑毒，利咽喉，通小便血滞。"

（3）《药性论》："能治暴结热，主热风头痛，伤寒劳复，散瘤瘿瘰疬。"

（4）《名医别录》："主暴中风，伤寒身热，支满狂邪，忽忽不知人，温疟洒洒，血瘕下寒血，除胸中气，下水，止烦渴，散颈下核、痈肿、心腹痛、坚癥，定五脏。"

（5）《医学启源》："治心懊憹烦而不得眠，心神颠倒欲绝，血滞小便不利。"

（6）《本草品汇精要》："消咽喉之肿，泻无根之火。"

（7）《日华子本草》："治头风热毒游风，补虚劳损，心惊烦躁，劣乏骨蒸，传尸邪气，止健忘，消肿毒。”

（8）《本草正义》：“疗胸膈心肺热邪，清膀胱肝肾热结。疗风热之咽痛，泄肝阳之目赤，止自汗盗汗，治吐血衄血。”

【常用剂量】9~15g

【服用方法】内服：煎汤，或入丸、散。外用：适量，捣敷或研末调敷。

【药理作用】

（1）玄参多糖能较好地抑制肿瘤生长、保护免疫器官、延长肿瘤小鼠的生存时间，故其有一定的抗肿瘤活性和提高机体免疫力作用。此外还有文献报道，其对羟基自由基、超氧阴离子自由基及亚硝酸盐具有不同程度的清除能力。

（2）玄参提取物对二甲苯致小鼠耳郭肿胀、冰醋酸致腹腔毛细血管通透性增高均有明显的抑制作用，说明其对急性炎症有一定的对抗作用。

（3）玄参环烯醚萜类成分能有效地清除 DPPH 自由基、羟自由基及超氧阴离子，抑制过氧化氢诱导的小鼠血红细胞氧化溶血，是良好的天然抗氧化剂，将可能在抗衰老、抗肿瘤等方面发挥巨大的作用。

（4）玄参可抑制 AngⅡ、前列环素 F2α、多巴胺、血管加压素收缩血管的效应，其血管舒张作用机制可能与血管平滑肌上的钾通道有关，部分与调节细胞内钙离子浓度的功能相关。

（5）玄参环烯醚萜类成分能显著地清除 DPPH 自由基、羟自由基及超氧阴离子，可抑制 H_2O_2 诱导的小鼠血红细胞氧化溶血。证明玄参环烯醚萜类成分具有较强的体外抗氧化活性。

【常用肿瘤】常用于食管癌等肿瘤。

【使用注意】不宜与藜芦同用，脾胃有湿及脾虚便溏者忌服。

（1）《雷公炮炙论》：“使用时勿令犯铜，饵之噎人喉，丧人目。”

（2）《本草经集注》：“恶黄芪、干姜、大枣、山茱萸。反藜芦。”

（3）《本草经疏》：“血少目昏，停饮寒热，支满，血虚腹痛，脾虚泄泻，并不宜服。”

（4）《医林纂要》：“虚寒则忌。”

参考文献

[1] 陈莉华，廖微，肖斌，等．玄参多糖体外清除自由基和抗氧化作用的研究 [J]．食品工业科技，2013，34（7）：86-89.

[2] 吴建璋，文永新，黄永林，等．苦玄参提取物对小鼠的抗炎及镇痛作用 [J]．中国医院药学杂志，2012，32（16）：1303-1304.

[3] 乐文君．玄参环烯醚萜类成分的体外抗氧化活性研究 [J]．浙江中医药大学学报，2011，35（3）：412.

[4] 李亚娟，刘云，华晓东，等．玄参提取物舒张血管作用及机制研究 [J]．上海中医药杂志，2014，48（1）：68.

[5] 乐文君．玄参中多酚类化合物的抗氧化活性研究 [J]．浙江中医药大学学报，2011，35（3）：154.

102. 延胡索

【品种来源】本品为罂粟科植物延胡索 *Corydalis yanhusuo* W. T. Wang 的块茎。别名玄胡索、元胡。

【中药渊源】延胡索是土家药特有名称，与中药名称一致，其在藏药被称为酥亩赛保，是民间常用的中草药，在少数民族地区广泛使用，在土家医治则治法的理论指导下，常在七法中用于赶法、清法，八则中用于阻则通之等。

【药物功效】活血散瘀，理气止痛。

【性味归经】辣、苦，温，无毒，归胃、心、肺、脾经。

【临床应用】

（1）治热厥心痛，或发或止，久不愈，身热足寒者：延胡索（去皮）、金铃子肉等分。为末。每温酒或白汤下二钱。

（2）治下痢腹痛：延胡索三钱，米饮服之，痛即减，调理而安。

（3）治咳喘：醋制元胡七成，枯矾三成。共研细粉。一日三次，每服一钱。

（4）治产后恶露下不尽，腹内痛：延胡索末，以温酒调下一钱。

（5）治坠落车马，筋骨疼痛不止：延胡索一两。捣细罗为散，不计时候，以豆淋酒调下二钱。

（6）治跌打损伤：玄胡炒黄研细，每服一至二钱，开水送服，亦可加黄酒适量同服。

（7）治疝气危急：玄胡索（盐炒）、全蝎（去毒，生用）等分。为末，每服半钱，空心盐酒下。

（8）久患心痛，身热足寒：用延胡索（去皮）、金铃子肉，等分为末。每服二钱，温酒或白开水送下。

（9）下痢腹痛：用延胡索三钱，米汤送下。

（10）产后诸病（血污不净，产后血晕，腹满心梗，寒热不足，手足烦热等）：用延胡索炒后研细，每服二钱，酒送下，甚效。

【文献论述】

（1）《雷公炮炙论》："治心痛欲死。"

（2）《开宝本草》："主破血，产后诸病，因血所为者。妇人月经不调，腹中结块，崩中淋露，产后血运，暴血冲上，因损下血，或酒摩及煮服。"

（3）《日华子本草》："除风，治气，暖腰膝，破症癖，扑损瘀血，落胎，及暴腰痛。"

（4）《医学启源》："治脾胃气结滞不散，主虚劳冷泻，心腹痛，下气消食。"

（5）《本草纲目》："活血，利气，止痛，通小便。"

【常用剂量】3~9g

【服用方法】内服：煎汤，或入丸、散。

【药理作用】

（1）杨秀伟等筛选了 44 种生物碱类化合物对 4 种肿瘤细胞株增殖的抑制作用，研究结果发现延胡索生物碱对4种细胞株都有一定的增殖抑制作用，且呈浓度效应关系，其中对人胃癌细胞株BGC和人鼻咽癌细胞株KB两种癌细胞显示出了较高的抗肿瘤活性。

（2）延胡索生物碱中延胡索乙素对 K_{562} 白血病细胞株有抑制作用。

（3）张国铎等研究报道了延胡索生物碱对6种人胃癌细胞均有显著的抑制作用，尤其以对AGS、MKN_{28} 细胞的抑制作用更为显著。

（4）桑晓媛等检测了延胡索生物碱各组分对肝肿瘤细胞株 $SMMC_{7721}$ 增殖的抑制作用。结果表明脂溶非酚性生物碱组分细胞毒作用最强，半数致死量（IC50）约为35μg/mL。

（5）张国铎等在发现延胡索生物碱对 $HepG_2$ 细胞有显著抑制增殖作用的实验基础上，进一步研究发现，延胡索牛物碱能够明显改变 $HepG_2$ 细胞miRNA表达谱，在作用24小时和48小时后，let-7a均上调，miR-1、miR-7、miR-146a、miR-373、miR-221、miR-222等均下调。

（6）张晓丽等诱导出对Pgp表达呈强阳性的人乳腺癌细胞阿霉素耐药株 MCF_7/ADM，而人乳腺癌细胞敏感株 MCF_7/S对Pgp的表达呈阴性。经延胡索乙素作用后，MCF_7/ADM细胞Pgp蛋白表达明显减少。这表明 MCF_7/ADM细胞耐药性的产生与其细胞内Pgp的过量表达有关，而延胡索乙素可通过降低Pgp的表达而逆转细胞的耐药性。

【常用肿瘤】 常用于肺癌、鼻咽癌、白血病、胃癌、肝癌等肿瘤。

【使用注意】 血热气虚及孕妇忌服。

（1）《本草品汇精要》：“妊娠不可服。”

（2）《本草经疏》：“经事先期及一切血热为病，法所应禁。”

（3）《本草正》：“产后血虚或经血枯少不利，气虚作痛者，皆大非所宜。”

参考文献

［1］杨秀伟，冉福香，王瑞卿，等．44种生物碱类化合物对人胃癌细胞株BGC和人肝癌细胞株 BEL_{7402} 细胞增殖抑制活性的筛选［J］．中国现代中药，2007，9（2）：6-9.

［2］唐庆九，王啸啸，张劲松，等．几种中药及其有效成分对人体肿瘤细胞增殖的抑制作用［J］．天然产物研究与开发，2006（B06）：35-38.

［3］张国铎，谢丽，禹立霞，等．延胡索总碱对6种人源胃癌细胞株的体外增殖抑制作用［J］．中国中西医结合消化杂志，2009，17（2）：81-85.

［4］桑晓媛，张磊，刘立，等．延胡索生物碱的提取及其抗肝肿瘤活性研究［J］．浙江理工大学学报，2009，26（5）：754-756.

［5］张国铎，谢丽，胡文静，等．延胡索总碱对人肝癌细胞系 $HepG_2$ 抑制作用及其对microRNA表达谱的影响［J］．南京中医药大学学报，2009，25（3）：181-183.

［6］张晓丽，曹国宪，俞惠新，等．延胡索乙素对人乳腺癌细胞 MCF_7 摄取99Tcm-MIBI的影响［J］．中华核医学与分子影像杂志，2006，26（5）：313.

103. 狗爪半夏

【品种来源】 本品为天南星科植物掌叶半夏 *Pinellia pedatisecta* Schott 的块茎。多在白露前后采挖，去须根，去外皮，晒干，制用。别名虎掌南星、掌叶半夏、大三步跳、独角莲。

【中药渊源】狗爪半夏是土家药特有名称，其在中药被称为掌叶半夏，傣药称为光三水，是民间常用的中草药，在少数民族地区广泛使用，在土家医治则治法的理论指导下，常在七法中用于赶法，八则中用于热则寒之、肿则消之、湿则祛之等。

【药物功效】消肿解毒，燥湿化痰，祛风止痉。

【性味归经】辣，平，有毒，归肺、肝、脾经。

【临床应用】

（1）治中风口噤目闭：用天南星研为末，加白龙脑等分，调匀。每次用手指点末擦啮二三十遍，口自开。此方名开失散或破棺散。

（2）治小儿惊风：用一两重的天南星一个，放酒中浸透，取出，安新瓦上，周围用炭火炙裂，放冷，出火毒，研为末，加朱砂一分。每服半钱，荆芥汤调下。每日空心服一次，午时再服一次。此方名坠涎散。

（3）治口眼斜：用天南星（生）研为末，自然姜汁调匀。病在左，敷右侧；病在右，敷左侧。

（4）治吐泄不止，四肢厥逆，甚至不省人事：用天南星研为末，每服三钱，加枣二枚，水二盅，煎取八成，温服。无效，可再服。此方名回阳散。

（5）喉风喉痹：用天南星一个，挖空，放入白僵蚕七枚，纸包煨熟，研为末，姜汁调服一钱。病重者灌下，吐涎即愈。此方名如圣散。

（6）应用中药金龙蛇口服液（天南星、半夏、全蝎、蜈蚣、虫、陈皮、枳实、川贝母、白芥子、鸡内金、甘草等）及参麦注射液治疗中晚期胃癌患者 35 例，结果应用中药治疗的患者，体力指数（Karnofsk 评分）及 NK 细胞活性明显升高，两组肿瘤标志物 CEA 及 CA_{199} 与治疗前比较也有一定程度下降。

（7）掌叶半夏等中药制成的薄膜对宫颈癌前病变有一定阻断作用。对单纯宫颈糜烂，西药总有效率 92%，中药 73.46%，中西药交替使用总有效率为 91.43%。对伴有细胞增生的宫颈糜烂，中药总有效率为 71.11%，优于西药。

【文献论述】

（1）《本草纲目》：“虎掌天南星，味辛而麻，故能治风散血；气温而燥，故能胜湿除涎；性紧而毒，故能攻积拔肿而治口㖞舌糜。杨士瀛《直指方》云：诸风口噤，宜用南星，更以人参、石菖蒲佐之。南星得防风则不麻，得牛胆则不燥，得火炮则不毒。”

（2）《本经逢原》：“天南星，即《本经》之虎掌也，为开涤风痰之专药。《本经》治心痛、寒热、结气，即《开宝》之下气、利胸膈也。《本经》之治积聚伏梁，即《开宝》之破坚积也。《本经》之治筋痿拘缓，即《开宝》之治中风、除麻痹也。《本经》之利水道，即《开宝》之散血堕胎也。盖缘一物二名，后世各执一例，是不能无两歧之说。南星、半夏皆治痰药也。然南星专走经络，故中风麻痹以之为向导，半夏专走肠胃，故呕逆泄泻以之为向导。”

（3）《神农本草经》：“主心痛，寒热，结气，积聚，伏梁，伤筋，痿，拘缓，利水道。”

（4）《药性论》：“治风眩目转，主痂瘕肠痛，伤寒时疾，强阴。”

（5）《本草拾遗》：“主金疮伤折瘀血，碎敷伤处。”

（6）《开宝本草》：“主中风，除痰，麻痹，下气，破坚积，消痈肿，利胸膈，散血堕胎。”

【常用剂量】 3～9g

【服用方法】 内服：煎汤，制后用；或入丸散。外用：生品适量，研末，以醋或酒调敷。

【药理作用】

（1）掌叶半夏注射液对小白鼠实验肿瘤 S_{180}（肉瘤）的抑制率为45.8%～53.7%，对HCA实体型（肝癌）的抑制率为32.2%～53.4%，对U14（鳞状上皮型子宫颈癌移植小白鼠）抑制率为61.7%～84.8%。掌叶半夏浸出液对Hela细胞有明显的抑制作用，这种抑制作用表现为细胞凝缩成团块，失去正常细胞结构，而且部分细胞脱落。

（2）掌叶半夏中提取分离出的总蛋白1%生理盐水液每日给每只小鼠腹腔注0.1mL，对小鼠 S_{180} 瘤株的抑制率为50.1%～67.0%，经病理切片观察，实验组和对照组 S_{180} 瘤块细胞在细胞坏死数、核分裂数和细胞变性数三个指标上均有显著性差别。掌叶半夏对卵巢癌细胞株SKOV3、OVCAR、AO、3AO均有程度不同的抑制作用，抑制率为62.22%～92.43%。其中SKOV3、OVCAR细胞株抑制率对掌叶半夏总蛋白浓度变化表现出良好的量效反应。

（3）掌叶半夏为主药的复方化痰散结方对人肺癌细胞内cAMP、cGMP浓度的影响进行的观察表明：该方可调节人肺癌细胞的信号传导，促进肿瘤细胞的凋亡。

（4）掌叶半夏总蛋白对体外培养的卵巢癌 $SKOV_3$ 细胞的生长有明显的抑制和促凋亡作用，掌叶半夏总蛋白处理组与对照组的蛋白表达有差异。

【常用肿瘤】 常用于肺癌、肝癌、宫颈癌等肿瘤。

【使用注意】 阴虚燥痰及孕妇忌服。

（1）《日华子本草》：“畏附子、干姜、生姜。”

（2）《本草备要》：“阴虚燥痰禁用。”

（3）《会约医镜》：“孕妇忌之。”

参考文献

[1] 秦志丰，魏品康，李相勇．金龙蛇口服液合参麦注射液对中晚期胃癌患者肿瘤标志物和免疫功能的影响［J］. 中医杂志，2001，42（10）：605-606.

[2] 高新平，和瑞芝，张明道，等．中西药薄膜阻断宫颈癌前病变的研究［J］. 新乡医学院学报，1994，11（2）：118-120.

[3] 佚名．掌叶半夏治疗子宫颈癌的研究［J］. 中国药学杂志，1978，13（1）：48.

[4] 孙光星，丁声颂，钱瑶君．掌叶半夏总蛋白的提取、化学分析和对小鼠 S_{180} 瘤株的抑制作用［J］.

复旦学报（医学版），1992，19（1）：17-20.
[5] 朱铭伟，周抗美，丁声颂. 掌叶半夏总蛋白对卵巢癌细胞株及人脐血造血细胞的作用［J］. 上海医科大学学报，1999，26（6）：455-456.
[6] 杨勤建，陈振发，雷良蔚，等. 化痰散结方对人肺癌 SPC-A1 细胞内 cAMP、cGMP 浓度的影响［J］. 湖北中医药大学学报，2003，5（1）：17-19.
[7] 谷杭芝，郑飞云，周莉，等. 掌叶半夏总蛋白诱导人卵巢癌 $SKOV_3$ 细胞凋亡的实验研究［J］. 海峡药学，2009，21（9）：160-162.
[8] 周莉，王汉楚，郑飞云，等. 应用双向凝胶电泳分析掌叶半夏总蛋白对人卵巢癌 $SKOV_3$ 细胞蛋白质表达谱的影响［J］. 中华中医药学刊，2010，28（4）：789-792.

104. 神豆腐

【品种来源】 本品为马鞭草科植物臭黄荆 *Premna ligustroides* Hemsl. 的根和叶，4~7月采，洗净，切片晒干。别名臭黄荆。

【中药渊源】 神豆腐是土家药特有名称，其在中药被称为臭黄荆、神豆腐，是民间常用的中草药，在少数民族地区广泛使用，在土家医治则治法的理论指导下，常在七法中用于赶法，八则中用于热则寒之、肿则消之等。

【药物功效】 清热消肿，败毒消痈。

【性味归经】 苦，凉，归心、肝经。

【临床应用】

（1）治红白痢疾：臭黄荆根、红斑鸠窝各一两。煎水服。

（2）治虚肿：臭黄荆根四两，小茴香根一两。炖肉吃。

（3）治痔疮：臭黄荆根、八月瓜根、黑丁香根（鲜）各一斤。切成片，炖猪大肠头服。五天一剂，治愈为限。

【文献论述】

（1）《分类草药性》："涂疮生肌。"

（2）《重庆草药》："解毒，敷对口疮或其他毒疮。"

【常用剂量】 30~60g

【服用方法】 内服：煎汤。外用：适量，捣敷，或煎水浸洗。

【药理作用】

（1）神豆腐挥发油黄酮类物质具有降血压、保肝、抗菌和 VP 样作用。

（2）神豆腐挥发油黄酮类物质具有对抗自由基、抑制癌细胞，对抗致癌促进因子、防止机体脂质过氧化反应作用。

（3）神豆腐挥发油多酚具有很强的抗氧化作用，可以直接清除活性氧自由基，避免过剩的自由基损害生物膜，导致机体衰老、基因突变与癌变等，可以抑制脂质过氧化反应，激活细胞内的抗氧化防御系统。

（4）神豆腐挥发油多酚还可以延长人体内其他抗氧化剂，如维生素 E、维生素 C 的作用时间，并可以促进血管舒张，降低炎症反应和降低血凝块形成，从而起到预防心血管病的作用。除了具有抗氧化作用外，多酚也可以有效地预防高脂食物在人体内产生的衍生物对人体产生不利的影响，植物多酚对微生物具有广谱性，还具有抗过敏、抗诱变、抗电子辐射和抑制细胞毒素等作用。

(5) 神豆腐中的石竹烯氧化物有抗菌消炎和抗真菌等活性，也是抗胃溃疡的活性成分。α-石竹烯也称为律草烯，对小鼠肝和小肠中解毒酶谷胱甘肽 S-转移酶呈强诱导活性，此酶使致癌剂失活，因此具有防癌作用，同时，律草烯还具有杀线虫作用。

【常用肿瘤】常用于肝癌等肿瘤。

【使用注意】脾胃寒凉者少食。

参考文献

[1] 周荣汉．药用植物化学分类学 [M]．上海：上海科学技术出版社，1988：5-25.

[2] 林启寿．中草药成分化学 [M]．北京：科学出版社，1977：30-60.

[3] 刘诗平，陈尚猛．槲皮素及其衍生物的生物活性研究进展 [J]．中草药，1991，22 (4)：182-184.

[4] Robards K, Prenzler PD, Tucker G, et al. Phenolic compounds and their role in oxidative processes in fruits [J]. Food Chemistry, 1999, 66 (4): 401-436.

[5] Chularojmontri L, Wattanapitayakul SK, Herunsalee A, et al. Antioxidative and cardioprotective effects of Phyllanthus urinaria L. on doxorubicin-induced cardiotoxicity. [J]. Biological & Pharmaceutical Bulletin, 2005, 28 (7): 1165-1171.

[6] Bettin S M, Isique W, Franco D W, et al. Phenols and metals in sugar-cane spirits. Quantitative analysis and effect on radical formation and radical scavenging [J]. European Food Research & Technology, 2002, 215 (2): 169-175.

[7] Schwarz K, Bertelsen G, Nissen L R, et al. Investigation of plant extracts for the protection of processed foods against lipid oxidation. Comparion of antioxidant assays based on radical scavening, lipid oxidation and analysis of the principal antioxidant compounds. [J]. European Food Research & Technology, 2001, 212 (3): 319-328.

[8] 王淑萍，孟祥颖，齐晓丽，等．核桃楸皮挥发油化学成分分析 [J]．分析化学，2005，33 (7)：961-964.

[9] 范超敏，卢秀彬，钟耕，等．臭黄荆叶理化组成及挥发油成分分析 [J]．食品科学，2011，32 (8)：248-251.

105. 兔儿伞

【品种来源】本品为菊科植物兔儿伞 *Syneilesis acoitifolia* Maxim. [*Cacalia aconitifia* Bunge] 的根或全草。夏秋采收全草，洗净，鲜用或晒干。别名破阳伞、铁凉伞、七里麻、一把伞、伞把草、帽头菜、兔打伞、雪里伞、龙头七、贴骨伞、南天扇、雨伞菜、伸草、雨伞草。

【中药渊源】兔儿伞是一味常用的土家药，其在中药也被称为兔儿伞，瑶药称为毛番，是民间常用的中草药，在少数民族地区广泛使用，在土家医治则治法的理论指导下，常在七法中用于赶法，八则中用于实则泻之、阻则通之、肿则消之等。

【药物功效】舒筋活血，解毒消肿。

【性味归经】辣，温，归肺、大肠经。

【临床应用】

（1）治风湿麻木，全身骨痛：一把伞四钱，刺五茄根四钱，白龙须三钱，小血藤三钱，木瓜根三钱。泡酒二斤。每日服二次，每次一两至一两五钱。

（2）治肾虚腰痛：一把伞根，泡酒服。

（3）治四肢麻木，腰腿疼痛：兔儿伞根二两，用白酒200mL浸泡后，分3次服。

（4）治跌打损伤：兔儿伞全草或根捣烂，加烧酒或75%酒精适量，外敷伤处。

（5）治痈疽：兔儿伞全草，捣，鸡蛋白调敷。

（6）治颈部淋巴结炎：兔儿伞根二至四钱。水煎服。

（7）治毒蛇咬伤：兔儿伞根捣烂，加黄酒适量，外敷伤处。

【文献论述】

（1）《南京民间药草》："根，煎水内服或外敷患处，治跌打损伤。"

（2）《浙江民间常用草药》："消肿解毒，治颈部淋巴结炎，毒蛇咬伤。"

（3）《陕西中草药》："祛风除湿，消肿止痛。治风湿麻木，风湿性关节炎，腰腿痛，骨折，月经不调、痛经。"

（4）《贵州民间药物》："舒筋活血。"

【常用剂量】10~15g

【服用方法】内服：煎汤，或浸酒。外用：适量，鲜用品捣敷；或煎洗；或取汁涂。

【药理作用】

（1）兔儿伞醇提物能显著抑制小鼠实验性肿瘤的生长，对荷瘤小鼠的脾脏无明显的影响，能显著增加胸腺指数，改善荷瘤小鼠的非特异性免疫功能，同时兔儿伞醇提取物能明显延长S_{180}腹水瘤小鼠生命存活期。

（2）兔儿伞提取物在体外对羟自由基、超氧阴离子自由基均有清除作用。

（3）兔儿伞总黄酮明显抑制二甲苯致小鼠耳肿胀、降低醋酸致小鼠毛细血管通透性、抑制肉芽组织的增生，对急、慢性炎症具有明显的抗炎作用，且抗炎作用表现出显著的剂量依赖性。通过本实验研究发现，兔儿伞总黄酮可抑制体内炎性介质PGE_2的合成，因此兔儿伞总黄酮的抗炎作用可能与其降低血管通透性、抑制PGE_2的生物合成或释放有关。

（4）兔儿伞对醋酸、甲醛、温度所致小鼠疼痛有较好的镇痛作用，对复方巴豆油合剂所致小鼠耳肿胀有消肿作用。因此得出结论：兔儿伞具有显著的镇痛、抗炎作用。

【常用肿瘤】常用于乳腺癌、腹水瘤等肿瘤。

【使用注意】孕妇忌服，反生姜。

（1）《贵州民间药物》："孕妇忌服。"

（2）《陕西中草药》："反生姜。"

参考文献

[1] 吴素珍，李加林，朱秀志．兔儿伞醇提物的抗肿瘤实验［J］．中国医院药学杂志，2011，31

（2）：102-104.
［2］李加林，刘丽华，吴素珍，等．兔儿伞不同溶剂提取物的体外抗氧化作用研究［J］．时珍国医国药，2010，21（1）：145.
［3］刘丽华，陈文清，李加林．兔儿伞总黄酮抗炎作用研究［J］．中国实验方剂学杂志，2013，19（13）：291-293.
［4］潘国良，张志梅．兔儿伞镇痛抗炎作用的研究［J］．现代中西医结合杂志，2002，11（20）：1985-1985.

106. 卷柏

【品种来源】本品为卷柏科植物卷柏 *Selaginella tamariscina*（Beauv.）Spring 的全草。春、秋均可采收，以春季色绿质嫩为佳，采后剪去须根，留少许根茎，去净泥土，晒干。别名一把抓、老虎爪、长生草、石莲花、回阳草、长生不死草、万年松、还魂草、九死还魂草、见水还阳草。

【中药渊源】卷柏是土家药特有名称，其在瑶药被称为轮文咪，蒙药称为玛塔日音-浩木斯-乌布斯，苗药称为下架梦，是民间常用的中草药，在少数民族地区广泛使用，在土家医治则治法的理论指导下，常在七法中用于赶法，八则中用于阻则通之、肿则消之等。

【药物功效】活血通经，止血。

【性味归经】辣，平，归肝、心经。

【临床应用】

（1）治妇人血闭成瘕，寒热往来，子嗣不育者：卷柏四两，当归二两（俱浸酒炒），白术、牡丹皮各二两，白芍一两，川芎五钱。分作七剂，水煎服；或炼蜜为丸，每早服四钱，白汤送服。

（2）治腹痛、喘累及吐血：卷柏、小血藤、白花草、地胡椒。用酒泡一周，中午空腹服。

（3）治哮喘：垫状卷柏、马鞭草各五钱。水煎服，冰糖为引。

（4）治跌打损伤，局部疼痛：鲜卷柏每次一两（干，五钱）。每日一次，煎服。

（5）治胃痛：垫状卷柏二两。水煎服。

（6）治大肠下血：卷柏、侧柏、棕榈等分。烧存性为末。每服三钱，酒下；也可饭丸服。

（7）治癫痫：垫状卷柏二两，淡竹叶卷心一两，冰糖二两。水煎服。

（8）治吐血、便血、尿血：垫状卷柏（炒焦）一两，瘦猪肉二两。水炖，服汤食肉。垫状卷柏（炒焦）一两，仙鹤草一两。水煎服。

（9）治肠毒下血：卷柏、嫩黄芪各等分。为末，米饮调。每服三钱。

（10）治血崩、白带：卷柏五钱。水煎服。

【文献论述】

（1）《本草求真》："卷柏，其治有分生熟。生则微寒，力能破血通经，故治癥瘕淋结等症；炙则辛温，能以止血，故治肠红脱肛等症。性与侧柏叶悬殊，治亦稍异，不可不辨。”

（2）《神农本草经》：“主五脏邪气，女子阴中寒热痛、癥瘕、血闭、绝子。”

（3）《名医别录》：“止咳逆，治脱肛，散淋结，头中风眩，痿躄，强阴益精。”

（4）《日华子本草》：“镇心，除面皯，头风，暖水脏。生用破血，炙用止血。”

（5）《分类草药性》：“治跌打损伤，行气，炒黑止吐血。”

【常用剂量】 4.5~10g

【服用方法】 内服：煎汤。外用：适量，研末敷。

【药理作用】

（1）卷柏化合物能够抑制乳腺 MDA-MB_{231}细胞的迁移具有抗肿瘤转移活性。

（2）卷柏乙酸乙酯提取物在体内外均具有抗肿瘤作用，体外细胞实验表明深绿卷柏在体外具有广谱的抗肿瘤活性，能诱导肿瘤细胞凋亡，其诱导癌细胞凋亡的机制可能与深绿卷柏乙酸乙酯提取物能影响与肿瘤发生发展相关的炎症因子 cox_2、5-lox、flap、12-lox 及凋亡相关基因 bcl_2、bax、caspase-3、survivin 的 mRNA 表达有关。

（3）卷柏属植物中的新型炔酚类化合物 Selaginellin 具有抗肿瘤的作用，其具体机制主要表现在细胞毒作用上。Selaginellin 在非小细胞性肺癌 A_{549}、胃腺癌 BGC_{823}、肝癌 BEL_{7402}等人类癌细胞系中具有选择性的细胞毒活性。

（4）卷柏中分离得到 selaginellin M 和 selaginellin N，对两者进行了细胞毒活性的评估，发现其在人脑胶质瘤细胞 U_{251}、HeLa 细胞、人类乳癌细胞 MCF_7等人类癌细胞系中表现出一定的细胞毒作用。

（5）卷柏属植物中的新型炔酚类化合物 Selaginellin 不仅具有抗肿瘤的作用，还具有抗氧化、抗炎等作用。

【常用肿瘤】 常用于乳腺癌、胃癌、肝癌、肺癌等肿瘤。

【使用注意】 孕妇忌服。

（1）《本草经疏》：“孕妇禁用。”

（2）《本草汇言》：“非血有瘀蓄，或不因瘀蓄而致疾者，不可轻用。”

参考文献

[1] 齐妍．卷柏抗肿瘤转移的活性成分［J］．中成药，2014，36（8）：1682-1687.

[2] 王佳芷．深绿卷柏乙酸乙酯部位抗肿瘤活性及其作用机制研究［D］．湖北中医药大学，2015：5-15.

[3] 曹园，吴永平，温晓舟，等．卷柏化学成分及细胞毒活性研究（英文）［J］．天然产物研究与开发，2012，24（2）：150-154.

[4] Zhang GG，Jing Y，Zhang HM，et al. Isolation and cytotoxic activity of selaginellin derivatives and biflavonoids from Selaginella tamariscina.［J］. Planta Medica，2012，78（4）：2-390.

[5] 曾庆海，涂超，范凡，等．中药卷柏抗肿瘤作用及新型炔酚类化合物 Selaginellin 的研究进展［J］．肿瘤药学，2012，2（6）：402-406.

107. 含羞

【品种来源】 本品为豆科植物含羞草 *Mimosa pudica* L. 的全草。夏季采收全草，除去泥沙，洗净，鲜用，扎成把，晒干。别名喝呼草、怕丑草、望江南、惧内草、感应草、知羞草、怕羞草。

【中药渊源】 含羞是土家药特有名称，其在傣药被称为芽对约，瑶药称为荒棉咪，中药称为含羞草，是民间常用的中草药，在少数民族地区广泛使用，在土家医治则治法的理论指导下，常在七法中用于清法，八则中用于热则寒之、惊则镇之等。

【药物功效】 镇静安神，清热解毒，止咳化痰。

【性味归经】 甜、涩，凉，归心、肝、胃大肠经。

【临床应用】

（1）治神经衰弱，失眠：含羞草一至二两（干品）。水煎服。

（2）治带状疱疹：含羞草鲜叶捣烂外敷。

（3）治小儿高热：以含羞 10g，加石膏 15g，甘草 3g，水煎服。

（4）治咳嗽：以含羞草 30g，吉祥草 30g，麦冬 10g，水煎服。

【文献论述】

（1）《生草药性备要》："止痛消肿。"

（2）《本草求原》："敷疮。"

（3）《岭南采药录》："治眼热作痛。"

（4）《南宁市药物志》："清肝火，治小儿疳积，肝火上亢，外治疮疡作痛。"

（5）《常用中草药手册》："安神镇静。"

（6）《实用中草药》："清热利湿。治深部脓肿，肠炎，胃炎，疝气，小儿疳积。"

【常用剂量】 15~30g，鲜品 30~60g

【服用方法】 内服：煎汤，或炖肉。外用：适量，捣敷。

【药理作用】

（1）含羞草中黄酮苷类化合物的抗肿瘤活性研究表明：在一定剂量下，黄酮苷类对人乳腺癌细胞、胚胎绒毛膜癌细胞、神经母细胞瘤细胞 3 种肿瘤细胞的增殖均具有良好的抑制作用，尤其是对神经母细胞瘤细胞，在低浓度下，抑制率能达 90%以上。

（2）黄酮类化合物具有许多独特的生理作用，如抗氧化、抗衰老作用等，尤其对于妇女更年期后的骨质疏松及乳腺癌有明显的抑制作用；还具有抗动脉硬化作用等。

（3）含羞草提取物中的酚类化合物可促进创伤愈合，治疗硬皮病和瘢痕瘤，还可用于皮质甾类和视色素类药物引起的胶原病；防治皮肤萎缩，减少因年龄和光照引起皮肤皱纹，抑制皮肤中胶原酶活性，增强皮肤韧性和弹性。较低浓度的提取物可将纤维细胞中胶原蛋白水平提高 100%以上。

（4）含羞草中含有大量对人体有益的活性物质，包括黄酮类、酚类、生物活性多糖、氨基酸类、有机酸类和其他微量元素，其中的黄酮类化合物具有显著的生理活性，如抗脂质过氧化、抗衰老、清除自由基、抗肿瘤、降低血脂、抗菌抑菌、增强免疫力等作用。

（5）含羞草素能较好地使肝癌细胞株 QGY_{7703}同步化于 G1 期和 S 期。

【常用肿瘤】常用于乳腺癌、肝癌等肿瘤。

【使用注意】孕妇忌服。本品有麻醉作用，内服不宜过量。

参考文献

[1] 吴洋博，巩江，倪士峰，等．含羞草药学研究进展［J］．安徽农业科学，2010，38（15）：7874-7875.

[2] Rubinstein I，Goad LJ，Clague ADH，et al. The 220 MHz NMR spectra of phytosterols［J］. Phytochemistry，1976，15（1）：195-200.

[3] 刘毅．用含羞草中的酚类化合物防治皮肤皱纹［J］．国外医药（植物药分册），2003，18（1）：37-37.

[4] 袁珂，殷明文．气相色谱—质谱法分析含羞草挥发油的化学成分［J］．质谱学报，2006，27（1）：50-52.

[5] 赵雪芹，任磊，王大巾，等．含羞草素对肝癌细胞 QGY_{7703}周期同步化的作用［J］．浙江理工大学学报（自然科学版），2016，35（4）：620-623.

108. 前胡

【品种来源】本品为伞形科植物前胡 *Atractylodes macrocephala* Koidz. 的干燥根茎。秋、冬地上部分枯萎时采收，挖主根，除茎叶、须根、泥土，晒干或炕干。别名白花前胡、野芹菜、岩风、南石防风、鸡脚前胡、岩川芎。

【中药渊源】前胡是一味常用的土家药，其在中药也被称为前胡，瑶药称为谋来勤别，苗药称为锐阿闷，是民间常用的中草药，在少数民族地区广泛使用，在土家医治则治法的理论指导下，常在七法中用于赶法，八则中用于热则寒之、阻则通之等。

【药物功效】散风清热，降气化痰。

【性味归经】苦、辣，凉，归肺、脾、肝经。

【临床应用】

（1）治咳嗽涕唾稠黏，心胸不利，时有烦热：前胡一两（去芦头），麦冬一两半（去心），贝母一两（煨微黄），桑根白皮一两（锉），杏仁半两（汤浸，去皮尖，麸炒微黄），甘草一分（炙微赤，锉）。上药捣筛为散。每服四钱，以水一中盏，入生姜半分，煎至六分，去滓，不计时候，温服。

（2）治肺热咳嗽，痰壅，气喘不安：前胡（去芦头）一两半，贝母（去心）、白前各一两，麦冬（去心，焙）一两半，枳壳（去瓤、麸炒）一两，芍药（赤者）、麻黄（去根节）各一两半，大黄（蒸）一两。上八味，细切，如麻豆。每服三钱匕，以水一盏，煎取七分，去滓，食后温服，日二。

【文献论述】

（1）《本草纲目》：“前胡，乃手足太阴、阳明之药，与柴胡纯阳上升，入少阳、厥阴者不同也。其功长于下气，故能治痰热喘嗽、痞膈呕逆诸疾。气下则火降，痰亦降矣，所以有推陈致新之绩，为痰气要药。陶弘景言其与柴胡同功非矣，治证虽同，而所入所主则异。”

（2）《本草通玄》：“前胡，肺肝药也。散风驱热，消痰下气，开胃化食，止呕定喘，除嗽安胎，止小儿夜啼。柴胡、前胡，均为风药，但柴胡主升，前胡主降为不同耳。种种功力，皆是搜风下气之效，肝胆经风痰为患者，舍此莫能疗。忌火。”

（3）《名医别录》：“主疗痰满胸胁中痞，心腹结气，风头痛，去痰实，下气。治伤寒寒热，推陈致新，明目益精。”

（4）《本草汇言》：“前胡，散风寒、净表邪、温肺气、消痰嗽之药也。如伤风之证，咳嗽痰喘，声重气盛，此邪在肺经也；伤寒之证，头痛恶寒，发热骨疼，此邪在膀胱经也；胸胁痞满，气结不舒，此邪在中膈之分也。又妊娠发热，饮食不甘；小儿发热，疮疹未形；大人痰热，逆气隔拒，此邪气壅闭在腠理之间也，用前胡俱能治之。罗一经云：前胡去寒痰，半夏去湿痰，南星去风痰，枳实去实痰，蒌仁治燥痰，贝母、麦门冬治虚痰，黄连、天花粉治热痰，各有别也。”

（5）《药性论》：“去热实，下气，主时气内外俱热，单煮服佳。”

（6）《滇南本草》：“解散伤风伤寒，发汗要药，止咳嗽，升降肝气，明目退翳，出内外之痰。”

【常用剂量】 3~9g

【服用方法】 内服：煎汤；或入丸、散。

【药理作用】

（1）白花前胡中分离的（±）-4-O-acetyl-3-O-angeloyl-ciskhellactone（角型吡喃骈香豆素 APC）可以诱导人急性髓样白血病 HL_{60} 细胞分化。推测 APC 可以作为分化治疗白血病的潜在药物。

（2）白花前胡中分离的 Pra-C 可以抑制血管紧张素Ⅱ（AngⅡ）致平滑肌细胞肥厚增殖，降低血管平滑肌细胞内［Ca^{2+}］i，以及恢复血管对电压依赖性及受体操纵性钙通道激动剂的异常反应。从减少平滑肌细胞面积、降低胶原蛋白含量、减少［Ca^{2+}］i 及增加 NO 释放量等方面改善血管增生肥大，从而治疗自发性高血压。

（3）从白花前胡和紫花前胡中分别提取得到的白花前胡丙素和紫花前胡苷能增强小鼠气管排泌酚红，具有祛痰作用。

（4）白花前胡中的挥发油成分对大肠杆菌、伤寒沙门菌和弗氏志贺菌有一定的抗菌活性。

（5）白花前胡提取物对垂体后叶素（Pit）诱发小鼠急性心肌缺血模型、结扎左冠状动脉前支（LAD）致麻醉大鼠急性心肌缺血模型有显著的保护作用。

【常用肿瘤】 常用于白血病、宫颈癌、肝癌等肿瘤。

【使用注意】

（1）《本草经集注》：“半夏为之使。恶皂荚。畏藜芦。”

（2）《本草经疏》：“不可施诸气虚血少之病。凡阴虚火炽，煎熬真阴，凝结为痰而发咳喘；真气虚而气不归元，以致胸胁逆满；头痛不因于痰，而因于阴血虚；内热心烦，外现寒热而非外感者，法并禁用。”

参考文献

[1] Zhang JX, Fong WF, Wu J, et al. Pyranocoumarins isolated from peucedanum praeruptorum as differentiation inducers in human leukemic HL_{60} cells [J]. Planta Med, 2003, 69 (3): 223-229.

[2] 饶曼人，刘宛斌，张晓文. 前胡丙素对 Ang Ⅱ致离体血管平滑肌细胞肥厚及胞内钙、NO 含量和信号转导的影响 [J]. 药学学报，2002，37 (1)：5-9.

[3] Wei EH, Rao MR, Chen XY, et al. Inhibitory effects of praeruptorin C on cattle aortic smooth muscle cell proliferation [J]. Acta Pharmacol Sinica, 2002, 23 (2): 129-132.

[4] Rao MR, Liu WB, Liu PQ, et al. Effects of praeruptorin C on vascular hypertrophy, [Ca^{2+}] i, collagen content and nitric oxide in renovascular and spontaneously hypertensive rats [J]. J Chin Pharmace Sci, 2002, 11 (3): 110-114.

[5] 刘元，李星宇，宋志钊，等. 白花前胡丙素和紫花前胡苷祛痰作用研究 [J]. 时珍国医国药，2009，20 (5)：1049.

[6] 陈炳华，王明兹，刘剑秋，等. 闽产前胡根挥发油的化学成分及其抑菌活性 [J]. 热带亚热带植物学报，2002，10 (4)：66-370.

[7] 李刚，张乐，邹军，等. 白花前胡提取物对急性心肌缺血的保护作用 [J]. 中国药理学通报，2009，10 (25)：295.

109. 独正岗

【品种来源】 本品为葡萄科属植物蛇葡萄 *Ampelopssis brevipeduncuiata* (Maxim.) Trautv. 的根及叶。夏季采叶，秋季挖根，除去地上部分及泥土，洗净，晒干。别名蛇葡萄根、野葡萄、山葡萄、见肿消、梦中消、外红消。

【中药渊源】 独正岗是土家药特有名称，其在苗药被称为嘎龚正格收，中药称为蛇葡萄，苗药称为枳街老，是民间常用的中草药，在少数民族地区广泛使用，在土家医治则治法的理论指导下，常在七法中用于赶法，八则中用于实则泻之、肿则消之等。

【药物功效】 活血化瘀，消肿止痛。

【性味归经】 辣、甜，凉，归肺、肝、大肠经。

【临床应用】

(1) 治肺痈、肠痈：蛇葡萄根捣汁冲酒服。

(2) 治瘰疬：野葡萄根一两，合猪赤肉四两炖服。

(3) 治肺结核、淋巴结结核：野葡萄根 1 斤（细切），加水 1250mL，密封，缓火煎至 840mL，约每 10mL 含有生药 2 钱，每日 3 次，每次 10mL，饭后服。

(4) 治风湿痛：野葡萄根二至四两，合猪脚半斤或淡水鳗鱼四两，黄酒二两，酌加水炖服。

(5) 治结毒疮伤：蛇葡萄根皮（去栓皮）、苦参、野桑根皮。捣烂，拌酒糟或黄酒做饼，烘热敷患处。

(6) 治跌打损伤肿痛：蛇葡萄根加食盐，捣烂包敷。

(7) 治肿毒：山葡萄根皮，晒干研末，用蜂蜜或葱汤调敷。

（8）治关节肿痛：蛇葡萄鲜根二两，加细柱五加根五钱，紫茉莉根一两，金银花藤五钱。水煎服。

（9）治急性化脓性乳腺炎：本组患者 62 例，随机分为观察组和对照组，年龄最大 38 岁，最小 21 岁，病程均在发病 4 日之内，且未作过其他任何治疗者。观察组用新鲜野葡萄根内皮（木栓层）切碎，捣烂（忌用铁器），或用干野葡萄根之内皮碾成粉末，分别加入少量食醋拌匀，外敷于肿块局部，每日 2 次。对照组用青霉素纳盐 80 万 U，作肌内注射，每日 2 次。观察组：一般用药外敷 2~3 小时患者局部皮肤均感发痒，疼痛及肿胀开始减轻，全身有舒适感，体温开始下降，一昼夜之内体温均降至正常。2 组病例均治愈，治愈时间相比有显著意义。

（10）治疗急性黄疸型传染性肝炎：300 例中男性 189 例，女性 111 例；年龄 7~50 岁；病程 7~35 大。其中乙肝病毒表面抗原阳性者 16 例。其中 47 例曾经西药治疗 1 个月余疗效不佳而改用野葡萄根治疗。取野葡萄鲜根 250g 或干根 150g，加猪瘦肉 50g，三餐饭前 30 分钟水煎温服。12 日为 1 个疗程，3 个疗程后观察疗效。治疗期间注意卧床休息，讲究卫生，忌食生冷、腥辣、油腻，严禁喝酒。治疗效果本组平均治疗 1. 52 个疗程，全部获愈。治疗期间无不良反应，4 例乙肝病毒表面抗原转阴。

【文献论述】

（1）《江西草药》："舒筋活血，消肿解毒。"

（2）《浙江民间常用草药》："散瘀活血，抗菌消炎，止血。"

（3）《东北常用中草药手册》："清热解毒，生肌止痛，止血。"

【常用剂量】 3~9g

【服用方法】 内服：煎汤，鲜品倍量。外用：适量，捣烂或研末调敷。

【药理作用】

（1）蛇葡萄属植物抗肿瘤作用主要集中在该属植物中黄酮类化学成分，特别是蛇葡萄素即二氢杨梅树皮素的抗肿瘤活性。蛇葡萄素通过增强抑癌基因 P53 的表达，阻滞肿瘤细胞从 G1 期向 S 期的进程，阻断肿瘤细胞 DNA 的合成和复制，实现抑制人肺癌 A_{549} 细胞的生长及诱导其凋亡。同时，蛇葡萄素还可以诱导大鼠肺组织内 CYP1A1 和 GSTm1 基因表达，加速致癌物苯并芘代谢成非致癌物，使其具有一定的防癌作用。

（2）蛇葡萄素还能够通过下调 Bcl_2、上调 Bax、活化 caspase-3 酶原而诱导人肝癌 Bel_{7402} 细胞凋亡。

（3）蛇葡萄素及其钠盐可以浓度依赖性地抑制人肺腺癌 SPC-A_1 细胞增殖，通过降低 Cyclin D1 表达，使人肝癌细胞 $HepG_2$ 停于 G1 期而诱导细胞凋亡；钠盐还能协同增强卡铂对人肺腺癌 SPC-A_1 细胞的抑制活性。

（4）蛇葡萄素还对人大肠癌细胞株 LOVO、人宫颈癌细胞 Hela、人卵巢癌细胞 A_{2780}、SK-OV_3、人恶性黑色素瘤细胞 A_{375}、人膀胱癌细胞株 T_{24} 及肉瘤 S_{180} 的增殖具有明显的抑制作用。东北蛇葡萄中尚存在白皮杉醇，能够诱导多种肿瘤细胞凋亡。

（5）蛇葡萄素的高、低剂量均能够降低 2 型糖尿病大鼠的血糖及血浆中 NO、NOS 水平，降低肾脏组织 MDA 含量，提高 SOD、GSH-PX 活性，增强糖尿病大鼠机体抗氧化作用。

【常用肿瘤】常用于宫颈癌、肝癌、肺癌、大肠癌、卵巢癌、膀胱癌等肿瘤。

【使用注意】孕妇慎用。

参考文献

[1] 李友良，泮菊香．野葡萄根治疗急性化脓性乳腺炎 31 例［J］．南京中医药大学学报，2000，16（1）：56.

[2] 王庆泉．野葡萄根治疗急性黄疸型传染性肝炎［J］．中国民间疗法，2001，9（4）：60.

[3] 杨秀芬，钟正贤，廖梅春，等．蛇葡萄素与苯并芘合用对大鼠肺组织内 CYP 和 GST 基因表达的影响［J］．中国药理学通报，2010，25（1）：135-136.

[4] 张琼，刘德育．蛇葡萄素改变 Bcl_2/Bax 表达和激活 caspase-3 诱导人肝癌细胞 Bel_{7402} 凋亡［J］．中国药理学通报，2009，25（11）：1502-1506.

[5] 徐明丽，韩伟，吴勇杰．蛇葡萄素钠协同卡铂抑制人肺腺癌 SPC-A_1 细胞增殖［J］．中国临床药理学与治疗学，2011，16（8）：890-894.

[6] Lin LL，Lien CY，Cheng YC，et al. An effective sample preparation approach for screening the anticancer compound piceatannol using HPLC coupled with UV and fluorescence detection［J］. Journal of Chromatography B Analytical Technologies in the Biomedical & Life Sciences，2007，853（1-2）：175-182.

[7] 黄先菊，王文英，王贵林，等．蛇葡萄素对 2 型糖尿病大鼠 NO/NOS 水平及抗氧化能力的影响［J］．中国现代应用药学，2008，25（2）：95-98.

110. 独角莲

【品种来源】本品为天南星科植物独角莲 *Typhonium giganteum* Engl. 的全草。9 月下旬采挖，大小分开，除净泥土和须根，晒干。别名白附子、野半夏、犁头尖、玉如意、野慈菇、剪刀草、副本一粒红。

【中药渊源】独角莲是土家药特有名称，其在蒙药被称为白附子，藏药称为天南星，是民间常用的中草药，在少数民族地区广泛使用，在土家医治则治法的理论指导下，常在七法中用于赶法，八则中用于寒则热之、湿则祛之等。

【药物功效】祛风痰，逐寒湿，镇痉止痛。

【性味归经】辣、甜，温，大毒，归胃、肝经。

【临床应用】

（1）治毒蛇咬伤：鲜独角莲全草和水少许，杵烂敷伤处。

（2）治跌打扭伤青紫肿痛：鲜独角莲全草适量，同酒酿糟或烧酒杵烂，敷伤处，一日更换一次。

（3）治瘰疬：鲜独角莲全草杵烂，稍加鸡蛋白杵匀，敷患处，一日更换一次。

（4）治颈淋巴腺结核（未破）：鲜禹白附适量，捣烂，外敷患处，每日一次。

（5）面部雀斑、粉刺及白屑风、皮肤瘙痒：白附子、白芷、滑石、绿豆研末洗面。

（6）治流行性腮腺炎：男性 39 例，女性 21 例，将独角莲 10g 研成极细粉末置于碗中，加入青黛粉 18g 混合拌匀，加食用醋将上药拌成稀糊状即可。用时先将肿痛部位用淡盐水清洗干净，然后用独角莲、青黛糊剂外敷患部，敷盖面积应大于患部，不需包扎，干则再涂，每日涂药一般不应少于 10 次。疗程 3~5 日，经上述方法治疗，全部治愈。

（7）治萎缩性鼻炎：男 8 例，女 6 例。年龄最小 19 岁，最大 47 岁。14 例患者均患萎缩性鼻炎，多年不愈。把独角莲膏捻成栓状，使膏体粗细、长短和鼻腔相适应。患者睡前将其放鼻腔，清晨取出。经过用独角莲膏治的患者均获得良好的效果。查患者鼻腔黏膜均无糜烂、无结痂、无鼻臭味，自觉鼻腔通气良好。疗程最短 3 个月，最长 7 个月。随访 7 年无复发。

【文献论述】

（1）《本草经疏》："白附子，性燥而升，风药中之阳草也，东垣谓其纯阳，引药势上行是已。其主心痛血痹者，风寒之邪触心，以致痰壅心经则作痛，寒湿邪伤血分则成血痹，风能胜湿，辛温散寒，故主之也。风性升腾，辛温善散，故能主面上百病而行药势也。"

（2）《本草新编》："白附子，无毒。云有小毒者非也。此善行诸经之药，可恃之为舟楫者也。用于人参之中，可开中风之失音；用于茯苓、薏仁之中，可去寒湿之痹症；用于当归、川芎之中，可通枯血之经脉；用于大黄之中，可去滞而通瘀。近人未知，止用之外治以灭瘢，下治以收囊湿，为可惜也。"

（3）《本草纲目》："白附子乃阳明经药，因与附子相似，故得此名，实非附子类也。根正如草乌头之小者，长寸许，干者皱纹有节。"

（4）《本草求原》："白附子，破胃阴以达阳，而上通心肺，引药上行，凡阳虚而风寒郁结成热者，借之以通达，可佐风药以成功，非散风之品也。治心痛血痹，诸风冷气，足弱，阴下湿痒，中风失音，疠风，眩晕，痫，疝，风痰，急惊，皆阳虚阴结而为热之风病。"

（5）《本草原始》："身背汗斑疥癣并治之。"

（6）《本草汇言》："祛风痰，解风毒，善散面口风。"

【常用剂量】煎服，3~6g；研末服，0.5~1g

【服用方法】内服：宜制用。外用：生品适量，捣烂外敷。

【药理作用】

（1）独角莲 20%乙醇提取物对人胃癌细胞株（MGC_{803}）、肝癌细胞株（Hep_2）、肺癌细胞株（A_{549}）、乳腺癌细胞株（MCF_7）体外均有非常好的抑制作用，并且对肿瘤细胞毒性呈剂量依赖关系。

（2）独角莲具有诱导多种肿瘤细胞株凋亡的作用，并具有时间及剂量依赖性一致。

（3）独角莲多糖对人肺癌细胞株 A_{549}、人肝癌细胞株 Bel_{7402} 具有一定抑制生长作用。

（4）独角莲具有明显抑制小鼠 S_{180} 肉瘤生长的作用，独角莲水提液可强烈抑制肝癌细胞系 $SMMC_{27721}$ 细胞的生长，并能诱导其细胞凋亡。

（5）独角莲醇提液能明显提高 H_{22}荷瘤鼠血清中 SOD 活性和 T-AOC 的水平，降低 MDA 的含量。独角莲醇提液可通过提高细胞抗氧化防御体系，保护机体正常细胞免受自由基的过度损伤实现抑瘤作用。

【常用肿瘤】常用于肺癌、胃癌、肝癌、乳腺癌等肿瘤。

【使用注意】阴虚血虚动风或血热盛动风者及孕妇均慎用，对皮肤黏膜有强烈的刺激作用。

参考文献

[1] 莫元慧．独角莲青黛治疗流行性腮腺炎 60 例体会［J］．黔南民族医专学报，2003，16（1）：37-38.

[2] 滕秀兰．独角莲膏治疗萎缩性鼻炎［J］．黑龙江医学，1991（6）：56.

[3] 段玉敏，刘书鑫，张洪娟，等．独角莲乙醇提取物体外抗肿瘤实验研究［J］．中医药学报，2010，38（3）：20-23.

[4] 王顺启，倪虹，王娟，等．独角莲对肝癌细胞 $SMMC_{7721}$ 细胞增殖抑制作用机理的研究［J］．中国细胞生物学学报，2003，25（3）：185-188.

[5] 杜新春，宋艳玲，庞颖，等．独角莲多糖的提取及体外抗肿瘤活性研究［J］．沈阳化工大学学报，2015，29（1）：7-9.

[6] 孙淑芬，曾艳，赵维诚．独角莲抑制恶性肿瘤的实验研究［J］．中医研究，1998，11（6）：8-10.

[7] John R，Colin S. The freeradical damage theory：Accumulating evidenceagainst a simple link of oxidative stress to ageing and lifespan［J］. Biol Essays，2011：33（4）：2559.

111. 急性子

【品种来源】本品为凤仙花科植物凤仙花 *Impatiens balsamina* L. 的干燥成熟种子。夏、秋季果实即将成熟时采收，晒干，除去果皮及杂质。别名金凤花子、凤仙子。

【中药渊源】急性子是一味常用的土家药，中药也称为急性子，其在维药被称为黑乃欧如合，瑶药称为朴鲁歪咪，是民间常用的中草药，在少数民族地区广泛使用，在土家医治则治法的理论指导下，常在七法中用于赶法，八则中用于实则泻之、阻则通之等。

【药物功效】破血软坚，消积。

【性味归经】苦、酸，温，有小毒，归肺、肝经。

【临床应用】

（1）治月经困难：凤仙子三两。研细蜜丸。一日三回，每回一钱，当归三钱煎汤送服。

（2）治小儿痞积：急性子、水红花子、大黄各一两。俱生研末。每味取五钱，外用皮硝一两拌匀，将白鹁鸽（或白鸭）一个，去毛屎，剖腹，勿犯水，以布拭净，将末装入内，用绵扎定，砂锅内入水三碗，重重纸封，以小火煮干，将鸽（鸭）翻调焙黄色，冷定。早晨食之，日西时疾软，三日大便下血，病去矣。忌冷物百日。

（3）治胎衣不下：凤仙子炒黄为末，黄酒温服一钱。

（4）治骨鲠：金凤花子，嚼烂噙化下。无子，用根亦可，口中骨自下，便用温水灌漱，免损齿。鸡骨尤效。一方擂碎，水化服。

（5）治噎食不下：凤仙花子，酒浸三宿，晒干为末，酒丸绿豆大。每服八粒，温酒下，不可多用。

（6）治单、双喉蛾：白金凤花子研末，用纸管取末吹入喉内，闭口含之，日作二三次。

（7）牙齿欲取：金凤花子研末，入砒少许，点疼牙根取之。

（8）治肾囊烂尽，只留二睾丸：取凤仙花子和甘草为末，麻油调敷，即生肌。

（9）治良性肿块：以急性子为主药，配伍水蛭、石见穿、山慈菇、地鳖虫、昆布、瓦楞子等组成消积克瘤散（或汤），治疗甲状腺瘤、子宫肌瘤、体表组织囊肿、卵巢囊肿及各种良性结块 56 例，疗效显著。

（10）治骨质增生：以急性子为主药，配伍透骨草、木瓜、白芥子等 15 味药组成骨痹无故散，治疗各类骨质增生 160 例，临床治愈率达 82.7%。

【文献论述】

（1）《本草纲目》："凤仙子，其性急速，故能透骨软坚。庖人烹鱼肉，硬者投数粒即易软烂，是其验也。缘其透骨，最能损齿，与玉簪根同。凡服者不可着齿也，多用亦戟人咽。"

（2）《本草再新》："治诸恶疮，败一切火毒。"

（3）《本草正义》："治外疡坚块，酸肿麻木，阴发大症。研末熬膏贴患处，极能软坚消肿。"

（4）《医林纂要》："解蛇虫毒。"

【常用剂量】 3~4.5g

【服用方法】 内服：煎汤。外用：适量，研末或熬膏贴。

【药理作用】

（1）急性子提取物在体外具有抑制细胞增殖的作用，其中乙酸乙酯部呈现出较强的抑制作用，其机制可能与急性子提取物的细胞毒性作用、诱导细胞凋亡有关。

（2）急性子中分离得到 3 个双萘呋喃 7，12-酮类衍生物：balsaminone C（1）、balsaminone A（2）、balsaminone B（3）。化合物 balsaminone C 为一新化合物。化合物 1-3 均具有抑制肿瘤细胞 A_{549}、Bel_{7402}、Hela 增殖的活性。

（3）急性子提取物在体外具有抑制人前列腺癌细胞株 PC_3、RV_1、LNCaP 增殖的作用，其中乙酸乙酯部呈现出较强的抑制作用。其可能通过抑制 AKT、ERK 信号通路的活化来诱导前列腺癌细胞凋亡，诱导前列腺癌细胞周期阻滞于 G0/G1 期，进而抑制前列腺癌细胞的增殖。

（4）急性子 75%乙醇提取物对对乙酰氨基酚（扑热息痛）有促透皮作用。急性子中主含凤仙甾醇（Balsaminasterol）、帕灵锐酸（Parinaric acid）、皂苷、脂肪油、多糖、蛋白质、氨基酸、挥发油，以及槲皮素的多糖苷和山柰酚的衍生物等黄酮类。其起促透皮作用的也应该是其中所含的脂溶性成分。

【常用肿瘤】常用于肺癌、前列腺癌、乳腺癌等肿瘤。

【使用注意】内无瘀积及孕妇忌服。

（1）《闽东本草》："妊娠忌用。"

（2）《中药志》："虚弱及无瘀积者忌用。"

参考文献

[1] 马有运．急性子临床应用举隅［J］．上海中医药杂志，2007，41（1）：78.

[2] 蔡阳，宋文，杨俊，等．急性子不同提取部位在 PC_3 细胞中抗肿瘤作用研究［C］//2014 中国医师协会中西医结合医师大会论文摘要集，2014：72-73.

[3] 裴慧，雷静，钱士辉．一个从急性子中分离得到的新的具有细胞毒活性的双萘呋喃-7，12-酮类衍生物［J］．中药材，2012，35（3）：407-410.

[4] 蔡阳，宋文，丁玉峰，等．急性子乙酸乙酯提取部对前列腺癌细胞生长抑制作用的机制研究［C］//广西中医、中西医结合男科学术大会、全国中西医结合男科疾病诊疗新进展学习班，2015：197-198.

[5] 郝勇，刘景东，宋国龙．急性子乙醇提取液促透皮实验研究［J］．现代中西医结合杂志，2005，14（7）：856-857.

[6] 郝勇，刘景东，宋国龙．急性子提取液促对乙酰氨基酚透皮作用［J］．中国医院药学杂志，2005，25（7）：612-614.

112. 威灵仙

【品种来源】本品为毛茛科植物威灵仙 *Clematis chinensis* Osbeck. 的干燥根及根茎。秋季采挖，除去茎叶、泥沙，晒干。别名铁脚威灵仙、百条根、老虎须、铁扫帚灵仙藤、九草阶、风车、黑灵仙。

【中药渊源】威灵仙是一味常用的土家药，其在中药也被称为威灵仙，瑶药称为黑九牛，是民间常用的中草药，在少数民族地区广泛使用，在土家医治则治法的理论指导下，常在七法中用于赶法，八则中用于寒则热之、阻则通之、湿则祛之等。

【药物功效】祛风湿，通经络，消痰涎，除骨鲠。

【性味归经】辣、咸、苦，温，小毒，归膀胱、肝经。

【临床应用】

（1）治手足麻痹，时发疼痛；或打扑伤损，痛不可忍；或瘫痪等症：威灵仙（炒）五两，生川乌头、五灵脂各四两。为末，醋糊丸，梧子大。每服七丸，用盐汤下。忌茶。

（2）治腰脚疼痛久不瘥：威灵仙五两。捣细罗为散。每于食前以温酒调下一钱，逐日以微利为度。

（3）治痞积：威灵仙、楮桃儿各一两。上为细末。每服三钱重，用温酒调下。

（4）治诸骨鲠咽：威灵仙一两二钱，砂仁一两，沙糖一盏。水二钟，煎一钟，温服。

（5）治肠风病甚不瘥：威灵仙（去土）、鸡冠花各二两。上二味，锉劈，以米醋二升煮干，更炒过，捣为末，以生鸡子清和作小饼子，炙干，再为细末。每服二钱匕，空心，陈米饮调下，午复更一服。

（6）治疗颈椎病：用葛根 60~120g，桂枝 20g，赤芍 12g，白芍 20g，炙甘草 10g，当归 10g，川芎 10g，木瓜 12g，威灵仙 12g。痰重加细辛 3g，湿重加羌活、独活各 12g，有瘀加桃仁、红花各 12g。治疗颈椎病患者 30 例，结果显效 20 例，有效 7 例，无效 3 例。

（7）威灵仙联合介入化疗外治老年人头颈部癌，可使肿瘤缩小 50%以上。

（8）威灵仙与醋、蜜混匀后用水煎服，可以有效防治食管癌，并对胃癌、肠癌、皮肤癌有一定的疗效。

【文献论述】

（1）《唐本草》："腰、肾、脚膝、积聚、肠内诸冷病，积年不瘥，服之效。"

（2）《开宝本草》："主诸风，宣通五脏，去腹内冷滞，心隔痰水久积，癥瘕痃癖气块，膀胱宿脓恶水，腰膝冷疼及疗折伤。"

（3）《本草衍义补遗》："痛在上者服之。"

（4）《本经逢原》："痘疹毒壅于上不能下达，腰下胫膝起灌迟者，用为下引。"

（5）《本草纲目》："威灵仙，气温，味微辛咸。辛泄气，咸泄水，故风湿痰饮之病，气壮者服之有捷效，其性大抵疏利，久服恐损真气，气弱者亦不可服之。"

（6）《本草经疏》："威灵仙，主诸风，而为风药之宣导善走者也。腹内冷滞，多由于寒湿，心膈痰水，乃饮停于上、中二焦也。风能胜湿，湿病喜燥，故主之也。膀胱宿脓恶水，靡不由湿所成，腰膝冷疼，亦缘湿流下部，侵筋致之，祛风除湿，病随去矣。其日久积瘕、痃癖、气块及折伤，则病于血分者多，气分者少，而又未必皆由于湿，施之恐亦无当，取节焉可也。"

（7）《本草正义》："威灵仙，以走窜消克为能事，积湿停痰，血凝气滞，诸实宜之。味有微辛，故亦谓祛风，然唯风、寒、湿三气之留凝隧络，关节不利诸病，尚为合宜，而性颇锐利，命名之义，可想而知，乃唐人著《威灵仙传》竟谓治中风不语、手足不遂、口眼㖞斜云云，则人有误会矣。"

【常用剂量】 6~9g

【服用方法】 内服：煎汤，或入丸、散；或浸酒。外用：适量，捣敷；或煎水熏洗；或作发泡剂。

【药理作用】

（1）威灵仙不同部位提取物的抗癌活性，发现其总皂苷（CCS）的抗癌活性较好。CCS 能够杀伤体外培养的移植性肿瘤细胞 S_{180A}（肉瘤腹水型）、EAC（艾氏腹水型）和 HepA（肝癌腹水型），且给药浓度越大，杀伤力越强。CCS 也不会减轻实验小鼠的体重。

（2）威灵仙提取物 CCS 对小鼠 S_{180}、HepA、P_{388} 移植性肿瘤均表现出明显的抑制作用。用量为 0.3、0.6、1.2g/kg 时，对 S_{180} 抑制率为 42.78%~58.25%，对 HepA 抑制率

为37.44%~59.36%，对P_{388}抑制率为34.50%~54.39%，发挥抗癌作用时不会抑制免疫功能和造血系统；CCS可以使G0-G1期细胞增多，G2-M期细胞减少，并促使癌细胞凋亡。

（3）威灵仙制剂能显著降低血尿酸，同时因威灵仙有极强的抗炎作用，因而能有效地保护肾脏，治疗高尿酸引起的肾病。

【常用肿瘤】常用于胃癌、肠癌、皮肤癌、食管癌等肿瘤。

【使用注意】气虚血弱，无风寒湿邪者忌服。

（1）《本草衍义》："性快，多服疏人五脏真气。"

（2）《本草经疏》："凡病非风湿及阳盛火升，血虚有热，表虚有汗，痃疟口渴身热者，并忌用之。"

（3）《本草汇言》："凡病血虚生风，或气虚生痰，脾虚不运，气留生湿、生痰、生饮者，咸宜禁之。"

参考文献

[1] 费伦桥．重用葛根治疗颈椎病30例［J］．中医药临床杂志，2002，14（5）：401-402.

[2] 柯颂远．介入化疗联合威灵仙外治老年人头颈部癌的临床研究［J］．中国老年学杂志，2003，23（4）：256-257.

[3] 王亚，陈彦，孙玉军．中药威灵仙研究概况［J］．中药材，2006，29（5）：513-515.

[4] 邱光清，张敏，杨燕军．威灵仙总皂苷的抗肿瘤作用［J］．中药材，1999，22（7）：351-353.

[5] 赵英，余春粉，张桂英，等．威灵仙总皂苷抗肿瘤作用及其对癌细胞增殖周期的影响［J］．时珍国医国药，2010，21（8）：1908-1909.

[6] 林凤平，任开明，宋恩峰，等．威灵仙对尿酸性肾病大鼠的实验研究［J］．中成药，2006，28（6）：842-845.

113. 烟叶

【品种来源】本品为茄科植物烟草 *Nicotiana tabacum* L. 的叶。于7月间，待烟叶由深绿色变为淡黄色，叶尖下垂时采收。采后先晒干或烘干，再经回潮、发酵，干燥后即成，也可鲜用。别名烟草、野烟、担不归、金丝烟、淡把姑、返魂烟、仁草、相思草、金毕醺、八角草、淡巴菰、鼻烟、淡肉要、水烟、贪极草、延合草、穿墙草、土烟草、金鸡脚下红、土烟。

【中药渊源】烟叶是土家药特有名称，其在傣药被称为雅亮，瑶药称为因腩，中药称为烟草，是民间常用的中草药，在少数民族地区广泛使用，在土家医治则治法的理论指导下，常在七法中用于赶法，八则中用于实则泻之、阻则通之、肿则消之。

【药物功效】解毒杀虫，行气止痛，消肿。

【性味归经】辣，温，有毒，归肝经。

【临床应用】

（1）治无名肿毒，对口疮，委中毒：烟草鲜叶和红糖捣烂敷之。

（2）治毒蛇咬伤：先避风挤去恶血，用生烟叶捣烂敷之；无鲜叶，用干者研末敷，即烟油、烟灰皆可。

（3）治横痃：野烟草鲜叶和米饭杵，热敷患部。

（4）治背痈：鲜烟叶三至五钱，酒水煎服；另取鲜叶和鲜海蛏肉捣烂外敷。

（5）治乳痈初起：鲜烟叶浸热酒，敷患处。

（6）治妇女胞寒，月经不调：野烟叶炖服。

（7）治疯狗咬伤：野烟草鲜叶一握，洗净，捣烂绞汁一汤匙，和红酒炖服。

【文献论述】

（1）《本草汇言》："烟草，通利九窍之药也。门吉士曰：此药气甚辛烈。得火燃，取烟气吸入喉中，大能御霜露风雨之寒。如气滞、食滞、痰滞、饮滞，一切寒凝不通之病，吸此即通。凡阴虚吐血、肺燥劳瘵之人，勿胡用也。偶有食之，其气闭闷昏聩如死，则非善物可知矣。所以阴虚不足之人不宜也。"

（2）《滇南本草》："治热毒疔疮，痈疽搭背，无名肿毒，一切热毒疮，或吃牛马驴骡死肉中毒。"

（3）《本草正》："用以治表，善逐一切阴邪寒毒，山岚瘴气，风湿邪闭腠理，筋骨疼痛；用以治里，善壮胃气，祛阴浊寒滞，消膨胀宿食，止呕哕霍乱，除积聚诸虫，解郁结，止疼痛，行气停血瘀，举下陷后坠，通达三焦。"

（4）《闽东本草》："散瘀消肿，杀虫解毒。治妇女胞寒，月经不调，疔疮痈毒，结块红肿，狂犬咬伤，漏管，火伤。"

（5）《本经逢原》："烟草，近日目科内障丸中，间有用之获效者，取其辛温散冷积之翳也。不可与冰片同吸，以火济火，多发烟毒。吸烟之后，慎不得饮火酒，能引火气熏灼脏腑也。又久受烟毒而肺胃不清者，以沙糖汤解之。"

【常用剂量】 9～15g

【服用方法】 内服：煎汤，或熬膏；或入丸、散；或点烯吸烟。外用：适量，煎水洗；或捣蛋敷；或研末调敷。

【药理作用】

（1）烟草中的苯丙素如绿原酸的防癌、抗癌效果不错，具有较强的抑制突变能力，它可抑制黄曲霉素 B_1 引发的突变和亚消化反应引发的突变，并能有效地降低 γ 射线引起的骨髓红细胞突变；同时，绿原酸还可通过降低致癌物的利用率及其在肝脏中的运输来达到防癌、抗癌的效果。

（2）烟草对肝脏具有保护作用。若提前补充烟叶硒蛋白 7 天，则可降低四氯化碳对肝脏的损伤，并呈现明显的量效关系。自由基和脂质过氧化物均能破坏肝脏，服用烟草硒蛋白可以防止其破坏作用，降低肝炎发病率，并可阻断慢性肝炎向肝癌转化。

（3）烟草对中枢神经系统也有一定刺激作用。烟碱又名尼古丁，是烟草中生物碱的主要成分，可使人感到安慰和快感，解除焦虑，调节情绪，平息激动和烦燥，增强记忆和技巧，降低食欲，在脑内可模拟乙酰胆碱的作用，从而减轻帕金森综合征和阿尔茨海默病（老年性痴呆症）等。

（4）烟草具有抗菌、抗病毒作用。烟草酚类物质是优质的抗菌剂，对多种致病菌和病毒有较强的抑制和杀灭作用，对大肠杆菌、金黄色葡萄球菌、枯草芽孢杆菌均具有显著的抑制作用，其中对大肠杆菌抑制作用最为明显。

【常用肿瘤】 常用于肝癌、肺癌等肿瘤。

【使用注意】 肺病咳嗽吐血和一切喉证忌服。

（1）《本草汇言》："阴虚吐血、肺燥劳瘵之人勿用。"

（2）《本草正》："此物性属纯阳，善行善散，唯阴滞者用之，若阳盛气越而多躁多火，及气虚气短而多汗者，皆不宜用。"

（3）《闽东本草》："孕妇忌服。"

参考文献

[1] Ohrishi M, et al. Inhibitory effects of chlorogenic acids or linoleic acid perox idation and haemolysis [J]. Phytochemistry, 1994, 36 (3): 576-583.

[2] 陈少洲，吕飞杰，台建祥. 葵粕中绿原酸的研究进展与应用前景 [J]. 食品与发酵工业，2002，28 (11): 51-55.

[3] 陈春生，张劲松，黄开勋，等. 烟叶硒蛋白对人红细胞的辐射溶血及自由基的作用 [J]. 中国药理学通报，1996，12 (4): 357-359.

[4] 刘正聪，陆舍铭，桂永发，等. 色谱法分析烟草生物碱及其代谢物的研究进展 [J]. 化工时刊，2009，23 (2): 44-49.

[5] Wang H, Zhao M, Bao Y, et al. Identification of polyphenols in tobacco leaf and their antioxidant and antimicrobial activities [J]. Food Chemistry, 2008, 107 (4): 1399-1406.

114. 桃仁

【品种来源】 本品为蔷薇科植物桃 *Prunus persica*（L.）Batsch. 或山桃 *Prunus davidiana*（Carr.）Franch. 的干燥成熟种子。6~7 月果实成熟后采摘，除去果肉及核壳，取出种子，晒干。放于阴凉干燥处，防虫蛀、防走油。别名桃核仁、桃核人。

【中药渊源】 桃仁是一味常用的土家药，其在中药也称为桃仁，瑶药称为表靠亮，是民间常用的中草药，在少数民族地区广泛使用，在土家医治则治法的理论指导下，常在七法中用于泻法，八则中用于实则泻之、阻则通之等。

【药物功效】 破血行瘀，润燥滑肠。

【性味归经】 苦、辣，平，归心、肝、大肠经。

【临床应用】

（1）治妇人室女，血闭不通，五心烦热：桃仁（焙）、红花、当归（洗焙）、杜牛膝等分为末。每服三钱，温酒调下，空心、食前。

（2）治产后腹痛，干血着脐下，亦主经水不利：大黄三两，桃仁二十枚，蟅虫二十枚（熬，去足）。上三味，末之，炼蜜和为四丸，以酒一升煎一丸，取八合。顿服之，新血下如豚肝。

（3）治产后恶露不净，脉弦滞涩者：桃仁三钱，当归三钱，赤芍、桂心各钱半，沙糖三钱（炒炭）。水煎，去渣温服。

（4）治血癥，漏下不止：桃仁（去皮、尖，熬）、芍药、桂枝、茯苓、牡丹（去心）各等分。上五味为末，炼蜜和丸如兔屎大。每日食前服一丸，不知，加至三丸。

（5）治太阳病不解，热结膀胱，其人如狂，少腹急结：桃仁五十个（去皮、尖），大黄四两，桂枝二两（去皮），甘草（炙）二两，芒硝二两。上五味，以水七升，煮取二升半，去滓，内芒硝，更上火微沸，下火。先食温服五合，日三服，当微利。

（6）治伤寒蓄血，发热如狂，少腹鞕满，小便自利：桃仁二十个（去皮、尖），大黄三两（酒洗），水蛭（熬）、虻虫（去翅、足，熬）各三十个。上四味，以水五升，煮取三升，去滓。温服一升，不下，更服。

（7）治从高坠下，胸腹中有血，不得气息：桃仁十四枚，大黄、消石、甘草各一两，蒲黄一两半，大枣二十枚。上六味，细切，以水三升，煮取一升，绞去滓，适寒温尽服之。当下，下不止，渍麻汁一杯，饮之即止。

（8）治崩中漏下赤白不止，气虚竭：烧桃核为末，酒服方寸匕，日三。

【文献论述】

（1）《本草纲目》："桃仁行血，宜连皮尖生用；润燥活血，宜汤浸、去皮尖，炒黄用，或麦麸同炒，或烧存性，各随本方。"

（2）《本草经疏》："夫血者，阴也，有形者也，周流夫一身者也，一有凝滞则为癥瘕、瘀血血闭，或妇人月水不通，或击扑损伤积血，及心下宿血坚痛，皆从足厥阴受病，以其为藏血之脏也。桃核仁苦能泄滞，辛能散结，甘温通行而缓肝，故主如上等证也。心下宿血去则气自下，咳逆自止。味苦而辛，故又能杀小虫也。桃仁性善被血，散而不收，泻而无补，过用之，及用之不得其当，能使血下不止，损伤真阴。"

（3）《用药心法》："桃仁，苦以泄滞血，甘以生新血，故凝血须用。又去血中之热。"

（4）《本经逢原》："桃仁，为血瘀血闭之专药。苦以泄滞血，甘以生新血。毕竟破血之功居多，观《本经》主治可知。仲景桃核承气、抵当汤皆取破血之用。又治热入血室、瘀积癥瘕、经闭、疟母、心腹痛、大肠秘结，亦取散肝经之血结。"

（5）《本草思辨录》："桃仁，主攻瘀血而为肝药，兼疏肤腠之瘀。唯其为肝药，故桃核承气汤、抵当汤、抵当丸治在少腹，鳖甲煎丸治在胁下，大黄牡丹汤治在大肠，桂枝茯苓丸治在癥痼，下瘀血汤治在脐下。唯其兼疏肤腠之瘀，故大黄䗪虫丸治肌肤甲错，苇茎汤治胸中甲错，王海藏以桂枝红花汤加海蛤、桃仁治妇人血结胸，桃仁之用尽于是矣。"

【常用剂量】 4.5~9g

【服用方法】 内服：煎汤，或入丸、散。外用：捣敷。

【药理作用】

（1）桃仁乙醇提取物可抑制 S_{180} 荷瘤小鼠的肿瘤质量，抑制肿瘤生长，提高荷瘤小鼠的胸腺指数和脾脏指数，具有保护免疫器官的功能，其作用机制可能与提高 SOD 活性和降低 MDA 含量有关系。

（2）桃仁具有心血管保护作用。桃仁，水煎服，能降低机体内淤热、红细胞压积、红细胞电泳时间等，从而能发挥信号通路的双向调节作用，减轻血管损伤。

（3）桃仁总蛋白能促进IL_2、IL-4的分泌，调节CD4+/CD8+细胞的比值；抑制体内肉瘤的生长，诱导肿瘤细胞凋亡。

（4）桃仁具有神经保护作用。桃仁水提物和胆碱酯酶抑制剂他克林（tacrine）均可使大鼠海马区细胞外乙酰胆碱浓度上升，其中桃仁水提物对胆碱酯酶的抑制作用时效长达6小时，长于他克林。桃仁水提物对于中央胆碱能系统的长效作用使其有望用于治疗阿尔茨海默病药物的开发。

【常用肿瘤】常用于肠癌、肝癌、胃癌、肺癌、卵巢癌等肿瘤。

【使用注意】孕妇忌服。

（1）《本草经疏》："凡经闭不通由于血枯而不由于瘀滞，产后腹痛由于血虚而不由于留血结块，大便不通由于津液不足而不由于血燥秘结，法并忌之。"

（2）《本草纲目》："香附为之使。"

（3）《医学入门》："血燥虚者慎之。"

参考文献

[1] 吴英花，张红英．桃仁乙醇提取物对小鼠移植性S_{180}肿瘤的抑制作用［J］．延边大学医学学报，2015，11（4）：283-285.

[2] 陈晓燕．桃仁、桑叶化学成分及生物活性研究［D］．北京：北京协和医学院，2014：3-20.

[3] 方美善，张红英．桃仁提取物对痴呆模型小鼠脑组织SOD、GSH-Px活性和MDA含量的影响［J］．中国实验方剂学杂志，2012，18（16）：236-238.

[4] 张宇，赵永见，周泉，等．IL-1β诱导小鼠椎间盘软骨终板细胞炎性退变的细胞模型研究［J］．免疫学杂志，2012，28（8）：665-668.

[5] 运晨霞．桃仁总蛋白对荷瘤鼠细胞因子水平及肿瘤细胞凋亡影响的实验研究［D］．哈尔滨：黑龙江中医药大学，2003：1-25.

[6] Kim YK，Koo BS，Gong DJ，et al. Comparative effect of Prunus persica，L. BATSCH-water extract and tacrine（9-amino-1，2，3，4-tetrahydroacridine hydrochloride）on concentration of extracellular acetylcholine in the rat hippocampus［J］. Journal of Ethnopharmacology，2003，87（2-3）：149-154.

115. 铁刺盖

【品种来源】本品为菊科植物飞廉 *Carduus cripus* L. 的地上部分和根。夏花盛开时采割全草，春、秋挖根，去杂质，晒干或鲜用。别名大蓟、刺盖。

【中药渊源】铁刺盖是土家药特有名称，其在藏药被称为江采尔那保果巴，蒙药称为哈日-侵瓦音-乌日格斯，中药称为飞廉，是民间常用的中草药，在少数民族地区广泛使用，在土家医治则治法的理论指导下，常在七法中用于清法，八则中用于热则寒之、湿则祛之等。

【药物功效】清热解毒，祛风利湿，止血。

【性味归经】苦、涩，平，归肺、膀胱、肝经。

【临床应用】

（1）治关节炎：老牛错（全草）一斤，何首乌三两，生地半斤。用酒浸泡一周，每天服一小杯。

（2）治无名肿毒，痔疮，外伤肿痛：老牛错茎叶，捣成泥状，敷患处。

（3）治痟匿蚀口齿及下部：飞廉蒿烧作灰，捣筛，以两钱匕服（每次煎两小时），每日服两次。

【文献论述】

（1）《神农本草经》："主骨节热，胫重酸疼。"

（2）《名医别录》："治头眩顶重，皮间风邪如蜂螫针刺，鱼子细起。热疮、痈、疽、痔，湿痹，止风邪咳嗽，下乳汁。益气明目。"

（3）《唐本草》："疗痟蚀，杀虫。"

（4）《本草纲目》："治头风旋运。"

（5）《西藏常用中草药》："凉血，止血，散瘀消肿。治各种出血，跌打瘀肿，恶疮，烧伤，烫伤。"

（6）苏医《中草药手册》："祛风，利湿，清热，消肿。治乳糜尿，尿血，尿路感染，流感，白带过多，月经过多；外用治疗疮肿毒，痔疮肿痛。"

【常用剂量】 30~60g

【服用方法】 内服：煎汤；入散剂或浸酒。外用：捣敷，或烧存性，研末掺。

【药理作用】

（1）飞廉的水提取液可显著提高离体兔心脏冠脉流量，减弱垂体后叶素致 T 波、S-T 波升高程度，可对家兔实验性急性心肌缺血起改善作用。

（2）飞廉具有抗菌、抗病毒作用：采用生物测定的方法，以黄瓜枯萎病菌（Fusarium oxysporium Schl.）等蔬菜病原真菌为供试菌种，系统研究飞廉提取液对不同提取溶剂、不同提取方法、不同提取部位蔬菜病原菌的抑制作用，结果显示乙醇提取物抑菌活性最好，而且飞廉各部位均有抑菌活性。

（3）飞廉具有降血压作用：飞廉对猫和兔的降压作用都很明显。飞廉降压作用的最大特点是起效快，静脉注射后几乎立即显现效果。

（4）飞廉具有保肝作用：以小鼠为实验对象，腹腔注射 0.1% CCl_4 造模，丝毛飞廉总黄酮为实验药物，最后测定小鼠脏器指数、血清中丙氨酸氨基转移酶（ALT）、天冬氨酸氨基转移酶（AST）含量，以及小鼠肝组织中超氧化物歧化酶（SOD）活性及丙二醛（MDA）含量，结果显示丝毛飞廉总黄酮对小鼠急性肝损伤具有很好的保护作用。

（5）飞廉中分离得到的异喹啉生物碱对某些人肿瘤细胞显示有一定的细胞毒活性。

【常用肿瘤】 常用于肝癌等肿瘤。

【使用注意】 血虚及脾胃功能弱者慎服。

《本草经集注》："得乌头良。恶麻黄。"

参考文献

［1］王美英，冯玲玲，谢秀娟，等．飞廉水提液对兔心血管系统的作用［J］．西北药学杂志，1997，

12（2）：67.
[2] 于洋飞，马红，韩玉军，等．飞廉提取物对3种蔬菜病原真菌的抑制作用［J］．东北农业大学学报，2009，40（7）：15-18.
[3] 王美英．菊科植物飞廉的降压作用研究［J］．中华中医药学刊，2003，21（9）：1591.
[4] 路朋，曾阳，郭凤霞，等．丝毛飞廉总黄酮对CCl_4肝损伤的保护作用［J］．青海师范大学学报（自然科学版），2010，26（2）：42-45.
[5] 张庆英，赵玉英，涂光忠，等．飞廉中新型生物碱和生藤中新甾体皂苷的结构与生物活性研究［C］//北京青年科技论文评选获奖论文集，2003：228-229.

116. 耗儿七

【品种来源】 本品为天南星科植物犁头尖 *Typhonium divaricatum*（L）Decne. 的干燥根茎或全草。夏季采挖，除去泥沙，烘干或晒干。别名独脚莲、山半夏、犁头七、土半夏、三步镖、三角蛇、老鼠尾、小野芋、小独角莲、犁头草、坡芋、野附子。

【中药渊源】 耗儿七是土家药特有名称，其在侗药被称为马茂扯，苗药称为金鸭子，佤药称为野半夏，是民间常用的中草药，在少数民族地区广泛使用，在土家医治则治法的理论指导下，常在八法中用于赶法，七则中用于肿则消之、热则寒之等。

【药物功效】 散瘀止血，消肿解毒。

【性味归经】 苦，辣，温，有毒，归肝、脾经。

【临床应用】

（1）治跌打损伤：鲜犁头草块茎，去外皮，切一片包盐菜叶或桂圆肉服下；鲜犁头尖全草适量，加少许黄酒，捣烂敷于患处。

（2）治瘰疬：犁头草适量，少许生盐，共捣烂，敷于患处。

（3）治蛇头疔：犁头尖鲜块茎适量，调雄黄少许捣烂，敷于患处。

（4）治外伤出血：犁头草适量，捣烂，敷伤处；芋头七，研末，撒于患处。

（5）治蛇咬伤：鲜犁头草全草，洗净，捣烂敷于患处。

（6）治面颈生癣：犁头草适量，用醋磨敷患处。

（7）治胼胝：鲜犁头草块茎，捣烂敷于患处。

【文献论述】

（1）《生草药性备要》："散大疮，消恶毒，去腐肉生新，又能止血。治鱼口便毒，捶烂醋煮敷之，冷则又换。"

（2）《陆川本草》："止血散毒。治乳痈，金疮出血。"

（3）《实用中草药》："消肿解毒，散瘀止血。治外伤出血，蛇头疔，癣疮，蛇咬伤，跌打损伤，血管瘤。"

【常用剂量】 9~15g

【服用方法】 内服：煎汤。外用：捣烂敷于患处。

【药理作用】

（1）独角莲块茎超临界CO_2萃取物有显著抑瘤活性，其萃取物对结肠癌HCT_8、卵

巢癌 HO_{8910}、胃癌 SGC_{7901}、肝癌 $SMMC_{7721}$ 均有显著的抑制作用，其中肝癌 $SMMC_{7721}$ 细胞对萃取物最为敏感。

（2）独角莲对人乳腺癌 MCF_7 细胞增殖有抑制和诱导凋亡作用，其抗肿瘤机制与诱导凋亡有关。

（3）独角莲块茎提取液对宫颈癌 HeLa 细胞系具有体外杀伤作用，其抗肿瘤作用可能与上调 Hela 细胞中 caspase-3 蛋白的表达有关。

（4）独角莲含药血清具有抑制 K_{562} 白血病细胞增殖和诱导细胞凋亡的作用，使细胞的增殖分裂受到抑制，其作用强度与时间、浓度呈正相关。

（5）独角莲水提物对 H_{22} 荷瘤小鼠肿瘤细胞 bFGF 的表达有下调作用，可能通过下调 bFGF，进而减少由 bFGF 诱导其他血管生成相关因子的表达，抑制血管内皮细胞的增殖，达到抑制肿瘤新生血管生成的作用。

【常用肿瘤】 常用于肝癌、胃癌、乳腺癌等肿瘤。

【使用注意】 孕妇禁用。

（1）《南宁市药物志》："孕妇禁用。"

（2）《闽南民间草药》："内服鲜块茎，须用食物包裹，否则引起口腔黏膜起泡。"

参考文献

[1] 李庆勇，王春成，宋瑱，等．独角莲超临界萃取物的 GC-MS 分析及体外抑瘤活性 [J]．植物研究，2011，31（1）：113-116.

[2] 王林美，叶博，赵振军，等．独角莲抑制乳腺癌 MCF_7 细胞增殖和诱导凋亡的作用研究 [J]．沈阳农业大学学报，2009，40（2）：174-177.

[3] 何秀霞，张春兰，何乃彦，等．独角莲提取液体外抗宫颈癌 Hela 细胞增殖和诱导凋亡的研究 [J]．时珍国医国药，2011，22（7）：1620-1621.

[4] 客蕊，华东，徐英杰，等．独角莲含药血清对肿瘤细胞的增殖抑制和诱导凋亡作用的研究 [J]．中医药学报，2011，39（2）：37-40.

[5] 华东，客蕊，刚宏林，等．独角莲提取物对 H_{22} 肝癌小鼠移植瘤 bFGF 表达影响的研究 [J]．中医药信息，2011，28（2）：97-100.

117. 冬凌草

【品种来源】 本品为唇形科植物碎米桠 *Rabdosia rubescens*（Hemsl.）Hara 的全草。秋季采挖，除去泥沙，晒干。别名破血丹、野藿香、六月令、雪花草、冰凌草、冰凌花、山荏、明镜草、彩花草、山香草。

【中药渊源】 冬凌草是多年生草本植物或亚灌木，也是民间常用的中草药，在少数民族地区广泛使用，在土家医治则治法的理论指导下，常在八法中用于赶法，七则中用于热则寒之、阻则通之等。

【药物功效】 清热解毒，活血止痛。

【性味归经】 甜，苦，凉，归经肺、膀胱经。

【临床应用】

（1）治慢性扁桃体炎、喉炎、咽炎、口腔炎：取冬凌草1000g，切碎，加入乙醇10倍量后混合，再加热加压（.15mPa），提取16个小时，收集出提取液，并且回收乙醇；药渣再加水3倍量，煎煮2个小时，滤过药渣，合并乙醇、水提取液，浓缩到适量。再另取蔗糖650g，以水煮沸溶解，滤除杂质，将浓缩液混匀，加入适量防腐剂，加水调整总量为1000mL，混合均匀，即得冬凌草糖浆。

（2）治感冒、头痛：冬凌草全草半斤，煎服，水适量，日三服。

（3）治风湿骨痛，关节炎：冬凌草全草三两，泡酒一斤，熏洗患处。

（4）复合保健饮料：以成熟冬凌草为原料，用β-环状糊精降低冬凌草汁的苦味，同时添加芦荟，以冬凌草汁（固形物5.2%）20%、芦荟汁8%、木糖醇10%、柠檬酸0.3%的比例制成的冬凌草复合保健饮料具有天然的浅绿色，风味略带冬凌草的苦味，同时又具有芦荟的特别风味，以及药食兼用的功效。

【文献论述】《现代中药学大辞典》："苦、甘，微寒，清热解毒，活血止痛，可用于咽喉肿痛、扁桃体炎、蛇虫咬伤、风湿骨痛等。主要作用有抗肿瘤、抗菌作用和解热降燥等。"

【常用剂量】30~60g

【服用方法】内服：煎汤，或泡酒。

【药理作用】

（1）冬凌草乙素在体外对白血病HL_{60}细胞具有显著的细胞周期阻滞作用，并诱导细胞发生凋亡，上调细胞周期调节蛋白P21及P16的表达水平及激活Caspse3可能是冬凌草乙素引起HL_{60}细胞G0/G1阻滞及诱导细胞发生凋亡的重要作用机制之一。

（2）冬凌草甲素是一种活性较好的抗肿瘤中药制剂，具有明显的抗肿瘤作用，可抑制膀胱癌T_{24}细胞的增殖，诱导其凋亡。

（3）冬凌草甲素可以抑制前列腺癌PC_3细胞增殖，并通过上调Beclinl的mRNA水平诱导细胞发生自噬。

（4）冬凌草甲素对ARH_{77}细胞的生长有明显的抑制作用，且呈时间、剂量依赖性，在不同浓度冬凌草甲素的作用下，能激发肿瘤细胞的凋亡通路。

（5）冬凌草醇提物大、中、小剂量组对小鼠H_{22}肝癌有抑瘤作用。其机制可能与凋亡活化基因bax表达增高、凋亡抑制基因bcl_2及突变型p53基因表达减少相关，同时可能与肿瘤细胞端粒酶反转录酶活性的表达减少有关。

（6）冬凌草甲素可抑制胰腺癌SW_{1990}细胞增殖，促进肿瘤细胞凋亡，其作用机制可能与药物引起端粒酶hTERT mRNA的表达水平均降低有关。

【常用肿瘤】常用于膀胱癌、前列腺癌、肝癌等肿瘤。

【使用注意】孕妇慎用。

参考文献

[1] 巫亮，陈建良，吴美红，等．冬凌草复合保健饮料的开发研究［J］．现代食品科技，2009，25

（2）：179-181，210.
［2］刘晓丹，刘文达，王春芝，等．冬凌草乙素对白血病 H_{60} 细胞的增殖抑制作用［J］．中国组织工程研究与临床康复，2010，14（27）：5062-5066.
［3］赵冬，刘红耀，赵唤．冬凌草甲素对膀胱癌 T_{24} 细胞增殖的抑制作用［J］．中国当代医药，2013，20（14）：4-5，8.
［4］李翔，叶利洪，李翔，等．冬凌草甲素诱导前列腺癌 PC_3 细胞自噬的研究［A］．中国细胞生物学会医学细胞生物学分会、浙江省细胞生物学会．第二届中国医学细胞生物学学术大会暨细胞生物学教学改革会议论文集［C］．中国细胞生物学会医学细胞生物学分会、浙江省细胞生物学会，2008：1.
［5］曲佳，郭坤元，吴秉毅，等．冬凌草甲素诱导人多发性骨髓瘤 ARH_{77} 细胞凋亡及其可能机制［J］．中国肿瘤生物治疗杂志，2010，17（2）：134-138.
［6］王媛媛．冬凌草醇提物对荷 H_{22} 瘤小鼠抑瘤的实验研究［D］．济南：山东中医药大学，2004.
［7］刘军楼，汪悦，徐力，等．冬凌草甲素对 SW_{1990} 细胞的增殖抑制作用［J］．中国癌症杂志，2010，20（12）：915-920.

118. 野菊

【品种来源】本品为菊科植物野菊及岩香菊 *Dendranthemaivdicum*（L.）Des Moul D. *lauandrlifolium*（Fisch. Ex Trauty）Ling et Shih. 的全草。夏、秋季采收，除去泥沙，烘干或晒干或鲜用。别名野菊花、野山菊、鬼仔菊、黄菊仔、苦薏、路边菊、野黄菊、山九月菊。

【中药渊源】野菊为多年生草本，是民间常用的中草药，在少数民族地区广泛使用，在土家医治则治法的理论指导下，常在八法中用于赶法，七则中用于热则寒之、肿则消之等。

【药物功效】清热解毒，消肿。

【性味归经】苦、辣，凉，归肝经。

【临床应用】

（1）治疔疮：野菊花根、生姜、菖蒲根各一两。水煎，水酒对服。

（2）治痈疽疔肿，无名肿毒：野菊花，连茎捣烂，酒煎，热服后取汗，以渣敷于患处。

（3）治瘰疬疮肿不破者：野菊花根，捣烂，酒煎服取汗，以渣敷于患处。

（4）治天泡湿疮：野菊花根、枣木。煎汤洗之。

（5）治妇人乳痈：路边菊叶，加黄糖捣烂，敷于患处。

（6）治蜈蚣咬伤：野菊花根，研末或捣烂，敷于伤口周围。

（7）治疗痤疮：采用野菊祛湿汤（野菊花、金银花、连翘、薏苡仁、车前子、白花蛇舌草、蒲公英、炒大黄、竹叶、灯心草、白鲜皮）配合芒硝外洗，治疗痤疮 72 例，总有效率 95.8%。

（8）野菊地丁汤配针刺法治疗脓疱型痤疮：自拟野菊地丁汤（野菊花 30g，白芷 30g，法半夏 30g，当归、茵陈、地丁各 15g）外敷配针刺法治疗脓疱型痤疮 32 例，其中病愈者17例，好转13例，无效2例，总有效率93%。

（9）治疗小儿急性上呼吸道感染89例，实验组总有效率为97.73%，对照组为84.44%，实验组高于对照组，两组比较，差异有统计学意义。

（10）治疗小儿疱疹性咽峡炎：两组患儿住院后均给予补液及对症治疗，治疗组在此基础上加用野菊花注射液雾化吸入治疗，治疗组在退热时间、食欲好转时间、疱疹消退时间和无并发症产生等方面均优于对照组。

【文献论述】

（1）《本草拾遗》："破血，妇人腥内宿血食之，又调中止泄。"

（2）《本草纲目》："治痈肿，疔毒，瘰疬，眼。"

（3）《本草纲目拾遗》："治蛇咬，梅疮，天疱疮。"

（4）《植物名实图考》："捣敷疮毒。"

（5）《分类草药性》："根，解烟毒。治头目眩昏，男子虚淋，女子白带。"

（6）《陆川本草》："清热解毒。治温热头痛，赤眼，痢疾。"

（7）《上海常用中草药》："治鼻炎，支气管炎，咽喉肿痛，湿疹，皮肤瘙痒。"

【常用剂量】6~12g

【服用方法】内服：煎汤，或鲜用。外用：捣烂敷于患处。

【药理作用】

（1）野菊花总黄酮作用于人非小细胞肺癌A_{549}细胞系，发现细胞的凋亡情况随着药物浓度及作用时间的增加而增加，存在明显时间、浓度的依赖关系，野菊花总黄酮能有效抑制肺癌A_{549}细胞的增殖。

（2）野菊花总黄酮和顺铂作用于MG_{63}细胞后，bcl-2表达下调，而caspase-3、p21表达上调，联合作用时变化更明显，从而推测野菊花总黄酮和顺铂可能是通过下调抗凋亡基因bcl-2及上调caspase-3、p21等促凋亡基因而发挥抗骨肉瘤细胞作用。

（3）野菊花总黄酮（TFC）对CCl_4致小鼠急性肝损伤具有一定的保护作用，其机制可能主要与清除自由基、抑制脂质过氧化作用、抑制TNFα表达有关。

（4）野菊花中萜类和黄酮类化合物对ConA致小鼠免疫性肝损伤均具有一定的保肝护肝作用，其各部位对免疫性肝损伤大鼠血清中AST、ALT、TNF-α、IFN-γ水平的升高具有不同程度的抑制作用，病理组织学观察可见其对免疫性肝损伤病变均有改善作用。

（5）野菊花水提物能降低部分抗菌药的最低抑菌浓度（MIC），提高菌株对部分抗菌药的敏感性，从而显著降低产ESBLs大肠杆菌对部分抗菌药的敏感性。

【常用肿瘤】常用于肺癌、骨肉瘤等肿瘤。

【使用注意】脾胃虚寒者，孕妇慎用。

参考文献

[1] 白小林．野菊祛湿汤配合芒硝外洗治疗痤疮72例［J］．陕西中医，2012，33（1）：53-54.

[2] 冯居秦．野菊地丁汤配针刺法治疗脓疱型痤疮［J］．陕西中医，2006，27（1）：68-69.

［3］胡元生，邹柳燕．野菊花中药雾化治疗小儿急性上呼吸道感染89例疗效观察［J］．齐齐哈尔医学院学报，2013，34（8）：1166-1167.
［4］佚名．注射液雾化吸入治疗小儿疱疹性咽峡炎疗效观察［J］．首都食品与医药，2015，22（24）：71-72.
［5］李岳华，王丽丽，施剑明．野菊花总黄酮对肺癌细胞 A_{549} 作用研究［J］．九江学院学报（自然科学版），2014，29（1）：74-77.
［6］施剑明，殷嫦嫦，殷明，等．野菊花总黄酮联合顺铂对人骨肉瘤 MG_{63} 细胞抑制作用［J］．中成药，2014，36（10）：2013-2017.
［7］张玲，李俊，王建青，等．野菊花总黄酮对四氯化碳致急性肝损伤小鼠的保护作用［J］．安徽医科大学学报，2007，42（4）：412-415.
［8］李国栋，陈园园，王盼，等．野菊花中萜类和黄酮类化合物保肝作用研究［J］．中草药，2013，44（24）：3510-3514.
［9］孙燕杰，吴永继，刘增援，等．中药野菊花提取物与抗菌药联合对产ESBLs大肠杆菌抑制效果研究［J］．中国畜牧兽医，2016，43（8）：2170-2175.

119. 野黄花根

【品种来源】本品为百合科植物萱草 *Hemerocallis fulva* L. 和黄花菜 *H. flava* L. 的干燥根茎。夏秋采挖，烘干或晒干，再除去须根。

【中药渊源】野黄花根是民间常用的中草药，在少数民族地区广泛使用，在土家医治则治法的理论指导下，常在八法中用于赶法，七则中用于热则寒之、肿则消之等。

【药物功效】清热解毒，凉血止血。

【性味归经】甜，凉，归肝、脾经。

【临床应用】

（1）治通身水肿：野黄花根叶，晒干为末，每服二钱，食前米饮服。

（2）治大便后血：萱草根和生姜，油炒，酒冲服。

（3）治黄疸：鲜萱草根二两（洗净），母鸡一只（去头脚与内脏）。水炖三小时服，一至二日服一次。

（4）治乳痈肿痛：萱草根（鲜者）捣烂，外用作罨包剂。

（5）治男妇腰痛：野黄花根果十五个，猪腰子一个。以上二味，水煎服三次。

【文献论述】

（1）《本草拾遗》："治沙淋，下水气，主酒疸黄色通身者，捣绞汁服。"

（2）《本草衍义》："研汁一盏，生姜汁半盏相和，时时细呷，治大热衄血。"

（3）《滇南本草》："治乳结红肿硬痛，乳汁不通，乳痈，乳岩，攻痈疮，汉中产者，其性补阴血，止腰疼，治崩漏，止大肠下血。"

（4）《本草蒙筌》："咀和酒煎，为破脑伤风要药。"

（5）《本草正》："治带浊。"

【常用剂量】10~20g

【服用方法】内服：煎汤。外用：捣烂敷于患处。

【药理作用】

（1）萱草花提取物蒽醌类物质，能够抑制 MCF_7 乳腺癌细胞、SF_{268} 中枢神经系统肿瘤细胞、NCI-H_{460} 肺癌细胞，以及 HCT_{116} 结肠癌细胞的增殖并诱导肿瘤细胞进行分化。

（2）研究发现，萱草花在内的多种植物粗提物对几种人结肠癌细胞的生长具有一定抑制作用，包括 HCT_{116}、SW_{480}、$CaCo_2$、HT_{29} 和 SW_{837}。结果显示，萱草花提取物对上述所有细胞均有明显的抑制作用。

（3）萱草花可以通过增加脑部额皮质和海马区域的5-HT、去甲肾上腺素、多巴胺水平并作用于相应受体而发挥抗抑郁作用。

（4）研究萱草叶中的脂质过氧化抑制成分，从中分离得到长寿花糖苷、落叶松树脂醇等化合物，可通过脂质过氧化抑制展现出强抗氧化活性。

【常用肿瘤】常用于肝癌、乳腺癌等肿瘤。

【使用注意】脾胃虚寒者不宜久服。

参考文献

[1] Cichewicz RH, Zhang Y, Seeram NP, et al. Inhibition of human tumor cell proliferation by novel anthraquinones from daylilies [J]. Life Sciences, 2004, 74 (14): 1791-1799.

[2] Kaneshiro T, Suzui M, Takamatsu R, et al. Growth inhibitory activities of crude extracts obtained from herbal plants in the Ryukyu Islands on several human colon carcinoma cell lines [J]. Asian Pac J Cancer Prev, 2005, 6 (3): 353-358.

[3] Gu Lan, Liu Yanjun, Wang Yaobin, et al. Role for monoaminergic systems in the antidepressant-like effect of ethanol extracts from Hemerocallis citrina [J]. J Ethnopharmacol, 2012, 139 (3): 780-787.

[4] Zhang Yanjun, Cichewicz RH, Nair MG. Lipid peroxidation inhibitory compounds from daylily (Hemerocallis fulva) leaves [J]. Life Sci, 2004, 75 (6): 753-763.

120. 猫儿草

【品种来源】本品为大戟科植物泽漆 *Euphorbia helioscopia* L. 的全草。春、夏季采挖，除去泥沙，烘干或晒干。别名五朵云、五凤草、猫眼草、烂肠草、漆茎、猫儿眼睛草、五风灵枝、五风草、凉伞草、五盏灯、白种乳草、五灯头草、乳浆草、肿手棵、马虎眼、倒毒伞、一把伞、乳草、龙虎草、铁骨伞、九头狮子草、灯台草、癣草、绿叶绿花草、五点草。

【中药渊源】猫儿草是土家药特有名称，常生于沟边、路旁、田野，是民间常用的中草药，在少数民族地区广泛使用，在土家医治则治法的理论指导下，常在八法中用于赶法，七则中用于肿则消之等。

【药物功效】利水消肿，化痰散结，杀虫。

【性味归经】辣、苦，凉，归肺、小肠、大肠经。

【临床应用】

（1）治乏力，喘息：泽漆根十两，鲤鱼五斤，赤小豆二升，生姜八两，茯苓三两，人参、麦冬、甘草各二两。

（2）治水气：泽漆十斤，以慢火熬如稀饧，即止，放瓷器内收。每日空心以温酒调下一茶匙。

（3）治水肿盛满，气急喘嗽，小便涩赤如血者：泽漆叶五两，桑根白皮三两，白术一两，郁李仁三两，杏仁一两半，陈橘皮一两，人参一两半。上七味，粗捣筛。每服五钱匕，用水一盏半，生姜一枣大，拍破，煎至八分，去滓温服。

（4）治肺原性心脏病：鲜泽漆茎叶二两。洗净切碎，加水一斤，放鸡蛋二只煮熟，去壳刺孔，再煮数分钟。先吃鸡蛋后服汤，一日一剂。

（5）治心下有物大如杯，不得食者：葶苈二两（熬），大黄二两，泽漆四两。捣筛，蜜丸，和捣千杵。服如梧子大二丸，日三服，稍加。

（6）治瘰疬：猫儿眼睛草一二捆。井水二桶，锅内熬至一桶，去滓澄清，再熬至一碗，瓶收。每以椒、葱、槐枝，煎汤洗疮净，乃搽此膏。

（7）治骨髓炎：泽漆、秋牡丹根、铁线莲、蒲公英、紫堇、甘草。煎服。

（8）治癣疮有虫：猫儿眼睛草，晒干为末，香油调搽。

（9）治神经性皮炎：鲜泽漆白浆敷癣上，或用楮树叶捣碎同敷。

（10）牙痛：用泽漆研为末，开水泡汁漱口。

（11）癣疮：用泽漆晒干，研为末，调油涂搽。

【文献论述】

（1）《本草纲目》："泽漆利水，功类大戟，故人见其茎有白汁，遂误以为大戟，然大戟根苗皆有毒，泄人，而泽漆根硬，不可用。苗亦无毒，可作菜食，而利丈夫阴气盛，不相侔也。"

（2）《长沙药解》："泽漆，苦寒之性，长于泄水，故能治痰饮阻格之咳。"

（3）《神农本草经》："主皮肤热，大腹水气，四肢面目浮肿，丈夫阴气不足。"

（4）《名医别录》："利大小肠，明目。"

（5）《药性论》："治人肌热，利小便。"

（6）《唐本草》："逐水。"

（7）《日华子本草》："止疟疾，消痰退热。"

（8）《本草备要》："止咳，杀虫。"

（9）《植物名实图考》："煎熬为膏，敷无名肿毒。"

（10）《贵州民间方药集》："内服可除风湿，止疼痛。"

（11）《四川中药志》："治一切恶毒、梅疮。"

（12）《高原中草药治疗手册》："治骨髓炎。"

【常用剂量】3~9g

【服用方法】内服：煎汤；或熬膏；或入丸、散。

【药理作用】

（1）泽漆乙酸乙酯提取物（EAE）对体内肝癌细胞的作用机制可能与其抑制生长、诱导和促进凋亡、减弱侵袭和转移有关，而且其抑制作用呈现剂量依赖性，并能下调CyclinD1、bcl2和MMP9蛋白在肝癌细胞内的表达，上调bax、Caspase3和nm23-H1蛋白表达。

（2）从泽漆石油醚和醋酸乙酯部位提取分离得到8个化合物，研究其对A_{549}细胞增殖的影响，结果显示化合物2~4能够剂量相关性地抑制A_{549}细胞的增殖。进一步采用划痕实验，测定化合物1、5~8在非细胞毒剂量下对非小细胞肺癌A_{549}细胞转移的影响，结果显示化合物1与阳性对照药LY294002相比能够更强地抑制A_{549}细胞的转移，显示了明确的体外抗肿瘤转移作用。

（3）泽漆根水提液（EWE）有明显的抗体内移植瘤和延长荷瘤小鼠存活期作用，并且EWE还能降低荷瘤小鼠脾指数，升高胸腺指数，使之趋向正常值。

（4）复方泽漆散能降低TGF-β1的表达，从而能够抑制小鼠Lewis肺癌肿瘤细胞生长，稳定病灶，对小鼠Lewis肺癌具有明显疗效。

（5）泽漆提取液通过降低体内脂质过氧化反应、清除体内过多自由基，并且增强机体免疫力，从而能够抑制小鼠S_{180}肉瘤的生长、升高小鼠脾指数及胸腺指数，增加SOD的活性。

【常用肿瘤】常用于肺癌、肝癌等肿瘤。

【使用注意】气血虚弱者忌服；恶薯蓣。

（1）《本草经集注》："小豆为之使。恶薯蓣。"

（2）《得配本草》："气血虚者禁用。"

参考文献

[1] 程军胜．泽漆乙酸乙酯提取物对裸鼠肝癌移植瘤作用的研究［D］．兰州：兰州大学，2014.

[2] 姚学军，孟素蕊，王喆．泽漆的化学成分及其抗肿瘤转移活性研究［J］．现代药物与临床，2013，28（6）：826-829.

[3] 蔡鹰，陆瑜，梁秉文，等．泽漆根体内抗肿瘤作用研究［J］．中药材，1999，22（11）：579-581.

[4] 桑希生，吴红洁，曲永彬，等．复方泽漆散对肿瘤组织转化生长因子-β1表达的影响［J］．中医药信息，2004，21（3）：68-70.

[5] 胡志朝，牛明娟，惠秋沙．泽漆提取液抗肿瘤作用的研究［J］．食品与药品，2013，15（5）：330-332.

121. 铧口尖

【品种来源】本品为堇菜科植物紫花地丁 *Viola yedoensis* Makino 的干燥全草。春、秋季节采收，除去杂质，烘干或晒干。别名铧头草、光瓣堇菜、堇堇菜、犁头草、箭头草、地丁、角子、独行虎、宝剑草、地丁草、金前刀、紫地丁、免耳草、小角子花。

【中药渊源】铧口尖是土家药特有名称，是民间常用的中草药，在少数民族地区广泛使用，在土家医治则治法的理论指导下，常在八法中用于赶法，七则中用于热则寒之、肿则消之等。

【药物功效】清热解毒，凉血消肿。

【性味归经】苦、辣，凉，归心、肝经。

【临床应用】

（1）治痈疮疗肿：紫花地丁、野菊花、蒲公英、紫背天葵子各一钱二分，银花三钱，水煎服，药渣捣敷患处。

（2）治乳痈：蒲公英、紫花地丁各八两。以长流水洗净，用水熬汁去渣，又熬成膏摊贴。

（3）治疮毒气入腹，昏闷不食：紫花地丁、蝉蜕、贯众各一两，丁香、乳香各二钱。上为细末。每服二钱，空心温酒下。

（4）治黄疸内热：地丁末，酒服三钱。

（5）治疗扁桃体炎：用紫花地丁注射液治疗19例，病程2~5日，扁桃体充血肿大Ⅱ度者9例、Ⅲ度者6例，有扁桃体脓灶者4例，采用肌内注射，每次24mL，每日2~3次，用药1日后，头痛、发热、颌下淋巴结肿大消退，全组均在3日内恢复，最短者经用药1日即愈。

【文献论述】

（1）《本草衍义》："蒲公草，今地丁也。"

（2）《土宿本草》："金替草，一名地丁。"

（3）《庚辛玉册》："地丁叶似小莴苣，花似大旋副。"

【常用剂量】15~30g

【服用方法】内服：煎汤。外用：捣烂敷于患处。

【药理作用】

（1）紫花地丁水提物具有显著的抗炎作用，其抗炎作用机制可能与降低TNF-α、IL-1β及PGE有关。

（2）不同浓度的紫花地丁含药血清对不同活化状态下的巨噬细胞释放NO、TNF-α、IL-6的干预作用不尽一致，可见紫花地丁对巨噬细胞炎症因子的干预作用十分复杂，这可能是该药用于临床可调节炎症反应的重要机制。

（3）紫花地丁在体内外实验中均有抗HBV活性作用。体外实验研究显示，紫花地丁水浸出物各浓度组均无细胞毒性。50μg/mL 3TC在第9日有明显细胞毒性作用；体内实验研究显示，紫花地丁水浸出物高、中剂量组在第10日明显降低DHBV DNA含量。

（4）紫花地丁水煎剂在高浓度时能通过下调IL_2、TNF-α的分泌来调控小鼠免疫细胞功能，减少巨噬细胞炎症介质的释放，从而进行免疫调节。

（5）紫花地丁石油醚部分具有良好的抑制补体过度激活作用活性，对小鼠腹腔巨噬细胞和传代巨噬细胞$RAW_{264.7}$，紫花地丁石油醚部分均能显著促进其TNF-α的分泌水平，但抑制NO分泌。提示其可能具有抗肿瘤活性。其对巨噬细胞活性的影响，与其促 TNF-α 水平存在一定关系。PEVY 的补体过度激活的抑制作用，可能是其整体给药显示肺保护作用的关键所在。

（6）紫花地丁黄酮类提取物在高浓度时对抑制 IBV 吸附与穿入细胞具有一定作用，紫花地丁黄酮类提取物在体外有明显的抗 IBV 感染作用，且主要是通过直接灭活 IBV 而发挥作用。

（7）紫花地丁能提高荷瘤鼠 IL_2 及 TNF-α 的含量，从而恢复和增强机体免疫功能，利于其有效地发挥抗肿瘤作用。并可能通过某种机制直接或间接抑制 P53 基因的突变从而达到抑制肿瘤的作用。紫花地丁对 U14 荷瘤鼠的抑制作用可能与 Bcl_2 蛋白表达减少有关。

【常用肿瘤】 常用于肝癌等肿瘤。

【使用注意】 脾胃虚寒者慎用。

参考文献

[1] 李艳丽，胡彦武．紫花地丁抗炎作用及机制研究［J］．中国实验方剂学杂志，2012，18（24）：244-247.

[2] 张智伟，蔡琨，于红红，等．紫花地丁含药血清对巨噬细胞炎症因子分泌的影响［J］．免疫学杂志，2014，30（1）：53-56.

[3] 王玉，吴中明，敖弟书．紫花地丁抗乙型肝炎病毒的实验研究［J］．中药药理与床，2011，27（5）：70-74.

[4] 李海涛，赵红，顾定伟，等．紫花地丁水煎剂调节小鼠免疫细胞分泌 IL-2、TNF-α 的体外研究［J］．山东中医杂志，2004，23（10）：617-619.

[5] 李雯．紫花地丁和柴胡多糖的抗炎作用研究［D］．上海：复旦大学，2013：20-23.

[6] 伍小波，古淑英，罗先钦，等．紫花地丁黄酮类提取物体外抗传染性支气管炎病毒作用研究［J］．中国兽医学报，2012，32（11）：1694-1697.

[7] 张涛，苍薇，田黎明，等．紫花地丁对 U14 荷瘤鼠抑瘤作用的实验研究［J］．时珍国医国药，2011，22（12）：2926-2927.

122. 蛇泡草

【品种来源】 本品为蔷薇科蛇莓植物蛇莓 *Duchesnea indica*（Andr.）Focke. 的全草。夏秋采挖，除去泥沙，烘干或晒干或鲜用。别名蛇泡草、龙吐珠、三叶莓、三爪风、三爪龙、蛇盘草、蛇果草、三匹风、三脚虎、地杨梅、宝珠草、红顶果。

【中药渊源】 蛇泡草是土家药特有名称，常生于道旁、山坡及杂草中，是民间常用的中草药，在少数民族地区广泛使用，在土家医治则治法的理论指导下，常在八法中用于赶法，七则中用于热则寒之、肿则消之等。

【药物功效】 清热解毒，凉血止血，散瘀消肿。

【性味归经】 甜、苦，凉，归肺、肝、大肠经。

【临床应用】

（1）治吐血咯血：鲜蛇莓草二至三两，捣烂绞汁一杯，以冰糖少许炖服。

（2）治咽喉肿痛：鲜蛇莓草炖汤漱口及内服。

（3）治天行热盛，口中生疮：蛇莓自然汁，捣烂搅汁一斗，煎取五升，后稍稍饮之。

（4）治伤暑，感冒：干蛇莓五至八钱，水煎，日服二次。

（5）治小儿口疮：蛇泡草、枯矾共研末，混合，先以枯矾加入盐水，熏洗患处，后再撒上药粉。

（6）治疟疾，黄疸：鲜蛇莓叶捣烂，取约蚕豆大小，敷于桡骨动脉处，并用布条包扎。

（7）治痢疾：鲜蛇莓全草一两，水煎，日服二次。

（8）治蛇头疔、乳痈、背疮、疔疮：鲜蛇莓草，捣烂，加蜜敷于患处。初起未化脓者，可加蒲公英一两，共杵烂，后绞汁一杯，再调黄酒二两炖服，渣敷于患处。

（9）治蛇窜丹：蛇泡草适量，雄黄五分，大蒜一个。共捣烂，包于布包内，外搽患处。

（10）治脓疱疮：蛇泡草炖肉吃，并将其捣烂，外敷患处。

（11）治跌打损伤：鲜蛇莓捣烂，加入少许甜酒，共炒热外敷患处。

（12）治蛇咬伤，毒虫咬伤：鲜蛇莓草，捣烂敷于患处。

（13）治小面积烧伤：鲜蛇莓捣烂外敷。如创面有脓者，加适量鲜犁头草；无脓者，加少许冰片。

（14）治癌肿、疔疮：蛇莓三钱至一两，水煎，日服二次。

（15）治瘰疬：鲜蛇莓草一至二两，水煎，日服二次。

【文献论述】

（1）《名医别录》：“主胸腹大热不止。”

（2）陶弘景：“疗伤寒太热。”

（3）《食疗本草》：“主胸胃热气；主孩子口噤，以汁灌口中。”

（4）《日华子本草》：“通月经，熁疮肿，敷蛇虫咬。”

（5）《本草纲目》：“敷汤火伤。”

（6）《生草药性备要》：“治跌打，消肿止痛，去瘀生新，浸酒壮筋骨。”

（7）《植物名实图考长编》：“捣敷红线疔。”

（8）《四川中药志》：“凉血，通经。治惊痫寒热，疗咽喉肿痛。”

（9）《闽东本草》：“化痰止咳，祛风，活血。治伤风感冒，咳嗽，哮喘，风火牙痛，口舌生疮。”

【常用剂量】 9～15g

【服用方法】 内服：煎汤；或鲜用。外用：捣烂敷；或研末撒。

【药理作用】

（1）蛇莓提取物对肿瘤细胞生长有一定的抑制作用，能改善肝功能指标，其作用机制可能与促进肿瘤细胞表达 Bax 蛋白、抑制 Bcl_2 表达有关。说明蛇莓提取物抗肿瘤作用明显，且毒副作用低是一种较为理想的抗肿瘤药物。

（2）高剂量蛇莓总酚（duchesnea phenolic extract，DPE）能明显提高荷瘤小鼠 T 淋巴细胞增殖能力，DPE 呈剂量依赖性增加抗体释放量，以剂量依赖的方式抑制肿瘤细胞增殖，有明显的体内抗肿瘤作用，同时可增强 T 细胞增殖和 B 细胞抗体分泌。

（3）蛇莓提取物具有显著的抗肿瘤活性，在癌症的临床治疗上也显示出较好的成效，对 MMP-13 有明显抑制作用，且其抑制作用与剂量呈明显的正比关系。

（4）DPF 能上调 Bax 表达，下调 Bcl_2 表达，增加 Bax/Bcl_2 比例，促进 Bax 蛋白转位至线粒体，细胞色素 c 释放至胞浆，从而进一步激活 caspase-3，通过线粒体途径诱导宫颈癌和卵巢癌细胞凋亡。其抗肿瘤作用是通过诱导肿瘤细胞凋亡、抑制细胞增殖、阻滞细胞周期和调节机体免疫功能等方面实现。

（5）蛇莓中齐墩果酸（OA）。

（6）蛇莓水提物具有体外抗菌及体内调节免疫作用，蛇莓水提物 3. 13mg/mL 对标准金黄色葡萄球菌生物膜形成的抑制与红霉素 8μg/mL 一致；蛇莓水提物 1. 56mg/mL 对 10 株金黄色葡萄球菌临床菌株生物膜形成的抑制与红霉素 8μg/mL 一致；蛇莓水提 50mg/mL 对 8 株大肠杆菌临床菌株生物膜形成的抑制能力与环丙沙星 2μg/mL 一致。蛇莓对细菌生物膜形成的抑制效果呈浓度依赖性。蛇莓对细菌显微结构及超微结构的影响。蛇莓对金黄色葡萄球菌的抑制机理符合膜打孔假说，对大肠杆菌的抑制机理主要是破坏细胞壁和细胞质。蛇莓水提物在试验的剂量下，对正常小鼠和免疫力低下小鼠的部分免疫功能有影响。

【常用肿瘤】常用于宫颈癌、肝癌等肿瘤。

【使用注意】脾胃虚寒者禁长期服用。

参考文献

[1] 伍世恒，龚又明．蛇莓提取物对肝癌 H_{22} 小鼠的抑瘤作用及机制［J］．广东医学，2016，37（9）：1300-1302.

[2] 彭博，胡秦，王立为，等．蛇莓总酚的抗肿瘤作用及免疫学机制的初步探讨［J］．中国药理学通报，2007，23（8）：1007-1010.

[3] 赵岩．蛇莓抑制基质金属蛋白酶 13 抗肿瘤机理的实验研究［D］．长春：吉林大学，2010：13-17.

[4] 彭博．天龙合剂及蛇莓总酚抗肿瘤作用研究［D］．北京：中国协和医科大学，2008：20-24.

[5] 吴英俊，王超男，刘洁婷，等．蛇莓中齐墩果酸对肝癌细胞 $SMMC_{7721}$ 的抑制作用［J］．中国生化药物杂志，2011，32（4）：306-308.

[6] 黄玲．蛇莓体外抗菌及体内调节免疫作用的研究［D］．成都：四川农业大学，2012：7-13.

123. 棕树七

【品种来源】本品为石蒜科植物仙茅 *Curculigo orchioides* Gaertn. 的干燥根茎。秋、冬二季采挖，除去泥沙，洗净，烘干或晒干，再除去须根。别名独脚丝茅、千年棕、番龙草、山棕、地棕。

【中药渊源】棕树七是土家药特有名称，其在侗药被称为纯庙、娘送留，壮药称为中霞，佤药称为仙茅参、野猫草，苗药称为加超幼，是民间常用的中草药，在少数民族地区广泛使用，在土家医治则治法的理论指导下，常在八法中用于补法，七则中用于寒则热之、亏则补之等。

【药物功效】温肾阳壮，祛除寒湿。

【性味归经】辣，温，有毒，归肾、肝经。

【临床应用】

（1）治阳痿、耳鸣：仙茅、金樱子根及果实各五钱。炖肉吃。

（2）治老年遗尿：仙茅一两。泡酒。

（3）壮筋骨，益精神，明目：仙茅二斤（糯米泔浸五日，去赤水，夏月浸三日，铜刀刮锉，阴干，取一斤），枸杞子一斤，苍术二斤（米泔浸五日，刮皮，焙干，取一斤），车前子十二两，白茯苓（去皮）、茴香（炒）、柏子仁（去壳）各八两，生地黄（焙）、熟地黄（焙）各四两。为末，酒煮糊丸，如梧子大。每服五十丸，食前温酒下，日二服。

（4）定喘，补心肾，下气：白仙茅半两（米泔浸三宿，晒干，炒），阿胶一两三分（炒），团参一分，鸡膍胵两半。上为末，每服二钱，糯米饮调，空腹服。

（5）治冲任不调症状的高血压病：仙茅、知母、黄柏、当归、淫羊藿（仙灵脾）、巴戟天，等分，煎成浓缩液。日服二次，每次五钱至一两。

（6）治妇人红崩下血，已成漏症：仙茅三钱（为末），蛇果草、全秦归各等分，以二味煎汤，点水酒将仙茅末送下

（7）治痈疽火毒，漫肿无头：仙茅适量，连根须煎，点水酒服；或以新鲜者捣烂敷之。有脓者溃，无脓者消。

（8）治蛇咬：千年棕、半边莲，捣烂贴患处。

【文献论述】

（1）《本草纲目》：“仙茅，性热。补三焦、命门之药也。唯阳弱精寒、禀赋素怯者宜之。若体壮相火炽盛者，服之反能动火。”

（2）《本草新编》：“中仙茅毒者，含大黄一片即解，不须多用大黄也。此种药近人最喜用之，以《本草》载其能助阳也，然而全然不能兴阳。”

（3）《本草求真》：“仙茅，据书皆载功专补火，助阳暖精，凡下元虚弱、阳衰精冷、失溺无子，并腹冷不食、冷痹不行，靡不服之有效，以其精为火宅，火衰则精与血皆衰，而精自尔厥逆不温，溺亦自尔失候不禁矣。”

（4）《本草正义》：“仙茅是补阳温肾之专药，亦兼能祛除寒痹，与巴载天、仙灵脾相类，而猛烈又过之，唯禀性阴寒者，可以为回阳之用，而必不可以为补益之品。”

（5）《海药本草》：“主风，补暖腰脚，清安五脏，强筋骨，消食。宣而复补，主丈夫七伤，明耳目，益筋力，填骨髓，益阳。”

（6）《日华子本草》：“治一切风气，补五劳七伤，开胃下气。”

（7）《开宝本草》：“主心腹冷气不能食，腰脚风冷挛痹不能行，丈夫虚劳，老人失溺。”

（8）《滇南本草》："治妇人红崩下血，攻痈疽，排脓。"

（9）《生草药性备要》："补肾，止痛，治白浊，理痰火，煲肉食。十蒸九晒，用沙糖藏好，早晨茶送，能壮精神，乌须发。"

（10）《玉楸药解》："治皮肤风癞。"

【常用剂量】 3~10g

【服用方法】 内服：煎汤，或浸酒，或入丸、散。外用：敷于患处。

【药理作用】

（1）仙茅、淫羊藿与TAM联合作用于MCF_7细胞，无明显促细胞增殖的作用，高剂量的淫羊藿含药血清甚至有诱导细胞凋亡的作用。而中等剂量的淫羊藿颗粒可能有弱雌激素样作用，但可被TAM拮抗。提示仙茅、淫羊藿临床上在一定剂量范围内使用是安全的，尤其对ER（+）乳腺癌患者合并TAM治疗的情况下。

（2）仙茅多糖具有很好的肿瘤抑制作用，能有效缓解环磷酰胺致白细胞水平减少，有效增强机体免疫。对小鼠S_{180}实体瘤具有一定的抑制作用。

（3）仙茅水提物能定向诱导骨髓干细胞向神经元细胞分化，经RT-PCR和免疫细胞化学染色检测、倒置显微镜下观察，仙茅水提物对大鼠骨髓间质干细胞有神经元细胞和神经胶质细胞的特异性蛋白神经元烯醇酶（NSE）和胶质纤维酸性蛋白（GFAP）表达，神经元样细胞生长，免疫细胞化学染色检测有神经元细胞和神经胶质细胞着色。

【常用肿瘤】 常用于乳腺癌等肿瘤。

【使用注意】 凡阴虚火旺者忌服。

（1）《雷公炮炙论》："勿犯铁，斑人须鬓。"

（2）《本草经疏》："凡一概阴虚发热、咳嗽、吐血、衄血、齿血、溺血、血淋，遗精白浊，梦交，肾虚腰痛，脚膝无力，虚火上炎，口干咽痛，失志阳痿，水涸精竭，不能孕育，老人孤阳无阴，遗溺失精，血虚不能养筋，以致偏枯痿痹，胃家邪热不能杀谷，胃家虚火嘈杂易饥，三消五疸，阴虚内热外寒，阳厥火极似水等证，法并禁用。"

参考文献

[1] 刘晓雁．二仙汤对乳腺癌化疗性闭经的影响及其君药仙茅、淫羊藿对MCF_7细胞生长的作用[D]．广州：广州中医药大学，2007：16-25.

[2] 张振东，杨娟．14种多糖对小鼠S_{180}肉瘤抑制活性筛选[J]．山地农业生物报，2011，30（1）：56-59.

[3] 沈骅睿，吕文科，杨松涛．中药仙茅对骨髓干细胞向神经元细胞定向诱导的实验研究[J]．成都中医药大学学报，2005，28（4）：8-11.

124. 隔山消

【品种来源】 本品为葡萄科植物白蔹 *Ampelopsis japonica*（Thunb.）Makino的干燥块根。春、秋二季采挖，除去泥沙，切成纵瓣或斜片，烘干或晒干，再除去须根。别名山地瓜、山葡萄秧、鹅抱蛋、见肿消、兔核、白根、昆仑、猫儿卵、穿山老鼠、白水罐、铁老鼠、母鸡带仔、老鼠瓜薯、山栗子、人卦牛、白浆罐、野红薯、地老鼠、野着薯、母鸡抱蛋。

【中药渊源】隔山消在苗药被称为窝簸偷，是民间常用的中草药，在少数民族地区广泛使用，在土家医治则治法的理论指导下，常在八法中用于赶法，七则中用于热则寒之、肿则消之等。

【药物功效】清热解毒，散结止痛，生肌敛疮。

【性味归经】苦、辣，凉，归心、肺、肝、脾经。

【临床应用】

（1）治痈肿：白蔹二分，藜芦一分。共研末，酒和如泥，贴上，日三服。

（2）敛疮：白蔹、白及、络石各半两，取干者。研细末，撒于疮上。

（3）治聤耳出脓血：白蔹、龙骨、赤石脂、黄连（去须）、乌贼鱼骨（去甲）各一两。上五味，捣为散。先将绵拭脓干，用药一钱匕，绵裹，塞于耳中。

（4）治白癜风，遍身斑点瘙痒：白蔹三两，商陆一两，黄芩二两，干姜二两（炮裂，锉），天雄三两（炮裂，去皮脐），踯躅花一两（酒拌，炒令干）。上药捣为细散，每于食前，以温酒调下二钱。

（5）治冻耳成疮，或痒或痛者：白蔹、黄柏各半两。为末。先以汤洗疮，后用香油调涂，敷于患处。

（6）治瘰疬生于颈腋，结肿寒热：白蔹、玄参、木香、赤芍、川大黄、甘草各半两。上药捣为散，以醋调为膏，敷于患处，干即易之。

（7）治皮肤中热痱、瘰疬：白蔹、黄连各二两，生胡粉一两。上捣筛，溶脂调和敷之。

（8）治扭挫伤：见肿消二个，食盐适量。捣烂，外敷患处。

（9）治汤火灼烂：白蔹末，敷于患处。

（10）治吐血、咯血不止：白蔹三两，阿胶二两（炙令燥）。上二味，粗捣筛，每服二钱匕，酒水共一盏，入生地黄汁二合，同煎至七分，去滓，食后温服。如无地黄汁，入生地黄一分同煎亦得。

【文献论述】

（1）《本草衍义》："白蔹、白及，古今服饵方少有用者，多见于敛疮方中，二物多相须而行。"

（2）《本草经疏》："白蔹，苦则泄，辛则散，甘则缓，寒则除热，故主痈肿疽疮，散结止痛。"

（3）《本经逢原》："白蔹，性寒解毒，敷肿疡疮，有解散之功，以其味辛也。"

（4）《本草正义》："白蔹苦泄，能清湿热而通壅滞，痈肿疽疮，多湿火为病。古人所谓痈疽，本外疡之通称，此疽字，非近世之所谓阴疽。"

（5）《名医别录》："下赤白，杀火毒。"

（6）《药性论》："治面上疱疮。"

(7)《日华子本草》:“止惊邪，发背，瘰疬，肠风，痔漏，刀箭疮，扑损，温热疟疾，血痢，烫火疮，生肌止痛。”

(8)《本草图经》:“治风，金疮。”

(9) 李杲:“涂一切肿毒，敷疔疮。”

(10)《本草纲目》:“解狼毒毒。”

【常用剂量】 4.5~9g

【服用方法】 内服：煎汤。外用：捣烂敷患处。

【药理作用】

(1) 白蔹对人肝癌细胞株 $HepG_2$ 及乳腺癌细胞株 A_{2480} 具有抑制作用，而乙醚部分抗肿瘤活性最佳。乙醚部分活性成分中齐墩果酸、没食子酸、白藜芦醇对人肝癌细胞株 $HepG_2$ 均有抑制作用，而没食子酸的抗肿瘤作用最强，没食子酸可以通过降低肿瘤细胞的线粒体膜电位，最终诱导 $HepG_2$ 细胞的凋亡，并且凋亡的发生与坏死是相伴的，且白蔹具有较好的安全性。

(2) 白蔹、乌头合用具有一定的抗癌作用，白蔹、乌头水煎液（1g 生药/mL，1∶1配伍）含药血清对 SGC_{7901} 细胞的增殖具有明显抑制作用，且呈浓度依赖性。Hoechst 33258 染色后观察，白蔹、乌头水煎液含药血清不同浓度作用下，SGC_{7901} 细胞出现凋亡的典型形态改变。

(3) 白蔹的抗肿瘤主要部分的乙酸乙酯部位中分离得到的 P2、P3 组分对人肝癌 $HepG_2$ 细胞的增殖有较强抑制作用，进而从抗肿瘤活性最强的 P2 组分中分离得到没食子酸等 7 个化合物。没食子酸通过降低细胞线粒体的膜电位而诱导细胞凋亡为其抗肿瘤的主要途径之一。

【常用肿瘤】 常用于肝癌等肿瘤。

【使用注意】 脾胃虚寒及无实火者忌服。

(1)《本草经集注》:“代赭为使，反乌头。”

(2)《本草经疏》:“痈疽已溃者不宜服。”

(3)《本经逢原》:“阴疽色淡不起，胃气弱者，非其所宜。”

参考文献

[1] 张梦美. 白蔹体外抗肿瘤活性成分筛选及作用机制研究 [D]. 武汉：湖北中医药大学，2012.

[2] 贾敏，张寒. 白蔹、乌头单用及合用对人胃腺癌细胞 SGC_{7901} 增殖、凋亡的影响 [J]. 现代中西医结合杂志，2011，20 (27)：3388-3390.

[3] 杭佳，张梦美，叶晓川，等. 白蔹药效成分没食子酸抑制人肝癌 $HepG_2$ 细胞生长及作用机制研究 [J]. 中国实验方剂学杂志，2013，19 (1)：291-295.

125. 绣花针

【品种来源】 本品为茜草科植物虎刺 *Damnacanthus indicus* Gaertn. f. 的根或全株。全年可采挖，除去泥沙，烘干或晒干或鲜用。别名千口针、高骨老虎刺、红老鼠刺、红远志、白凤珠。

【中药渊源】绣花针是土家药特有名称，其在傈僳药被称为四曲马此，瑶药称为黄鸡站，是民间常用的中草药，在少数民族地区广泛使用，在土家医治则治法的理论指导下，常在八法中用于赶法，七则中用于肿则消之、湿则祛之等。

【药物功效】祛风利湿，舒筋活络，活血消肿。

【性味归经】苦、甜，平，归肝经。

【临床应用】

（1）治脾虚浮肿：绣花针干根一两，毛天仙果干根二两，陈皮三钱。水煎，日服二至三次。

（2）治黄肿：虎刺根一两（或连茎叶用一两五钱），野南瓜根一两，猪腰子一对。水炖，去渣，兑黄酒服。

（3）治痞块（肝脾肿大）：绣花针根一两，甘蔗根七钱。水煎服，每日二次。

（4）治痛风：虎刺鲜根或花一两（干根三至五钱）。煎汁兑酒冲服。

（5）治风湿关节、肌肉痛：绣花针全草一至三两。水、酒各半，煎二次，分服。

（6）治痰饮咳嗽：虎刺鲜根二至三两。水煎服。

（7）治肺痈：虎刺三两，猪胃。共炖汤，以汤煎药服，每日一剂。

（8）治水肿：虎刺根三至五钱。水煎，日服二次。

（9）治黄疸：虎刺根一两，茵陈三钱。水煎服。

（10）治急性肝炎：鲜虎刺根一两，车前五钱，阴行草三钱，冰糖少许。水煎服，每日一剂。

（11）治月经不调、闭经：虎刺根三钱，梵天花根五钱，天青地白、长梗南五味子藤各二钱。水煎服，每日二剂。

（12）治奶肿硬块：虎刺根一两，捣碎后冲酒服。

（13）治小儿疳积：绣花针鲜根、醉鱼草干根、茅莓干根各二至三钱。水煎或加猪瘦肉同煎服。

（14）治荨麻疹：虎刺鲜根二至三两。水煎，兑黄酒服。

（15）治手脚烂痒：虎刺全草，研末，敷于患处。

（16）治跌打损伤：虎刺根五钱至一两，以适量黄酒煎服，连服七日。

【文献论述】

（1）《本草图经》："理一切肿痛风疾。"

（2）《植物名实图考》："补气血。"

（3）《浙江民间草药》："根及花：活血，利关节。治风气。"

（4）《杭州药植志》："治风湿痛。"

（5）《广西药植名录》："根，止咳，补血气。治肺病，内伤"。

（6）《常用中草药手册》："利尿消肿，活血散瘀。治急慢性肝炎，脾脏肿大。"

【常用剂量】15~25g

【服用方法】内服：煎汤；或鲜用。外用：敷于患处。

【药理作用】

（1）虎刺醛对人肝癌细胞 $HepG_2$ 有较强的生长抑制和迁移抑制作用。虎刺醛处理 $HepG_2$ 细胞后引起铺展细胞内微丝的解聚并非是由细胞凋亡引起的，即虎刺醛对微丝的解聚极可能具有特异性。

（2）虎刺提取物对 CCl_4 致肝损伤有一定保护作用，其提取物水部位具有良好的保肝作用，能够显著降低血清中 ALT 和 AST 的水平。

【常用肿瘤】常用于肝癌等肿瘤。

【使用注意】孕妇慎用。

参考文献

[1] 丁兰，柳志军，令利军，等．虎刺醛对人肝癌细胞 $HepG_2$ 生长抑制、细胞迁移抑制及其机制的研究［J］．中国细胞生物学学报，2013，35（4）：442-449.

[2] 王丹，马瑞丽，张蓉，等．虎刺提取物对 CCl_4 致肝损伤的保护作用［J］．中国野生植物资源，2015，34（6）：20-23.

126. 蛴螬

【品种来源】本品为金龟子科动物屎壳螂 *Catharsius molossus*（Linnaeus）的全虫。夏季夜晚用灯光诱捕，沸水烫死，晒干或烘干。别名黑牛儿、天社、大将军、转丸、弄丸、胡蜣螂、推车客、天水牛、推屎虫、铁甲将军、屎蜣螂、推丸、夜游将军、滚屎虫、牛屎虫、推车虫、触角牛、粪球虫、铁角牛、车屎客、大乌壳硬虫。

【中药渊源】蛴螬是民间常用的动物类药，在少数民族地区广泛使用，在土家医治则治法的理论指导下，常在八法中用于赶法，七则中用于阻则通之、肿则消之等。

【药物功效】破瘀，定惊，通便，散结，拔毒去腐。

【性味归经】咸，凉，有毒，归脾肝、胃、大肠经。

【临床应用】

（1）治小儿惊风，不拘急慢：蜣螂一枚。杵烂，以水一小盏，于百沸汤中烫热，去滓饮之。

（2）治膈气吐食：地牛儿二个，推屎虫一公一母。同入罐中，待虫食尽牛儿，以泥裹煨存性，用去白陈皮二钱，以巴豆同炒过，去豆，将陈皮及虫为末，每用一二分，吹入咽中，吐痰三四次愈。

（3）治小便血淋：蜣螂研末水服。

（4）治疳：蜣螂裹烧熟，与儿食。

（5）治赤白痢、噤口痢及泄泻：黑牛儿烧研，每服半钱或一钱，烧酒调服。小儿以黄酒服。

（6）治痔漏出水：蜣螂一枚，阴干，入冰片少许，为细末，纸捻蘸末入孔内，渐渐生肉，药自退出。

（7）治一切疔疮：地上新粪内泥堆中大乌壳硬虫，活者取来，用蜜浸待死，新瓦上煅灰，用好醋调敷上。先用针火上烧过，待冷，拨损疮头。

（8）治鼻中息肉，不闻香臭：蜣螂一十枚。纳青竹筒中，以刀削去竹青，以油单裹筒口，令密，纳厕坑中四十九日，取出曝干，入麝香少许，同细研为散，涂痛肉上。

（9）治小儿重舌：烧蜣螂末和唾敷舌上。

（10）治大肠脱肛：烧蜣螂存性，为末，入冰片研匀，掺肛上，托之即入。

（11）治疠疡：途中先死蜣螂，捣烂涂之，当揩令热封之。

（12）治针灸疮血出不止：死蜣螂末猪脂涂之。

（13）治大、小便闭，经月欲死者：推车客七个，土狗七个。新瓦焙，研末，用虎目树南向皮，煎汁调服。

【文献论述】

（1）《神农本草经》："主小儿惊痫，腹胀寒热，大人癫疾狂易。"

（2）《名医别录》："主手足端寒，肢满，奔豚。"

（3）《药性论》："治小儿疳虫蚀。"

（4）《本草拾遗》："治蜂瘘，烧死蜣螂末，和醋敷之。"

（5）《日华子本草》："能堕胎，和干姜敷恶疮，出箭头。"

（6）《本草权度》："去大肠风热。"

（7）《本草求原》："治小儿积滞，土包烧食。"

【常用剂量】 3~5g

【服用方法】 内服：煎汤。外用：研末撒、调敷，或捣烂敷。

【药理作用】

（1）补加蜣螂发酵后，灵芝胞外三萜对肝癌细胞 BEL_{7402} 的抑制作用得到了增强，其增强作用与补加蜣螂发酵后，在胞外三萜中新分离到的一种抑癌活性较强的三萜 lucidone C 有关。

（2）蜣螂具有 α_1 受体阻滞剂样作用，即可降低尿道梗阻的动力性因素，从而缓解前列腺增生的临床症状。

【常用肿瘤】 常用于肝癌等肿瘤的治疗中。

【使用注意】 有毒，慎用。

参考文献

［1］刘高强，丁重阳，章克昌．药用昆虫蜣螂对灵芝发酵产物体外抗肿瘤活性的影响［J］．菌物学报，2008，9（6）：964-972.

［2］赵兴梅，朱敏，杨明，等．蜣螂抗实验性前列腺增生作用研究［J］．中药药理与临床，2006，22（5）：37-38.

127. 慈菇

【品种来源】 本品为泽泻科慈菇 *Sagittaria trifolia var. sinensis.* 的干燥球茎及全草。秋季初霜后，茎叶黄枯，球茎充分成熟，自此至翌春发芽前可随时采收，采收后洗净，鲜用或晒干用。别名藉姑、槎牙、茨菰、白地栗等。

【中药渊源】慈菇是一味常用的土家药，其在苗药被称为比摇扁，瑶药称为七勾紧，是民间常用的中草药，在少数民族地区广泛使用，在土家医治则治法的理论指导下，常在八法中用于赶法、清法，七则中用于热则寒之、肿则消之等。

【药物功效】解毒消肿，凉血止血，止咳，通淋，散结。

【性味归经】甜、苦、辣，凉，归肝、肺、脾、膀胱经。

【临床应用】

(1) 治肺虚咳血：生慈菇数枚。去皮捣烂，蜂蜜、米泔同拌匀，饭上蒸熟，热服效。

(2) 治淋浊：慈菇根块六两。加水适量煎服。

【文献论述】

(1)《岭南采药录》："以盐渍之，治癫犬咬伤，并治中程蹇。"

(2)《滇南本草》："厚肠胃，止咳嗽，痰中带血或咳血。"

(3)《唐本草》："主百毒，产后血闷，攻心欲死，产难衣不出，捣汁服一升。"

(4)《千金方》："下石淋。"

【常用剂量】15~30g

【服用方法】内服：煎汤，或绞汁。外用：捣敷，或磨汁沉淀后点眼。

【药理作用】

(1) 慈菇假鳞茎乙醇提取物中分离出的 cirrhopetalanthrin 对 HCT_8、Bel_{7402}、BGC_{823}、A_{549}、MCF_7、A_{2780} 细胞表现出非选择性中等强度的细胞毒活性。

(2) 慈菇多糖能通过调节血清中 IL_2、TNF-α 水平来增强机体免疫力，从而发挥出抗肿瘤作用。

(3) 慈菇中分离出的化合物对人乳腺癌 MCF_7 细胞有一定程度的增殖抑制作用，对人肝癌 $HepG_2$ 细胞的增殖表现出抑制作用。

(4) 慈菇块茎乙醇提取物对人结肠癌 HCT_8、肝癌 Bel_{7402}、胃癌 BGC_{823}、肺癌 A_{549}、乳腺癌 MCF_{-7} 和卵巢癌 A_{2780} 细胞表现出非选择性中等强度细胞毒活性。

(5) 慈菇对肝癌 7721 细胞株具显著抑制性。

【常用肿瘤】常用于结肠癌、肝癌、胃癌、乳腺癌、卵巢癌等肿瘤。

【使用注意】孕妇慎食。

参考文献

[1] Abdalla A, Mader K. Preparation and characterization of a self-emulsifyingpellet formulation [J]. Eur J Pharm Biopharm, 2007, 66 (2): 220-226.

[2] 欧丽兰，余昕，张椿，等. 慈菇多糖的提取工艺及其抗肿瘤活性 [J]. 中成药，2016，38 (8)：1835-1838.

[3] 申勇. 杜鹃兰 Cremastra appediculata 化学成分及抗肿瘤活性研究 [D]. 保定：河北大学，2009：21.

[4] 夏文斌，薛震，李帅，等. 杜鹃兰化学成分及肿瘤细胞毒活性研究 [J]. 中国中药杂志，2005，

30（23）：1827-1829.
［5］阮小丽，施大文．山慈菇的抗肿瘤及抑菌作用［J］．中药材，2009，32（12）：1886-1888.

128. 鼻血莲

【品种来源】本品为防已科千金藤属植物千金藤 *Stephaniajaponica*（Thunb.）Miers.，以根或藤茎入药。春秋均可采收，洗净切片，晒干，或鲜用。别名千金藤。

【中药渊源】鼻血莲是土家药特有名称，其在藏药被称为山豆根，傣药称为南千金藤，苗药称为山乌龟，是民间常用的中草药，在少数民族地区广泛使用，在土家医治则治法的理论指导下，常在八法中用于赶法，七则中用于阻则通之。

【药物功效】祛风活络，止痛，清热解毒。

【性味归经】苦、辣，凉，归肺、脾经。

【临床应用】

（1）治咽喉肿痛：千金藤鲜根五钱至一两，水煎服。

（2）治肿毒：千金藤叶，捣烂敷患处。

（3）治痈肿疖毒：千金藤根研细末，每次一至二钱，开水送服。

（4）治多发性疖肿：千金藤全草一两，或加当归、野艾各五钱，水煎服。

（5）治风湿性关节炎，偏瘫：先用千金藤根五钱，水煎服，连服七天。然后用千金藤根一两，烧酒一斤，浸七天，每晚睡前服一小杯，连服十天。

（6）治脚气肿胀：千金藤根五钱，三白草根五钱，五加皮五钱，水煎服。

（7）治湿热淋浊：千金藤鲜根一两，水煎服。

【文献论述】

（1）《本草拾遗》："主霍乱中恶，天行虚劳，瘴疟，痰嗽不利，肿疽，犬毒，癫，杂疹悉主之。"

（2）《浙江民间常用草药》："祛风活络，清热解毒，收敛止血。治风湿性关节炎，偏瘫，多发性疖肿，痢疾，毒蛇咬伤，子宫脱垂，咯血。"

（3）《湖南药物志》："消肿止痛。"

（4）《福建中草药》："清热泻火，利湿消肿。治咽喉肿痛，湿热淋浊。"

（5）《四川常用中草药》："利尿，定痛，祛风。治心胃痛，腹中痞块，水肿，风肿，痈肿恶疮。"

【常用剂量】9~15g

【服用方法】内服：煎汤，或研末。外用：研末撒，或鲜品捣敷。

【药理作用】

（1）鼻血莲对 H_{22}/FAP 肝癌细胞抑制率高，肝癌 FAP（ADR+CDDP+5-FU）多药耐药小鼠模型发现，盐酸千金藤碱和 FAP（Fas 相关的磷酸酯酶）联用后可有效延长患肝癌小鼠的生存时间，还能部分逆转肝癌细胞的多药耐药性。

（2）鼻血莲鼻咽癌细胞有量效相关的诱导凋亡作用，盐酸千金藤碱还可使鼻咽癌细胞的染色质浓缩成斑块，抑制其 DNA 合成，改变细胞周期，诱导凋亡。

（3）鼻血莲不仅对结肠癌细胞有显著的抑制作用，还对 LOVO/5-FU 的耐药性也有较好的逆转效果。

（4）鼻血莲可剂量依赖性地抑制非小细胞癌细胞株 H_{1299}、A_{549} 的生长，分别阻滞 H_{1299} 细胞周期于 S 期和 A_{549} 细胞于 G2/M 期，降低 2 株细胞的线粒体膜电位。

（5）鼻血莲可降低人白血病细胞耐药，还能增强 K_{562} 细胞对 ADM、长春新碱（VCR）的敏感性，同时提高 ADM、VCR 对正常 K_{562} 细胞的杀伤作用。

【常用肿瘤】常用于肝癌、鼻咽癌、结肠癌、肺癌等肿瘤。

【使用注意】不宜长期服用，不宜与茶同服。

参考文献

[1] 臧彩红，张艳，江金花，等．盐酸千金藤碱逆转肝癌多药耐药性与 Pgp ATP 酶活性的关系研究［J］．中国药理学通报，2011，27（7）：1002-1006.

[2] 李炜，周详，钱萍，等．不同浓度的盐酸千金藤碱对人鼻咽癌细胞的抑制作用实验研究［J］．中华全科医学，2015，13（4）：562-564，689.

[3] 马克龙，汪远金，汪天明，等．千金藤碱对结肠癌细胞 5-氟尿嘧啶耐药性的逆转作用和对 HO1 和 NQO1 表达的影响［J］．江西中医药大学学报，2013，25（2）：59-63.

[4] Hua P，Sun M，Zhang G，et al. Cepharanthineinducesapoptpsisthrough reactiveoxygenspecies and mitochondrial dysfunctian in human non-small-cell lung cancer cells［J］. Biochemical and biophysical research communications，2015，460（2）：136-142.

[5] 彭有梅，王宁，王亚峰，等．盐酸千金藤碱逆转 K_{562}/ADR 细胞多药耐药性及其机制［J］．药学学报，2012，47（5）：594-599.

129. 油菜子

【品种来源】本品为十字花科植物油菜 *Brassica campestris* L. 的种子。4～6 月间，种子成熟时，将地上部分割下，晒干，打落种子，除去杂质，晒干。别名芸薹子。

【中药渊源】油菜子是一味土家族常用的中草药，在少数民族地区广泛使用，在土家医治则治法的理论指导下，常在八法中用于赶法，七则中用于肿则消之、阻则通之等。

【药物功效】消肿散结，行气破血。

【性味归经】辣、甜，平，归肝、肾经。

【临床应用】

（1）治产后血气冲心，不省人事：油菜子捣散，吞服。

（2）治大肠风毒，下血不止：油菜子、甘草，捣散，水煎服。

（3）治头痛方：油菜子、川大黄，捣散，取少许吹鼻中。

【文献论述】

（1）《本草纲目》："行滞血，破冷气，消肿散结。治产难，产后心腹诸疾，赤丹热肿，金疮血痔。"

（2）《本草纲目》："薹菜，子、叶同功，能温能散，其用长于行血滞、破结气，故古方消肿散结，治产后一切心腹气血痛，诸游风丹毒，热肿，疮痔，诸药咸用之。经水行后，加入四物汤服之，云能断产。又治小儿惊风，贴其顶囟，则引气上出也。”

（3）《安徽药材》：“治血痢，腰脚痿痹，瘭疽，乳痈，痔疮，汤火的伤等。”

（4）《四川中药志》：“能消虚胀，清肺，明目。治腹胀，大便结；外用敷无名肿毒。”

（5）《千金要方·食治》：“主梦中泄精。”

【常用剂量】 5~10g

【服用方法】 内服：煎汤；或入丸、散。外用：研末调敷。

【药理作用】

（1）油菜子多糖可通过提高NK细胞活性、提高T淋巴细胞的转化能力和巨噬细胞的吞噬能力来起到抗肿瘤作用。

（2）油菜子硫苷及其降解产物可以通过诱导肿瘤细胞凋亡来起抗肿瘤作用。

（3）油菜子含共轭亚油酸具有抑制妇女乳腺癌细胞生长的作用。

（4）油菜子含共轭亚油酸具有抑制人类及啮齿类动物皮肤、结肠、前列腺和胃肿瘤生长的作用。

（5）油菜子提取物甾醇衍生物甾醇脂肪酸酯具有抑制肿瘤和免疫调节等作用。

【常用肿瘤】 常用于乳腺癌、皮肤癌、结肠癌、前列腺癌等肿瘤。

【使用注意】 阴血虚，大便溏者禁服。

参考文献

[1] 冯睿，薛爱芳，李秀娟，等．碱提油菜子多糖的抗肿瘤活性研究［J］．湖北农业科学，2008，47（6）：696-698.

[2] 罗丽娜．硫代葡萄糖苷水解产物抗肿瘤作用的研究［D］．武汉：华中科技大学，2007：4-9.

[3] Chajes V，Lavillonniere F，Bougnoux P，et al. Conjugated linoleicacid content inbreastad iposetissueofbreastcancerpatientandtheirskofmetastasis［J］. NutrCancer，2003，45（1）：17-23.

[4] Khanal RC. Potential health benefits of conjugated linoleic acid（CLA）：areview［J］. Asian-Australas J Anim Sci，2004，17（9）：1315-1328.

[5] 刘晓宇，陈茂彬，何胜华，等．菜子中植物甾醇的提取分离及生物活性研究［A］//第十二届国际油菜大会筹备委员会．第十二届国际油菜大会论文集［C］，2007：3.

130. 三棱

【品种来源】 本品为黑三棱科植物黑三棱、细叶黑三棱、小黑三棱 *Sparganium stoloniferum* Buch. -Ham. 的块茎。冬季至次年春采挖，洗净，削去外皮，晒干。别名光三棱、京三棱、红蒲根。

【中药渊源】 三棱是一味常用的土家药，其在藏药被称为野韭，傣药称为飞扬草，瑶药称为达卡扎，是民间常用的中草药，在少数民族地区广泛使用，在土家医治则治法的理论指导下，常在八法中用于赶法，七则中用于肿则消之、阻则通之等。

【药物功效】 破血行气，消肿止痛。

【性味归经】辣、涩，凉，归肝，脾经。

【临床应用】

（1）治妇人、室女血瘕，月经不通，脐下坚结大如杯，久而不治，必成血蛊：京三棱、蓬术各二两，芫花半两，青皮（去瓤净）一两半。上锉如豆大，用好醋一升，煮干，焙为细末，醋糊为丸，如桐子大，每服五十丸，食前用淡醋汤下。

（2）治产后癥块：京三棱一两（微煨，锉），木香半两，硇砂三分（细研），芫花半两（醋拌炒干），巴豆一分（去心、皮，纸裹压去油）。上药，捣罗为末，研入前件硇砂、巴豆令匀，以米醋二升，熬令减半，下诸药，慢火熬令稠，可丸即丸如绿豆大，每服，空心以醋汤下二丸。

（3）治血瘀经闭，小膜痛：三棱三钱，当归三钱，红花一钱五分，生地四钱。水煎服。

（4）治症瘕：三棱草（切）一石，以水五石，煮取一石，去渣，更煎取三斗，于铜器中重釜煎如稠糖，出，纳密器中，旦以酒一盏服一匕，日二服，每服常令酒气相续。

（5）治五积六聚，七癥八瘕，破一切血，下一切气：大黄（煨）、硼砂、三棱（煨热，切）、干漆（炒烟尽）、巴豆（去皮、油）各一两。上为末，醋煮糊为丸，如绿豆大，每服三丸，或五丸、七丸，量人虚实加减服，空心，米汤下。

（6）治慢性肝炎或迁延性肝炎：三棱、莪术、当归各三钱，赤芍四钱，丹参八钱，白茅根一两，青皮三钱。水煎服。

【文献论述】

（1）《本草纲目》："三棱能破气散结，故能治诸病，其功可近于香附而力峻，故难久服。"

（2）《医学启源》："主心膈痛，饮食不消，破气。"

（3）《医学衷中参西录》："三棱气味俱淡，微有辛意；莪术味微苦，气微香，亦微有辛意，性皆微温，为化瘀血之要药。以治男子痃癖，女子癥瘕，月经不通，性非猛烈而建功甚速。"

（4）《日华子本草》："治妇人血脉不调，心腹痛，落胎，消恶血，补劳，通月经，治气胀，消扑损瘀血，产后腹痛、血运并宿血不下。"

（5）《开宝本草》："主老癖癥瘕结块。"

（6）《本草经疏》："三棱，从血药则治血，从气药则治气。老癖癥瘕积聚结块，未有不由血瘀、气结、食停所致，苦能泄而辛能散，甘能和而入脾，血属阴而有形，此所以能治一切凝结停滞，有形之坚积也。"

（7）《本草图经》："今三棱荆、湘、江、淮水泽之间皆有。叶如莎草，极长，茎三棱如削，大如人指，高五六尺，茎端开花，大体皆如莎草而大，生水际及浅水中，苗下即魁，其旁有根横贯，一根则连数魁，魁上发苗，采时断其苗及横根。"

【常用剂量】5~10g

【服用方法】内服煎汤；或入丸、散。

【药理作用】

（1）三棱、莪术组方可通过降低荷瘤裸鼠血清 COX-2 的含量达到抑制胃癌肿瘤生长的作用。

（2）三棱的黄体酮可以呈持续性显著抑制人宫颈癌 HeLa 细胞的增殖活性，是三棱抗宫颈癌的有效成分。

（3）三棱的化学成分主要有挥发油类、有机酸类、甾体类、黄酮类和苯丙素类等，具有抗肿瘤作用。

（4）三棱水提物可提高 H_{22} 荷瘤鼠的免疫能力而发挥抗肿瘤作用。

（5）三棱对人乳腺癌细胞的凋亡有明显的诱导作用。

【常用肿瘤】常用于胃癌、肺癌等肿瘤。

【使用注意】气虚体弱，血枯经闭及孕妇忌服。

（1）《医学启源》："破气损真，气虚人不用。"

（2）《本草品汇精要》："妊娠不可服。"

（3）《得配本草》："素有血症者禁用。"

参考文献

[1] 张莹，朱萱萱，王海丹．三棱莪术组方对人胃癌细胞 SGC_{7901} 移植瘤裸鼠血清 COX_2、VEGF 和 bFGF 含量的影响［J］．中华中医药学刊，2016，34（5）：1196-1199.

[2] 孙杰，王芍，郭斌，等．三棱黄酮抗 HeLa 宫颈癌：降低分裂期细胞比率诱导细胞凋亡［J］．食品科学，2011，32（1）：210-214.

[3] 董学，姚庆强．中药三棱的化学成分及药理研究进展［J］．齐鲁药事，2005，24（10）：612-614.

[4] 李学臣，张涛，魏晓东．三棱提取物对 H_{22} 荷瘤小鼠的抑瘤作用［J］．黑龙江医药科学，2010，33（5）：78.

[5] 张瑾峰，王喆，刘欣，等．莪术、三棱和白介素-6 对人乳腺癌细胞凋亡的诱导作用［C］．中国科协青年学术年会．2004，28（4）：492-493.

131. 月月红

【品种来源】本品为蔷薇科植物月季 *Rosa chinensis* Jacq. 的半开放花及根、叶。夏、秋采收半开放的花朵，晾干，或用微火烘干。春季挖根，洗净晒干。叶多鲜用。别名月季花、四季花、胜春、斗雪红、月贵花、月记、月月开、长春花、月月花、艳雪红、绸春花、月季红、勒泡、月光花、四香春、月七花。

【中药渊源】月月红是土家药特有名称，其在苗药被称为土三七，维药称为月季花，瑶药称为肥桂旁，是民间常用的中草药，在少数民族地区广泛使用，在土家医治则治法的理论指导下，常在八法中用于赶法，七则中用于肿则消之、阻则通之。

【药物功效】活血调经，消肿散结。

【性味归经】甜，温，归肝、肾经。

【临床应用】

（1）治月经不调：鲜月季花每次五至七钱，开水泡服，连服数次。

（2）治产后阴挺：月季花一两，炖红酒服。

（3）治肺虚咳嗽咯血：月季花合冰糖炖服。

（4）治筋骨疼痛，脚膝肿痛，跌打损伤：月季花瓣干研末，每服一钱，酒冲服。

【文献论述】

（1）《分类草药性》："止血。治红崩、白带。"

（2）《本草纲目》："活血消肿，敷毒。"

（3）《现代实用中药》："活血调经。治月经困难，月经期拘挛性腹痛。外用捣敷肿毒，能消肿止痛。"

（4）《泉州本草》："通经活血化瘀，清肠胃湿热，泻肺火，止咳，止血止痛，消痈毒。治肺虚咳嗽咯血，痢疾，瘰疬溃烂，痈疽肿毒，妇女月经不调。"

【常用剂量】3~15g

【服用方法】内服：煎汤，或开水泡服。外用：鲜品捣敷患处，或干品研末，调搽患处。

【药理作用】

（1）月月红含没食子酸对卵巢癌 $SKOV_3$ 细胞具有较强的生长抑制作用，并具有诱导细胞凋亡的活性特征。

（2）月月红没食子酸除具有抗炎、抗突变、抗氧化、抗自由基等多种生物学活性，更重要的是没食子酸具有抗肿瘤作用，可以抑制肥大细胞瘤的转移，从而延长患者的生存期。

（3）月月红中富含黄酮类化合物，而黄酮类化合物的抗癌抗肿瘤作用研究由来已久，研究发现黄酮类化合物主要通过 3 种途径来达到抗癌、抗肿瘤作用，即抗自由基、直接抑制癌细胞生长和抗致癌因子等。

（4）月月红中含芹菜苷配基具有诱导 308 小鼠皮肤细胞和人白血病 HL_{60} 细胞周期停止于 G2/M 期的作用，从而起到抑制肿瘤细胞增殖的作用，此作用在除去芹菜苷配基 24 小时后可被逆转。

（5）月月红没食子酸对卵巢癌 $SKOV_3$ 细胞具有较强的生长抑制作用，并具有诱导细胞凋亡的活性特征；也有研究表明，没食子酸可以抑制肥大细胞瘤的转移，从而延长患者的生存期。

【常用肿瘤】常用于卵巢癌、乳腺癌、胃癌等肿瘤。

【使用注意】不宜久服；脾胃虚寒者及孕妇慎用。

参考文献

[1] 李文，侯华新，吴华慧，等．没食子酸对卵巢癌 $SKOV_3$ 细胞的生长抑制作用及机制［J］．山东医药，2010，50（15）：43-44.

[2] 许茹，钟凤林．月季花药理研究概况［J］．亚热带农业研究 2011，2（7）：33-36.

[3] 曹纬国，刘志勤，邵云，等. 黄酮类化合物药理作用的研究进展［J］. 西北植物学报，2012，21（7）：428-433.

[4] Huang H，Zha X. Development in research of antitumor effect of flavones compounds［J］. Chinese Journal of New Drugs & Clinical Remedies，2002.

[5] Ohno T，Inoue M，Ogihara Y. Cytotoxic activity of gallic acidagainst liver metastasis of mastocytoma cells P-815［J］. Anti-cancer Res，2001，21（6A）：3875-3880.

132. 老鼠屎

【品种来源】 本品为毛茛科植物天葵 *Semiaquilegiaadoxoides*（DC.）Makino. 的块根。5~6月间挖取块根，较小的块根留作种用，较大的去尽残叶，晒干，加以揉搓，去掉须根，抖净泥土，晒干。别名天葵子、紫背天葵、天葵草、千年老鼠屎、金耗子屎、夏无踪、散血球。

【中药渊源】 老鼠屎是土家药特有名称，其在苗药被称为千年耗子屎，瑶药称木姑垂使，是民间常用的中草药，在少数民族地区广泛使用，在土家医治则治法的理论指导下，常在八法中用于赶法、清法、泻法，七则中用于热则寒之、肿则消之等。

【药物功效】 散结消肿，清热解毒，利水。

【性味归经】 甜、苦，凉，归肝、胃经。

【临床应用】

（1）治瘰疬、乳腺癌：天葵根五分，浙贝二至三钱，煅牡蛎三至四钱，甘草一钱。同煎服数次。

（2）治痈疽肿毒：鲜天葵根适量，捣烂外敷。

（3）治肺痨：耗子屎四两。放在一只大猪肚子内，煮烂去渣吃，连吃三只。

（4）治胃热气痛：耗子屎二钱。捣烂，开水吞服。

（5）治疬痒：紫背天葵子，每岁用一粒，同鲫鱼捣烂敷。

（6）治小儿盐吼（哮喘）：耗子屎一两，用盐水浸泡一夜，研末。每次服五分，姜开水吞服。

（7）治外痔：耗子屎适量，磨桐油搽患处。如有漏管，用五钱捣绒，外敷患处。

（8）治眼翳：耗子屎根五个。捣取汁，合人乳点眼。

（9）治骨折：耗子屎、桑白皮、水冬瓜皮、玉枇杷各一两，捣绒，正骨后包患处；再用本品一两，泡酒一斤，每次服药酒五钱。

（10）治母猪疯、羊痫疯：耗子屎五至七颗（约一钱）。研成细末，发病前用烧酒吞服，连用三至五剂。

【文献论述】

（1）《本草求原》："主内伤痰火，消瘰疬恶疮，浸酒佳。"

（2）《滇南本草》："散诸疮肿，攻痈疽，排脓定痛，治瘰疬，消散结核，治妇人奶结，乳汁不通，红肿疼痛，乳痈，乳岩坚硬如石，服之或散或溃。"

（3）《百草镜》："清热，治痈疽肿毒，疔疮，跌扑，疯犬伤，疝气，痔疮，劳伤。"

（4）《贵州民间方药集》：“消炎，明目，去眼翳；又可祛风表寒，治小儿惊风及母猪疯。”

（5）《陕西中草药》：“治蛇、虫咬伤，跌打损伤，尿路结石，皮肤干燥。”

（6）《四川中药志》：“利水通淋，解毒。治尿酸结石，小便淋沥不清。”

【常用剂量】3~9g

【服用方法】内服：煎汤；或研末；或浸酒。外用：捣敷；或捣汁点眼。

【药理作用】

（1）老鼠屎提取物生物碱部位 TY 分离到 4 个生物碱均具有抗肿瘤活性。

（2）天葵子乙酸乙酯层和正丁醇层粗分部分对 LA_{795} 细胞生长具有抑制作用。

【常用肿瘤】常用于宫颈癌、胃癌、乳腺癌等肿瘤。

【使用注意】脾虚便溏和小便清利者忌用。

参考文献

[1] 关频，王建农．天葵子化学成分和抗肿瘤活性的初步研究［J］．时珍国医国药，2011，22（1）：255-256.

[2] 关频．天葵子化学成分及抗肿瘤活性研究［D］．北京：中国中医科学院，2010：3-9.

[3] 叶娟．中药紫菀和天葵子化学成分和抗肿瘤作用研究［D］．天津：天津大学，2007：2-10.

133. 泥鳅串

【品种来源】本品为菊科植物马兰 *Kalimeris indica*（L.）Sch. -Bep. ［*Aster indicus* L.］的全草及根。夏、秋采收，鲜用或晒干。别名马兰、鸡儿肠、田边菊、路边菊、蓑衣草、脾草。

【中药渊源】泥鳅串是土家药特有名称，其在苗药被称为鱼鳅串，毛难药称为勒铎，苗药称为乌培棘，是民间常用的中草药，在少数民族地区广泛使用，在土家医治则治法的理论指导下，常在八法中用于赶法、清法，七则中用于热则寒之、肿则消之等。

【药物功效】清热解毒，凉血止血，消积，利尿。

【性味归经】辣，凉，归肺、肝、胃、大肠经。

【临床应用】

（1）治胃溃疡、结膜炎：马兰鲜根二两。水煎服。

（2）治传染性肝炎：鸡儿肠鲜全草一两，酢浆草、地耳草、兖州卷柏鲜全草各五钱至一两。水煎服。

（3）治吐血：鲜白茅根四两（白嫩去心），马兰头四两（连根），湘莲子四两，红枣四两。先将茅根、马兰头洗净，同入锅内浓煎二三次，滤去渣，再加入湘莲、红枣入罐内，用文火炖之。晚间临睡时取食一两。

（4）治打伤出血：竹节草、墨旱莲、松香、皂子叶（即柜子叶，冬用皮）。为末，搽入刀口。

（5）治水肿尿涩：马兰菜一虎口，黑豆、小麦各一撮。酒、水各一盅，煎一盅，食前温服，以利小水。

（6）治缠蛇丹毒：马兰、甘草。擂醋搽之。

（7）治腮腺癌：马兰头根（白）、野胡葱头各适量，捣烂外敷。

（8）治小儿热痢：鱼鳅串二钱，仙鹤草三钱，马鞭草三钱，木通二钱，紫苏二钱，铁灯草二钱。煎水服。

【文献论述】

（1）《本草纲目》："根、叶，主诸疟及腹中急痛，痔疮。"

（2）《本草纲目》："马兰治血与泽兰同功。近人用治痔漏云有效，春、夏取生，秋、冬取干者，不用盐、醋，白水煮食，并饮其汁。或以酒煮，焙研糊丸，米饮服之，仍用煎水，入盐少许，日日熏洗之。"

（3）《本草正义》："马兰，最解热毒，能专入血分，止血凉血，尤其特长。凡温热之邪，深入营分，及痈疡血热，腐溃等证，允为专药。内服外敷，其用甚广，亦清热解毒之要品也。若谓其破宿血而生新血，则言之过甚矣。"

（4）《日华子本草》："根、叶，破宿血，养新血，止鼻衄、吐血，合金疮，断血痢，解酒疸及诸菌毒；生捣敷蛇咬。"

（5）《质问本草》："捣汁涂黄水疮及无名肿毒。用叶同冬蜜捣匀，敷阳症无名肿毒，未溃者能散。"

（6）《本经逢原》："治妇人淋浊，痔漏。"

（7）《福建民间草药》："活瘀止血，消痈，解毒。"

（8）《四川中药志》："消食积饱胀及胸结气胀，除湿热，利小便，退热，止咳嗽，解毒，治蛇伤。"

【常用剂量】 10~30g

【服用方法】 内服：煎汤，或捣汁。外用：捣敷，或煎水熏洗。

【药理作用】

（1）泥鳅串富含的微量元素能抑制肿瘤的发生，并且可抑制由化学致癌物质所诱发的肝癌、皮肤癌及淋巴癌。VE 可降低一些致癌剂的致癌作用，维持细胞膜的完整和正常功能，以及防止脂质过氧化等生理功能。

（2）泥鳅串中的 Se 元素是抗氧化酶（GSH-PS）的必需组成成分，可通过提高此酶的活性，达到抑制血管疾病、抗衰老、抗癌作用。

（3）马兰内生真菌茎点霉 Phoma sp. ZJLQ335 中分离出尾孢酰胺，具有抗肿瘤活性。

【常用肿瘤】 常用于肝癌、皮肤癌、淋巴癌等肿瘤。

【使用注意】 孕妇慎服。

参考文献

[1] 程莉君，石雪萍．野菜马兰营养、药理作用及其加工利用研究进展［J］．食品研究与开发，

2008，29（4）：189-191.
[2] 竺际舜．元素硒与人体健康［J］．百科知识，1985，（5）：78-80.
[3] 王丽薇．六种药用植物内生真菌的次生代谢产物及其生物活性研究［D］．杭州：浙江大学，2011.

134. 金线吊乌龟

【品种来源】本品为防己科植物千金藤 *Stephania japonica*（Thunb.）Miers［*Menispermum japonicum* Thunb.］的根或茎叶。7~8月采收茎叶，晒干；9~10月挖根，洗净晒干。别名千金藤、公老鼠藤、野桃草、爆竹消、朝天药膏、合钹草、金丝荷叶、天膏药。

【中药渊源】金线吊乌龟是土家药特有名称，其在侗药被称为一把伞，毛难药称为勒铎，苗药称为乌培棘，是民间常用的中草药，在少数民族地区广泛使用，在土家医治则治法的理论指导下，常在八法中用于赶法，七则中用于热则寒之、肿则消之等。

【药物功效】清热化痰，凉血解毒，消肿散结，祛风止痛，利水消肿。

【性味归经】苦、辣，凉，归肺、脾、大肠经。

【临床应用】

（1）治咽喉肿痛：千金藤鲜根五钱至一两，水煎服。

（2）治肿毒：千金藤叶捣烂敷患处。

（3）治痈肿疖毒：千金蘑根研细末，每次一至二钱，开水送服。

（4）治多发性疖肿：千金藤全草一两，或加当归、野艾各五钱，水煎服。

（5）治风湿性关节炎，偏瘫：先用千金藤根五钱，水煎服，连服七天。然后用千金藤根一两，烧酒一斤，浸七天，每晚睡前服一小杯，连服十天。

（6）治脚气肿胀：千金藤根五钱，三白草根五钱，五加皮五钱，水煎服。

（7）治湿热淋浊：千金藤鲜根一两，水煎服。

（8）治毒蛇咬伤：千金藤干根三至五分，研粉，开水冲服，另取鲜根捣烂外敷。

【文献论述】

（1）《本草拾遗》："主霍乱中恶，天行虚劳，瘴疟，痰嗽不利，肿疽，犬毒，癫，杂疹悉主之。"

（2）《浙江民间常用草药》："祛风活络，清热解毒，收敛止血。治风湿性关节炎，偏瘫，多发性疖肿，痢疾，毒蛇咬伤，子宫脱垂，咯血。"

（3）《湖南药物志》："消肿止痛。"

（4）《福建中草药》："清热泻火，利湿消肿。治咽喉肿痛，湿热淋浊。"

（5）《四川常用中草药》："利尿，定痛，祛风。治心胃痛，腹中痞块，水肿，风肿，痈肿恶疮。"

【常用剂量】9~15g

【服用方法】内服：煎汤，或研末。外用：研末撒，或鲜品捣敷。

【药理作用】

（1）金线吊乌龟对 H_{22}/FAP 肝癌细胞抑制率高，肝癌 FAP（ADR+CDDP+5-FU）

多药耐药小鼠模型发现盐酸千金藤碱和FAP（Fas相关的磷酸酯酶）联用后可有效延长患肝癌小鼠的生存时间，还能部分逆转肝癌细胞的多药耐药性。

（2）金线吊乌龟对鼻咽癌细胞有量效相关的诱导凋亡作用，盐酸千金藤碱还可使鼻咽癌细胞的染色质浓缩成斑块，抑制其DNA合成，改变细胞周期，诱导凋亡。

（3）金线吊乌龟不仅对结肠癌细胞有显著的抑制作用，还对人结肠癌耐药细胞LOVO/5-FU的耐药性也有较好的逆转效果。

（4）金线吊乌龟可剂量依赖性地抑制非小细胞癌细胞株H_{1299}、A_{549}的生长，分别阻滞H_{1299}细胞周期于S期和A_{549}细胞于G2/M期，降低2株细胞的线粒体膜电位。

（5）金线吊乌龟可降低人白血病细胞耐药，还能增强K_{562}细胞对ADM、长春新碱（VCR）的敏感性，同时提高ADM、VCR对正常K_{562}细胞的杀伤作用。

【常用肿瘤】常用于肝癌、鼻咽癌、结肠癌、肺癌等肿瘤。

【使用注意】不宜长期服用；不宜与茶同服。

参考文献

[1] 臧彩红，张艳，江金花，等．盐酸千金藤碱逆转肝癌多药耐药性与Pgp ATP酶活性的关系研究［J］．中国药理学通报，2011，27（7）：1002-1006.

[2] 李炜，周详，钱萍，等．不同浓度的盐酸千金藤碱对人鼻咽癌细胞的抑制作用实验研究［J］．中华全科医学，2015，13（4）：562-564，689.

[3] 马克龙，汪远金，汪天明，等．千金藤碱对结肠癌细胞5-氟尿嘧啶耐药性的逆转作用和对HO1和NQO1表达的影响［J］．江西中医药大学学报，2013，25（2）：59-63.

[4] Hua P，Sun M，Zhang G，et al. Cepharanthineinducesapoptpsisthrough reactiveoxygenspecies and mitochondrial dysfunctian in human non-small-cell lung cancer cells［J］. Biochemical and biophysical research communications，2015，460（2）：136-142.

[5] 彭有梅，王宁，王亚峰，等．盐酸千金藤碱逆转K_{562}/ADR细胞多药耐药性及其机制［J］．药学学报，2012（5）：594-599.

135. 搜山虎

【品种来源】本品为鸢尾科鸢尾属植物鸢尾 *Iris tectorum* Maxim. 的根状茎。全年可采，挖出根状茎，除去茎叶及须根，洗净，晒干，切段备用。别名鸢尾、紫蝴蝶、老鸦扇、扁竹叶、九把刀、燕子花、扁竹兰、扁柄草、铁扁担、交剪七、鲤鱼尾、土茯苓。

【中药渊源】搜山虎是土家药特有名称，其在藏药被称为滩主鸢尾，苗药称为土知母，瑶药称为跌当端，是民间常用的中草药，在少数民族地区广泛使用，在土家医治则治法的理论指导下，常在八法中用于清法、赶法，七则中用于热则寒之、肿则消之、阻则通之等。

【药物功效】清热解毒，破瘀消肿。

【性味归经】辣、苦，凉，有毒，归肺、膀胱经。

【临床应用】

（1）治喉症、食积、血积：鸢尾根一至三钱。煎服。

（2）治食积饱胀：土知母一钱，研细，用白开水送服或兑酒吞服。

（3）治跌打损伤：鸢尾根一至三钱。研末或磨汁，冷水送服，故又名冷水丹。

（4）治水道不通：扁竹根（水边生，紫花者为佳）研自然汁一盏服，通即止药。不可便服补药。

【文献论述】

（1）《中国药植图鉴》："敷肿毒。"

（2）《民间常用草药汇编》："疗痔疮及狂犬病。"

（3）《神农本草经》："主破癥瘕积聚，去水，下三虫。"

（4）《贵州民间方药集》："治臌胀病。"

（5）《中草药学》："通便泄热，活血法瘀。"

（6）《名医别录》："疗头眩。"

【常用剂量】6~15g

【服用方法】内服：煎汤，或研末。外用：捣敷。

【药理作用】

（1）搜山虎含鸢尾苷、鸢尾苷元，对人胃癌细胞 SGC_{7901} 生长有一定的抑制作用。

（2）搜山虎含鸢尾黄素，可上调前列腺癌细胞 LNCaP 中基质金属蛋白酶抑制因子 3 基因表达，下调上皮特异性内皮素转录因子、前列腺特异抗原、人端粒酶逆转录酶基因、胰岛素样生长因子 1 受体基因表达，因而具有抗增殖、促细胞凋亡、减少肿瘤侵袭的作用。

【常用肿瘤】常用于胃癌、前列腺癌等肿瘤。

【使用注意】不宜久服；体虚便溏者及孕妇慎用。

参考文献

[1] 潘静．川射干化学成分及体外抗肿瘤活性的研究［D］．武汉：湖北中医药大学，2009：19.

[2] Thelen P，Scharf JG，Bingert P，et al. Pharmacologicalpotentialofphytoestrogens in the treatment of prostate cancer［J］. Urologe A，2006，45（2）：195，197-201.

136. 蒲公英

【品种来源】本品为菊科植物蒲公英 *Taraxacum mongolicum* Hand. -Mazz 及同属数种植物的干燥全草。春、夏开花前或刚开花时连根挖取。洗净泥土，切段，晒干。别名凫公英、蒲公草、耩褥草、仆公荬、仆公罂、黄花地丁、狗乳草、黄花草、古古丁。

【中药渊源】蒲公英是一味常用土家药，其在藏药被称为哇库尔那保，毛难药称为勒铎，苗药称为乌培棘，是民间常用的中草药，在少数民族地区广泛使用，在土家医治则治法的理论指导下，常在八法中用于清法、泻法，七则中用于热则寒之、阻则通之。

【药物功效】清热解毒，利尿散结。

【性味归经】苦、甜，凉，归肝、胃经。

【临床应用】

（1）治急性乳腺炎：蒲公英二两，香附一两。每日一剂，煎服二次。

（2）治乳痈：蒲公英（洗净细锉）、忍冬藤同煎浓汤，入少酒佐之，服罢，随手欲睡，是其功也。

（3）治痈疮疔毒：蒲公英捣烂覆之，别更捣汁，和酒煎服，取汗。

（4）治瘰疬结核，痰核绕项而生：蒲公英三钱，香附一钱，羊蹄根一钱五分，山慈菇一钱，大蓟独根二钱，虎掌草二钱，小一枝箭二钱，小九古牛一钱。水煎，点水酒服。

（5）治急性结膜炎：蒲公英、金银花。将两药分别水煎，制成两种滴眼水。每日滴眼三至四次，每次二至三滴。

（6）治急性化脓性感染：蒲公英、乳香、汉药、甘草，煎服。

（7）治肝炎：蒲公英干根六钱，茵陈蒿四钱，柴胡、生山栀、郁金、茯苓各三钱。煎服。或用干根、天名精各一两，煎服。

（8）治慢性胃炎、胃溃疡：蒲公英干根、地榆根各等分，研末，每服二钱，一日三次，生姜汤送服。

【文献论述】

（1）《本草新编》："蒲公英，至贱而有大功，借世人不知用之。阳明之火，每至燎原，用白虎汤以泻火，未免太伤胃气。"

（2）《本草经疏》："蒲公英味甘平，其性无毒。当是入肝入胃、解热凉血之要药。乳痈属肝经，妇人经行后，肝经主事，故主妇人乳痈肿毒，并宜生啖之良。"

（3）《医林纂要》："蒲公英能化热毒、解食毒、消肿核、疗疔毒乳痈，皆泻火安土之功。"

（4）《本草求真》："蒲公英，入阳明胃、厥阴肝，凉血解热，故乳痈、乳岩为首重焉。"

（5）《本草正义》："蒲公英，其性清凉，治一切疔疮、痈疡、红肿热毒诸证，可服可敷，颇有应验，而治乳痈乳疔、红肿坚块尤为捷效。鲜者捣汁温服，干者煎服，一味亦可治之，而煎药方中必不可缺此。"

（6）《唐本草》："主妇人乳痈肿。"

（7）《本草纲目》："乌须发，壮筋骨。"

（8）《本草纲目拾遗》："疔一切毒虫蛇伤。"

【常用剂量】9~15g

【服用方法】内服：煎汤，捣汁或入散剂。外用：捣敷。

【药理作用】

（1）蒲公英根提取物能诱导胰腺癌细胞的凋亡和自噬。提取物能使癌细胞线粒体膜电位明显降低，选择性诱导细胞凋亡。

（2）通过活化蒲公英内生真菌 PG23，提取多糖，采用四甲基偶氮唑盐比色（MTT）法测定 PG23 多糖对肺癌 A_{549}细胞增殖的抑制作用，结果显示 PG23 多糖对 A_{549}

细胞的抑制作用与多糖浓度不成正比 。

（3）蒲公英萜醇和乙酰蒲公英萜醇对胃癌 AGS 细胞株的生长均有抑制作用，但乙酰蒲公英萜醇的抑制作用并不明显，当蒲公英萜醇浓度达到 300μmol/L，作用 72 小时后，其对 AGS 细胞株的抑制率高达 99.01%。

（4）蒲公英乙酸乙酯部位萃取物对 $HepG_2$ 细胞的抑制作用强于石油醚和水部位，最高抑制率为 89.5%，乙酸乙酯部位中黄酮成分高达 90%，故推测可能是蒲公英花中的黄酮成分具有抗癌效果，但具体是哪种成分，还有待进一步研究。

（5）蒲公英所含没食子酸、咖啡酸均能抑制胃癌细胞的迁移，没食子酸可能是通过阻断 Ras/PI3K/AKT 通路，降低细胞质激酶 IKB 的蛋白质水平，从而抑制 MMP2 和 MMP9 蛋白酶的活性，达到对胃癌细胞的抑制作用。

【常用肿瘤】常用于胰腺癌、肺癌、胃癌、宫颈癌等肿瘤。

【使用注意】蒲公英用量过大，可致缓泻。

参考文献

[1] Ovadje P，Chochkeh M，Akbariasl P，et al. Selective induction of apoptosis and autophagy through treatment with dandelion root extract in human pancreatic cancer cells. [J]. Pancreas，2012，41（7）：1039-1047.

[2] 孙新城，李丹，罗宇，等．蒲公英内生真菌 PG23 抗癌活性的初步研究［J］. 动物医学进展，2012，33（9）：78-81.

[3] Tan B，Xie J. Effects of taraxerol and taraxeryl acetate on cell cycle and apoptosis of human gastric epithelial cell line AGS［J］. Journal of Chinese Integrative Medicine，2011，9（6）：1278-1284.

[4] 陈红林，乔华，孙体健．蒲公英花提取物的体外抗肿瘤活性研究［J］. 中国药物与临床，2014，14（9）：1179-1181.

[5] Ho HH，Chang CS，Ho WC，et al. Anti-metastasis effects of gallicacid on gastric cancer cells involves inhibition of NF-κB activity anddownregulation of PI3K/AKT /small GTPase signals［J］. Food &Chemical Toxicology，2010，48（8-9）：2508-2516.

137. 蜈蚣

【品种来源】本品为大蜈蚣科动物少棘巨蜈蚣 *Scolopendra subspinipes mutilans* L. Koch. 或其近缘动物的干燥全虫。4~6 月间捕捉，捕得后，用两端削尖的竹片插入头尾两部，绷直晒干；或先用沸水烫过，然后晒干或烘干。有些地区于冬季在阴湿处埋下鸡毛、鸡骨等物，引诱蜈蚣在此产卵繁殖，至翌春捕捉。别名蝍蛆、天龙、百脚、嗽高姆、百足虫、千足虫、金头蜈蚣。

【中药渊源】蜈蚣是一味常用的土家药，其在藏药被称为毛杓兰，苗药称为土一枝蒿，是民间常用的中草药，在少数民族地区广泛使用，在土家医治则治法的理论指导下，常在八法中用于赶法，七则中用于肿则消之、阻则通之等。

【药物功效】解毒散结，息风止痉，通络止痛。

【性味归经】辣，温，有毒，归肝经。

【临床应用】

（1）治瘰疬溃疮：茶、蜈蚣。二味炙至香熟，捣筛为末，先以甘草汤洗净，敷之。

（2）丹毒瘤：蜈蚣一条（干者），白矾（皂子大），雷丸一个，百步二钱。秤，同为末，醋调涂之。

（3）治口眼歪斜，口内麻木者：蜈蚣三条（一蜜炙，一酒浸，一纸裹煨，并去头足）；天南星一个，切作四片（一蜜炙，一酒浸，一纸裹煨，一生用）；半夏、白芷各五钱。通为末，入麝少许。每服一钱，熟（酒）调下，日一服。

（4）治破伤风：蜈蚣头、乌头尖、附子底、蝎梢各等分。为细末。每用一字或半字，热酒调下。如禁了牙关，用此药，斡开灌之。

（5）治小儿急惊：蜈蚣一条（全者，去足，炙为末），丹砂、轻粉等分。研匀，乳汁和丸，绿豆大，每岁一丸，乳汁下。

（6）治痔疮疼痛：赤足蜈蚣（焙为末）。入片脑少许，调敷。或蜈蚣三四条。香油煮一二沸，浸之，再入五倍子末二三钱，瓶收密封，如遇痛不可忍，点上油。

（7）治蛇咬：白芷一两（取白色者），雄黄五钱，蜈蚣三条，樟脑三钱。各为极细末。以香油调搽肿处，随干随扫。

【文献论述】

（1）《本草纲目》："蜈蚣有毒，唯风气暴烈者可以当之，风气暴烈，非蜈蚣能截能擒，亦不易止，但贵药病相当耳。设或过剂，以蚯蚓、桑皮解之。"

（2）《本草纲目》："治小儿惊厥风搐，脐风口噤，丹毒，秃疮，瘰疬，便毒，痔漏，蛇伤。"

（3）《神农本草经》："主啖诸蛇虫鱼毒，温疟，去三虫。"

（4）《名医别录》："疗心腹寒热结聚，堕胎，去恶血。"

（5）《玉楸药解》："拔脓消肿。"

（6）《日华子本草》："治颓癣、毒。"

【常用剂量】3~5g

【服用方法】内服：煎汤，或入丸、散。外用：研末调敷。

【药理作用】

（1）蜈蚣多糖蛋白复合物（PPC）具有显著的抗血管生成活性，机制可能与降低血管内皮细胞生长因子（VEGF）和促血管生成素2（Ang_2）表达，抑制肿瘤血管生成有关。

（2）蜈蚣提取液刺激机体释放抗肿瘤细胞因子（如TNF、NKC和IL_2），以及增强清除自由基的活性。

（3）蜈蚣取提物能有效抑制人肝癌$HepG_2$细胞增殖。

（4）少棘蜈蚣活性蛋白对舌癌Tea_{8113}细胞增殖有抑制作用，少棘蜈蚣活性蛋白有一定的体外抗肿瘤活性。

（5）蜈蚣提取液能诱导肝癌Bel_{7404}细胞内某些蛋白异常表达，能多途径抑制肝癌细胞的生长，诱导其凋亡或直接死亡。

【常用肿瘤】常用于肝癌等肿瘤。

【使用注意】

（1）本品有毒，用量不宜过大。

（2）血虚生风者及孕妇禁服。

参考文献

［1］董丽霞，赵超．宫颈CINⅢ的诊断与治疗［J］．中国妇产科临床杂志，2011，12（1）：7-9.

［2］刘细平，钟德许，王劲，等．蜈蚣提取液对裸鼠移植肝癌治疗作用研究［J］．现代中西医结合杂志，2010，19（15）：1842-1844.

［3］孙婧，田雪飞．四味归肝经虫类中药对肝癌细胞增殖抑制作用对比研究［J］．中国中医药现代远程教育，2010，8（16）：161-162.

［4］刘兵，谭竹钧，孔祥平，等．少棘蜈蚣活性蛋白对舌癌细胞 Tea_{8113} 的抑制作用研究［J］．时珍国医国药，2013，24（6）：3-4.

［5］刘细平，钟德玶，周伦祥，等．蜈蚣提取液治疗肝癌 Bel_{7404} 细胞后的差异表达蛋白研究［J］．中国现代医学杂志，2011，21（8）：938-946.

138. 算盘子

【品种来源】本品为大戟科算盘子属植物算盘子 *Glochidion puberum*（L.）Hutch.［*Agy neia pubera* L.］的果实、根和叶。根全年可采，切片晒干；叶夏秋采集，晒干。别名橘子草、蝉子树、西瓜树、集合草、血泡木。

【中药渊源】算盘子是一味常用的土家药，其在傣药被称为毛叶算盘子，苗药称为积噶略，是民间常用的中草药，在少数民族地区广泛使用，在土家医治则治法的理论指导下，常在八法中用于清法、赶法，七则中用于热则寒之、阻则通之、肿则消之等。

【药物功效】清热利湿，解毒散结。

【性味归经】苦，凉，有小毒，归肾经。

【临床应用】

（1）治疟疾：算盘子一两。酒水各半煎，于疟发前二至三小时服。

（2）治疝气初起：算盘子五钱。水煎服。

（3）治睾丸炎：鲜算盘子三两，鸡蛋二个。先将药煮成汁，再以药汁煮鸡蛋，一日二次，连服二天。

【文献论述】

（1）《四川中药志》："味苦，性凉，有小毒。"

（2）《分类草药性》："治牙痛，淋浊，膀胱疝气。"

（3）《江西民间草药》："治疟疾。"

（4）《四川中药志》："治气痛，腰痛。"

【常用剂量】9~15g

【服用方法】内服：煎汤。

【药理作用】

（1）算盘子对非小细胞肺癌 A_{549} 表现出一定的细胞毒活性，对人肝癌 BEL_{7402} 细胞株具有不同程度的抑制作用。

（2）算盘子具有抑制由 TPA 介导的鼻咽癌病毒早期抗原的作用。

（3）算盘子有明显的抗恶性肿瘤增长的作用，并且对癌变的肺细胞很敏感且有抑制作用。

（4）算盘子对肝细胞恶性肿瘤有细胞毒作用。

【常用肿瘤】常用于肺癌、肝癌、鼻咽癌等肿瘤治疗中。

【使用注意】不宜过量，不宜久服。

参考文献

[1] 肖海涛，王跃虎，郝小燕，等．红算盘子中三萜类化学成分及其细胞毒活性研究［J］．时珍国医国药，2008，19（8）：1931-1932.

[2] Tanaka R，Kinouchi Y，Wada S，et al. Potential anti-tumor promoting activity of lupane-type triterpenoids from the stem bark of Glochidion zeylanicum and Phyllanthus flexuosus［J］. Planta Med，2004，70（12）：1234-1236.

[3] Sakkrom Patiwat，pompimon Wilart，Meepowpan Puttinan，Nuntasaen Narong，Loetchutinat chatchanok. The effect of Phyllanthus taxodiifolius Beille extracts and its triterpenoids studying on cellular energetic stage of cancer cells［J］. American Journal of Pharmacology and toxicology，2010，5（3）：139-144.

[4] Xiao Haitao，Wang yuehu，Hao xiaoyan，et al. Triterpenes from Glochdion coccineum and their cytotoxicity in vitro［J］. Shizhen Guoyi guoyao，2008（19）：32.

139. 满天星

【品种来源】本品为伞形科植物天胡荽 *Hydrocotyle sibthorpioides* Lam. 的全草。全年可采，鲜用或秋季采收。洗净，晒干。别名天胡荽、千里光、滴滴金、翳草、铺地锦、肺风草、破铜钱、明镜草、翳子草、鼠迹草、落地梅花、克麻藤、遍地锦、蔡达草。

【中药渊源】满天星是一味常用的土家药，其在苗药被称为马蹄金，瑶药称为刹端，是民间常用的中草药，在少数民族地区广泛使用，在土家医治则治法的理论指导下，常在八法中用于清法，七则中用于热则寒之、肿则消之等。

【药物功效】清热解毒，利湿退黄，消肿散结。

【性味归经】辣、苦，凉，归肝、胆经。

【临床应用】

（1）治急性黄疸型肝炎：鲜天胡荽一至二两，白糖一两，酒水各半煎服，每日一剂。

（2）治肝炎发黄：鲜满天星五钱至八钱（干的三至五钱），茵陈蒿五钱。煎水吃，日服三次。

（3）治发痧及发疔，热极，色紫黑者：天胡荽六至七钱，放碗内捣烂，不使水走散，再加洗米水煎沸冲入，去渣饮之，将渣敷发癍及发疔处，热从小便出。

（4）治风火眼痛：天胡荽、墨旱莲各等分。捣烂敷。

（5）治缠腰蛇（带状疱疹）：鲜天胡荽一握，捣烂绞汁一杯，加雄黄末一钱，涂患处，日二次。

（6）治跌打瘀肿：天胡荽捣烂，酒炒热，敷擦患处。

（7）治小便不通：鲜满天星一两，捣烂挤水，加白糖一两服，或煎水兑白糖服。

【文献论述】

（1）《南宁市药物志》："治瘰疬毒疮，无名肿毒，跌打筋伤，哮喘。"

（2）《贵州民间方药集》："热利尿。治肾炎、黄疸。外用揉擦伤肿，塞鼻可消眼炎，取汁滴耳中治中耳炎。"

（3）《本草推陈》："治急性扁桃体炎及咽喉炎、疥癣、蛇咬伤、痈疽、漆疮、风湿痛、挫伤等。"

（4）《千金要方·食治》："疗痔。"

（5）《草木便方》："治头疮，白秃，风瘙，疥癞。"

（6）《生草药性备要》："治癞，臭耳，鼻上头风，痘眼去膜，消肿，敷跌打大疮。"

（7）《民间常用草药汇编》："治钩虫病。外用捣涂酒渣鼻。"

【常用剂量】 9～15g

【服用方法】 内服：煎汤，或捣汁。外用：捣烂敷，或捣取汁涂。

【药理作用】

（1）满天星提取物除了具有比较广泛抗肿瘤特性，还能够提高免疫功能。

（2）满天星具有抗肿瘤和抗 HbsAg 等作用。

（3）满天星对肿瘤细胞活性具有抑制作用，其各萃取部位对 LA_{795} 细胞株有一定的抑制作用，单体化合物对 LA_{795} 细胞株的抑制作用较弱。

（4）满天星提取物有保护免疫器官、增强免疫功能及抗肿瘤作用。

（5）满天星醇提物主要成分为非还原性糖、苷，可能含有少量黄酮，具有体外抑瘤作用。

【常用肿瘤】 常用于肺癌、乳腺癌等肿瘤。

【使用注意】 脾胃虚弱者不可久服。

参考文献

[1] 白明东，余发荣，王佩，等．天胡荽提取物对 Hep、S_{180}、U_{14} 的抑制作用及小鼠免疫功能的影响［J］．实用肿瘤杂志，2000，17（2）：117-118.

[2] 张兰，张德志．天胡荽的研究进展［J］．现代食品与药品杂志，2007，17（1）：15-17.

[3] 蒲首丞．天胡荽抗肿瘤活性成分研究［J］．安徽农业大学，2014，31（11）：3283-3239.

[4] 孙悦文．广西特色中草药靶向抗肿瘤筛选及裂果薯皂苷的分离与抗肿瘤作用研究［D］．南宁：广西医科大学，2013：2-7.

140. 癞子草

【品种来源】本品为菊科植物泥胡菜 *Hemistepta lyrata*（Bunge）Bunge. 的全草。夏、秋季采集，洗净，鲜用或晒干。别名泥胡菜、苦马菜、石灰菜、糯米菜、剪刀草、绒球、苦郎头、石灰青。

【中药渊源】癞子草是土家药特有名称，其在瑶药被称为盘王赖，是民间常用的中草药，在少数民族地区广泛使用，在土家医治则治法的理论指导下，常在八法中用于清法，七则中用于热则寒之、肿则消之等。

【药物功效】清热解毒，消肿祛瘀，散结。

【性味归经】辣、苦，凉，归脾、胃经。

【临床应用】

（1）治乳痈：糯米菜叶、蒲公英各适量。捣绒外敷。

（2）治疔疮：糯米菜根、苎麻根、折耳根各适量，捣绒敷患处。

（3）治各种疮疡：泥胡菜、蒲公英各一两。水煎服。

（4）治刀伤出血：糯米菜叶适量。捣绒敷伤处。

（5）治骨折：糯米菜叶适量。捣绒包骨折处。

【文献论述】

（1）《贵州草药》："清热解毒，祛瘀生肌。"

（2）《质问本草》："煎汤，洗大肠痔漏。"

【常用剂量】9～15g

【服用方法】内服：煎汤。外用：捣敷，或煎水洗。

【药理作用】

（1）癞子草含黄酮类化合物，具有较好的抗白血病、人胃癌、人肝癌、人鼻咽癌细胞的作用。

（2）癞子草具有抗肿瘤活性，以及抗炎、抗菌、抗酪氨酸酶等药理作用。

【常用肿瘤】常用于白血病、胃癌、肝癌、鼻咽癌等肿瘤。

【使用注意】脾胃虚寒者慎用。

参考文献

[1] 任玉琳．泥胡菜、西藏雪莲花和银背风毛科菊化学成分及生物活性的研究［D］．北京：中国协和医科大学，2001：2-7.

[2] 董政起，李琳琳，徐珍，等．泥胡菜属植物化学成分与药理作用研究［J］．长春中医药大学学报，2012，28（2）：353-355.

141. 抱石莲

【品种来源】蕨类水龙骨科抱树莲属植物抱树莲 *Drymoglossum piloselloides*（L）Presl 的全草部分。全年可采，洗净，鲜用或晒干。别名抱树莲、飞莲草、猫龙草。

【中药渊源】抱石莲是土家药特有名称，其在苗药被称为弯妈烟，在瑶药被称为设油赖、吓烈成，是民间常用的中草药，在少数民族地区广泛使用，在土家医治则治法的理论指导下，常在七法中用于止法、清法，八则中用于热则寒之。

【药物功效】清热解毒，止血，止咳。

【性味归经】甜、淡，归肝、肺经。

【临床应用】

（1）治肺热咳嗽：抱石莲、牛大力、鱼腥草、牛白藤各10g，水煎服。

（2）治肺结核潮热：抱石莲30g，阴石蕨15g，水煎2次分服，每日1剂。抱石莲30g，水龙骨15g，水煎2次分服，每日1剂。

（3）治支气管炎：抱石莲、连钱草、枇杷叶各10g，水煎服。

（4）治急性淋巴结炎：抱石莲15g，紫花地丁30g，水煎服。另用上两药鲜品捣烂外敷。

（5）治尿血：抱石莲15g，车前草30g，仙鹤草10g，水煎服。

【文献论述】

（1）《生草药性备要》："治疥癞，杀虫。"

（2）《岭南采药录》："煎服治眼热，跌打损伤瘀痛。"

（3）《常用中草药手册》："消炎解毒，祛风止咳。治黄疸，淋巴腺结核，腮腺炎，咳嗽咳血，风湿骨痛，乳癌，大便燥结。"

【常用剂量】15~30g

【服用方法】内服：煎汤。外用：适量，煎水洗；或捣敷。

【药理作用】

（1）实验表明，抱石莲水提物对动物实验性炎症模型具有安全、可靠的治疗作用，尤其对以渗出、水肿为特征的急性炎症具有较显著的抑制作用。

（2）对抱石莲的各提取部位和各单体化合物进行体外抗氧化活性的筛选，结果表明，其抗氧化活性部位主要为乙酸乙酯和正丁醇部位，主要抗氧化作用的成分为酚酸类化合物，此外其所含的三萜及甾体类也表现出一定的抗氧化活性。

（3）李治甫对分离的部分单体化合物进行了抗肿瘤（人肺癌细胞株A_{549}细胞和人白血病细胞株K_{562}细胞）和抗结核分枝杆菌等活性筛选，结果发现LZF_{06}有一定的抗结核分枝杆菌作用。

【常用肿瘤】常用于肺癌、乳腺癌、肝癌等肿瘤。

【使用注意】脾胃虚弱便溏者慎用。

参考文献

[1] 陈祖盛．汪敏华．抱石莲水提物的抗炎作用［J］．海峡药学，2000，12（3）：37-38.

[2] 张丽媛．蕨类植物抱石莲的化学成分及抗氧化活性研究［D］．广州：广州中医药大学，2015.

[3] 李治甫．抱石莲化学成分及其抗结核等生物活性研究［D］．贵阳：贵阳中医学院，2011.

142. 刮金板

【品种来源】本品为大戟科土沉香属植物草沉香 *Excoecaria acerifclia* F. Didr. 的幼株，以全株入药。全年可采，晒干。别名刮筋板、走马胎。

【中药渊源】刮金板是土家药特有名称，其在苗药被称为锐达务，在瑶药中被称为血风，是民间常用的中草药，在少数民族地区广泛使用，在土家医治则治法的理论指导下，常在七法中用于汗法、赶法，八则中用于湿则祛之。

【药物功效】祛风散寒，健脾利湿，解毒。

【性味归经】苦、辣，归脾、胃、肝、胆经。

【临床应用】

（1）治肝炎、肝脾大所致的腹中瘴块胀痛：刮筋板 6g，苦养头 12g，隔山撬 12g，虎杖 12g。水煎服。

（2）治食积不消，胸腹胀满，小儿疳积：刮筋板 6g，隔山撬 12g，鸡屎藤 12g，萝卜头 12g。水煎服。

（3）治疟疾：刮筋扳鲜叶 7~9 片。洗净，切细，调鸡蛋 1 个，用少量菜油混炒至蛋熟为度。

【文献论述】

（1）《分类草药性》："治吐血，去风寒痰，消肿，格食症。"

（2）《民间常用草药汇编》："破血散瘀。治小儿食积，疳气。杀虫，疗疯狗咬伤。"

（3）《四川中药志》："散包块，除寒湿，开胃健脾。治黄疸。"

（4）《天宝本草》："消气滞血凝。治五积，臌胀，饮食诸疾。"

（5）《夭蛊本草》："五种之积即消开，饮食诸瘴并臌胀，气滞血凝免受灾。"

【常用剂量】9~15g

【服用方法】内服：煎汤。外用：适量，煎水洗；或捣敷。

【药理作用】

（1）近年研究发现，从本品中分离得到不同骨架的新二萜，如 labdane、beyerane、isopimarane、kaurane types 等，其中一些二萜对小鼠肿瘤细胞体外具有细胞毒活性。

（2）美国国立癌症研究所从本品中分离到一个佛波醇酯二萜，具有抗 HIV 活性。

（3）刮金板化合物 1、2、4、6，对 $HepG_2$ 的体外细胞活性 IC50 分别为 14.71、26.52、34.91、65.42μmol/L，在测定浓度范围内剂量依赖关系较好。实验结果表明，化合物 1 对 $HepG_2$ 有一定的细胞毒活性，而化合物 2、4、6 活性较弱。

【常用肿瘤】常用于肝癌等肿瘤。

【使用注意】孕妇慎用。

参考文献

[1] Konoshima T, Konishi T, Takasaki M, et al. Anti-tumor-promoting activity of the diterpene from Excoe-

caria agallocha. Ⅱ. [J]. Biological & Pharmaceutical Bulletin, 2001, 24 (12): 1440-2.
[2] Erickson KL, Beutler JA, Ii JHC, et al. A Novel Phorbol Ester from Excoecaria agallocha [J]. Journal of Natural Products, 1995, 58 (5): 769-772.
[3] 李云志，马超，黄静．刮筋板的化学成分和抗肿瘤活性研究 [J]. 中国药学杂志，2009，44 (17): 1294-1297.

143. 还魂草

【品种来源】本品为景天科植物轮叶景天 *Selaginella lamariscina* Spring 的全草。夏、秋季采，洗净鲜用。别名为打不死、卷柏。

【中药渊源】还魂草是土家药特有名称，其在苗药被称为石莲花，在瑶药中称为轮文咪，是民间常用的中草药，在少数民族地区广泛使用，在土家医治则治法的理论指导下，常在七法中用于赶法，八则中用于阻则通之、肿则消之等。

【药物功效】活血化瘀，消肿止痛。

【性味归经】苦，温，归心、肝经。

【临床应用】

（1）治妇人血闭成瘕，寒热往来，子嗣不育者：卷柏四两，当归二两（俱浸酒炒），白术、牡丹皮各二两，白芍一两，川芎五钱。分作七剂，水煎服；或炼蜜为丸，每早服四钱，白汤送。

（2）治大肠下血：卷柏、侧柏、棕榈等分。烧存性为末。每服三钱，酒下。亦可饭丸服。

（3）治哮喘：垫状卷柏、马鞭草各五钱。水煎服，冰糖为引。

【文献论述】

（1）《神农本草经》："主五脏邪气，女子阴中寒热痛、癥瘕、血闭绝子，久服轻身，和颜色。"

（2）《日华子本草》："镇心，除面皯，头风，暖水脏。生用破血，炙用止血。"

（3）《本草纲目》："凡用，以盐水煮半日，再以井水煮半日，晒干焙用。"

（4）《分类草药性》："治跌打损伤，行气，炒黑止吐血。"

（5）《药性论》："治月经不通。"

【常用剂量】5~10g

【服用方法】内服：煎汤；或熬膏；或入丸、散。

【药理作用】

（1）本品的提取物对体外培养的白血病细胞均有杀伤作用，但不影响正常的人淋巴细胞，其水提物在体内可提高抑癌基因 p53 的表达，并诱导细胞周期停止在 G1 期。喂饲含有 1%卷柏的饲料就可引起前胃上皮中增生细胞核抗原（PCNA）明显减少。

（2）毕跃峰等发现，卷柏水提物及其各个萃取部位对小鼠肉瘤 S_{180}、肝癌 H_{22}模型均有不同程度的抑制作用，水萃取部位作用最强。

（3）江南卷柏总黄酮在体外作用于人结肠癌 HT_{29}细胞后，也能在 mRNA 水平上抑

制 COX_2，进而抑制 COX_2蛋白质表达，从而产生抗癌作用。

（4）体外实验表明，卷柏提取物及 AME 具有扩张血管的作用，AME 能拮抗去氧肾上腺素引起的动脉收缩，其机制是通过 NO-cGMP 信号途径产生内皮依赖性血管平滑肌扩张，并有可能参与非特异性的 K^+通道和 Ca^{2+}通道的调节。

（5）本品同时还有抗炎、调节免疫、抗氧化、抗病毒等作用。

【常用肿瘤】常用于白血病、肝癌等肿瘤。

【使用注意】孕妇慎用。

参考文献

[1] Kuo YC, Sun CM, Tsai WJ, et al. Chinese herbs as modulators of human mesangial cell proliferation: preliminary studies. [J]. Journal of Laboratory & Clinical Medicine, 1998, 132 (1): 76-85.

[2] 毕跃峰，郑晓珂，史社坡．卷柏抗肿瘤药理作用研究 [J]. 中医学报，2003，18（3）：12-13.

[3] 孙颖桢，陈科力，刘震．江南卷柏总黄酮对 HT_{-29}细胞增殖及 COX_2 mRNA 表达的抑制作用 [J]. 中成药，2010，32（9）：1590-1591.

[4] Kang DG, Yin MH, Oh H, et al. Vasorelaxation by amentoflavone isolated from Selaginella tamariscina. [J]. Planta Medica, 2004, 70 (8): 718-722.

[5] 张艺轩，石钺．卷柏属药用植物生物学活性研究进展 [J]. 中成药，2011，33（4）：664-668.

144. 何首乌

【品种来源】本品为蓼科植物何首乌 *Polygonum multiflorum* Thunb. 的干燥块根，其藤茎称夜交藤。秋、冬二季叶枯萎时采挖，削去两端，洗净，个大的切成块，干燥。别名首乌、赤首乌、铁秤砣、红内消。

【中药渊源】何首乌是一味常用的土家药，其在苗药被称为窝朴翁，在瑶药中被称为叶凡台，是民间常用的中草药，在少数民族地区广泛使用，在土家医治则治法的理论指导下，常在七法中用于补法、泄法，八则中用于阻则通之、亏则补之等。

【药物功效】制用：补益精血。生用：解毒，截疟，润肠通便。

【性味归经】苦、甜、涩，归肝、肾经。

【临床应用】

（1）治气血俱虚，久疟不止：何首乌（自三钱以至一两，随轻重用之），当归二三钱，人参三五钱（或一两，随宜），陈皮二三钱（大虚不必用），煨生姜三片（多寒者用三五钱）。水二钟，煎八分，于发前二三时温服之。若善饮者，以酒浸一宿，次早加水一钟煎服亦妙，再煎不必用酒。

（2）治骨软风，腰膝疼，行履不得，遍身瘙痒：首乌大而有花纹者，同牛膝（锉）各一斤，以好酒一升，浸七宿，曝干，于木臼内捣末，蜜丸。每日空心食前，酒下三五十丸。

（3）治疥癣满身：何首乌、艾各等分，锉为末。上相度疮多少用药，并水煎令浓，盆内盛洗，甚解痛生肌。

（4）治大肠风毒，泻血不止：何首乌二两，捣细罗为散，每于食前，以温粥饮调下一钱。

【文献论述】

（1）《开宝本草》：“味苦、涩，微温，无毒。主瘰疬，消痈肿，疗头面风疮、五痔，止心痛，益血气，黑髭鬓，悦颜色。久服长筋骨，益精髓，延年不老。亦治妇人产后及带下诸疾。”

（2）《何首乌录》：“主五痔，腰腹中宿疾冷气，长筋益精，能食，益气力，长肤，延年。”

（3）《本草汇言》：“唯其性善收涩，其精滑者可用，痢泄者可止，久疟虚气散漫者可截，此亦莫非意拟之辞耳。倘属元阳不固而精遗，中气衰陷而泄痢，脾元困疲而疟发不已，此三证，自当以甘温培养之剂治之。”

（4）《本草求真》：“首乌入通于肝，为阴中之阳药，故专入肝经以为益血祛风之用，其兼补肾者，亦因补肝而兼及也。”

（5）《重庆堂随笔》：“内调气血，外散疮痈、功近当归，亦是血中气药。”

【常用剂量】 10~30g

【服用方法】 内服：煎汤。外用：适量，煎水洗。

【药理作用】

（1）研究发现，何首乌提取物AGPMT对荷瘤小鼠免疫功能有影响，其能促进T细胞和B细胞分化、增殖，诱导体内IL-1的生成，适当降低由于肿瘤导致的TNF过量增高，提高机体的免疫能力，此与AGPMT对免疫系统的调节作用研究结果相一致，提示其抗肿瘤作用可能归因于其对机体特异性免疫及非特异性免疫的增强作用，从而达到整体的抑肿瘤效果。

（2）研究表明，何首乌TSG部位提取物能显著降低高脂血症模型大鼠血清MDA的含量，提高血清SOD、CAT、GSH-PX活性及TAC，纠正自由基代谢紊乱，从而降低脂质过氧化作用对心血管的损伤。

（3）张新乐等发现，长期灌胃脂肪乳剂在造成大鼠高脂血症的同时，可使大鼠出现低转换型骨质疏松症，而何首乌水煎液和醇提物乙酸乙酯萃取部位可抑制未成熟成骨细胞、促进成骨细胞的分化形成，抑制破骨细胞的数量及活性，从而有效预防骨丢失，防治骨质疏松。

（4）用制何首乌多糖水溶液灌饲正常小鼠，可显著提高小鼠腹腔巨噬细胞的吞噬百分率和吞噬指数，促进溶血素及溶血空斑形成和淋巴细胞转化，表明制何首乌多糖有较好的免疫增强作用。

（5）何首乌还具有抗衰老及神经保护作用、乌发生发作用，泻下、抗病毒、心肌保护作用，对脑缺血再灌注损伤的神经保护的作用。

【常用肿瘤】 常用于肺癌、胃癌、肝癌等肿瘤。

【使用注意】 大便溏泄及痰湿较重者不宜使用。

参考文献

[1] 孙桂波，邓响潮，郭宝江，等．何首乌蒽醌苷类化合物抗肿瘤作用研究［J］．中国新药杂志，2008，17（10）：837-841.

[2] 相聪坤，王蕊，袁志芳．何首乌二苯乙烯苷类提取物对高脂血症大鼠血脂代谢的影响及其抗氧化作用［J］．中国药业，2009，18（24）：19-20.

[3] 张新乐，吴铁，崔燎，等．骨形态计量学观察何首乌对高脂大鼠骨骼的影响［J］．中国现代医学杂志，2012，22（7）：1-7.

[4] 张志远，苗明三，顾丽亚．制何首乌多糖对小鼠免疫功能的影响［J］．中医研究，2008，21（6）：18-19.

[5] 杨红莉，葛珍珍，孙震晓．何首乌药理研究新进展［J］．中药材，2013，36（10）：1713-1717.

145. 鸡屎藤

【品种来源】 本品为茜草科植物鸡屎藤 *Paederia yunnanensis*（Levl.）Rehd. 的全草，夏季采收全草，晒干。别名毛叶黄药、狗屁藤、臭屁藤。

【中药渊源】 鸡屎藤是一味常用的土家药，其在傣药被称为嘿多吗，在苗药被称为窝项嘎，在瑶药中被称为缺解美，是民间常用的中草药，在少数民族地区广泛使用，在土家医治则治法的理论指导下，常在七法中用于补法，八则中用于阻则通之、湿则祛之。

【药物功效】 解毒止痛，祛风活血，燥湿杀虫。

【性味归经】 辣、苦，平，归心、肝、脾、肾经。

【临床应用】

（1）治食积腹泻：鸡屎藤一两。水煎服。

（2）治小儿脱肛：鸡屎藤近根之头，老者，酒蒸晒十次，和羊肠煮食之。

（3）治背疽：鲜鸡屎藤二两，酒水煎服；渣或另用鲜叶捣烂敷患处。

（4）治妇女虚弱咳嗽，白带腹胀：鸡屎藤根四两，红小芭煎头四两。炖鸡服。

（5）治有机磷农药中毒：鸡屎藤三两，绿豆一两。水煎成三大杯，先服一大杯，二至三小时服一次。药后有呕吐、腹泻反应。

（6）刘建阳等对108例癌症疼痛及术后疼痛采用鸡屎藤注射液治疗，中度以上疼痛的缓解率为85.19%，总有效率为97.23%，其镇痛特点是起效慢，但持续时间长、无成瘾性、无耐药性、可重复和连续给药。

【文献论述】

（1）《生草药性备要》："其头治新内伤，煲肉食，补虚益肾，除火补血；洗疮止痛，消热散毒。其叶擂米加糖食，止痢。"

（2）《本草纲目拾遗》："中暑者以根、叶作粉食之。虚损者杂猪胃煎服。治瘰疬用根煎酒，未破者消，已溃者敛。"

（3）《本草求原》："理脚湿肿烂，蛇伤，同米擂食并敷。"

（4）《植物名实图考》："为洗药，解毒去风，清热散寒。敷无名肿毒，并补筋骨。”

(5)《草木便方》：“补虚劳，调理脾胃元气，治病后虚肿、耳鸣。”

(6)《上海常用中草药》：“祛风，活血，止痛，消肿。治风湿酸痛，跌打损伤，肝脾肿大，无名肿毒。”

【常用剂量】 15~20g

【服用方法】 内服：煎汤。外用：捣烂外敷。

【药理作用】

(1) 抗炎镇痛作用：鸡屎藤水煎液显著抑制二甲苯所致小鼠耳廓肿胀和角叉菜胶所引起的大鼠足部肿胀，提高小鼠对高温烫伤的痛阈。

(2) 抗风湿作用：鸡屎藤甲醇提取物可抑制异物埋植所致大鼠肉芽组织增生，降低肝天冬氨酸氨基转移酶（aspartatetransaminase，AST）活力，拮抗低渗所致红细胞溶血反应和血清酸性磷酸酶活力（acid phosphatase）的升高，抑制模型动物血清 α-酸性糖蛋白水平的升高，显示其显著的抗风湿作用。

(3) 鸡屎藤乙醇提取产物可改善吗啡诱导性胃肠道蠕动减弱，抑制顺铂诱导性胃肠道蠕动加快，表现出明显的抗腹泻作用。

(4) 研究发现，鸡屎藤提取产物可显著降低尿酸性肾病大鼠肾脏组织 COX-2 及 TNF-α 蛋白的表达，且下调 TNF-αmRNA 的表达。

(5) 万进等研究表明，本品化合物京尼平苷能抑制鼠白血病 P_{388} 细胞的生长，其中苷元的半缩醛结构是抗肿瘤所必须的。

(6) 本品还有抗氧化、抗微生物、降血脂等作用。

【常用肿瘤】 常用于白血病、肝癌等肿瘤。

【使用注意】 孕妇慎用。

参考文献

[1] 刘建阳，刘敬伟，李玉权．鸡屎藤注射液治疗癌症疼痛及术后镇痛 108 例临床观察［J］．实用肿瘤学杂志，2004，18（3）：212-213.

[2] 王振富．矢藤抗炎镇痛作用的实验研究［J］．中国民族民间医药，2009，18（24）：30-31.

[3] De S，Ravishankar B，Bhavsar GC. Investigation of the anti-inflammatory effects of Paederia foetida［J］. Journal of Ethnopharmacology，1994，43（1）：31-38.

[4] Afroz S，Alamgir M，Khan M T H，et al. Antidiarrhoeal activity of the ethanol extract of Paederia foetida，Linn.（Rubiaceae）［J］. Journal of Ethnopharmacology，2006，105（2）：125-130.

[5] 朱文靖．鸡屎藤环烯醚萜苷对大鼠尿酸性肾病的防治作用及机制研究［D］．合肥：安徽医科大学，2013.

[6] 万进，方建国．环烯醚萜类化合物的研究进展［J］．医药导报，2006，25（6）：530-533.

[7] 熊中奎，郎娟．鸡屎藤的药理学作用及临床应用［J］．中国现代医生，2012，50（20）：27-29.

146. 连翘

【品种来源】 本品为木犀科连翘属植物连翘 *Forsythia suspensa.* 的干燥果实，果实成熟时采收，晒干，除去杂质。

【中药渊源】 连翘是一味常用的土家药，其在蒙药被称为协日-苏郎嘎-吉木斯，是民间常用的中草药，在少数民族地区广泛使用，在土家医治则治法的理论指导下，常在七法中用于补法，八则中用于肿则消之、热则寒之等。

【药物功效】 清热解毒，消肿散结，疏散风热。

【性味归经】 苦，凉，归肺、心、小肠经。

【临床应用】

（1）治太阴风温、温热、温疫、冬温，初起但热不恶寒而渴者：连翘一两，银花一两，苦桔梗六钱，薄荷六钱，竹叶四钱，生甘草五钱，芥穗四钱，淡豆豉五钱，牛蒡子六钱。上杵为散，每服六钱，鲜苇根汤煎，香气大出，即取服，勿过煮。病重者，约二时一服，日三服，夜一服；轻者三时一服，日三服，夜一服；病不解者，作再服。

（2）治小儿一切热：连翘、防风、甘草（炙）、山栀子各等分。上捣罗为末，每服二钱，水一中盏，煎七分，去滓温服。

（3）治赤游癍毒：连翘一味，煎汤饮之。

（4）治乳痈、乳核：连翘、雄鼠屎、蒲公英、川贝母各二钱。水煎服。

【文献论述】

（1）《神农本草经》："主寒热，鼠瘘，瘰疬，痈肿恶疮，瘿瘤，结热。"

（2）《药性论》："主通利五淋，小便不通，除心家客热。"

（3）《日华子本草》："通小肠，排脓。治疮疖，止痛，通月经。"

（4）《名医别录》："去白虫。"

（5）李杲："散诸经血结气聚；消肿。"

【常用剂量】 5~10g

【服用方法】 内服：煎汤。外用：适量，煎水洗。

【药理作用】

（1）陈杨等研究表明，连翘水提液 LA 具有明显的体外抑制 RSV 的作用。又进一步把连翘经水提醇沉、大孔吸附树脂柱层析的方法分离得到连翘抗病毒有效部位 LC-4，该实验表明 LC-4 可明显抑制 RSV 在细胞内的复制，无论是在病毒复制的早期，还是在中晚期，LC-4 都表现出一定的抑制作用。

（2）付萍等采用组织细胞培养法、血凝法，建立流行性感冒动物模型，对不同浓度的抗病毒滴丸进行体外抗病毒实验研究，结果表明其在 0.390~0.781g/L 浓度范围具有明显的抑制流感病毒、副流感病毒、3 型腺病毒、RSV 和 I 型单纯疱疹病毒的致细胞病变作用。

（3）张杲以四氯化碳诱导的肝损伤模型作为动物模型，通过实验研究证实连翘苷可以有效降低四氯化碳诱导的急性肝损伤小鼠的血清 AST、ALT 活性，升高胆碱酯酶（CHE）活性，提高肝组织中超氧化物歧化酶（SOD）活性，同时还能降低肝组织中氧化产物丙二醛（MDA）的积累。结果说明连翘苷可有效减轻四氯化碳对肝组织的损伤作用，具有保护肝脏的功效。

(4) 有研究表明，连翘苷具有较好的抗氧化作用，可以抑制氧化产物丙二醇的积累，促进抗氧化酶 POD 和 CAT 的活性，提高机体的抗氧化能力。

(5) 本品还具有抗炎、抗菌、降脂等作用。

(6) 胡文静等发现，连翘乙醇提取物体外对人肝癌细胞株 $SMMC_{7721}$、人肠癌细胞株 LOVO、人胃低分化腺癌细胞株 BGC_{823} 和小鼠 H_{222} 肝癌细胞均具有明显的抑制作用，连翘醇提取物体内、外均具有显著的抗肿瘤活性[6]。

【常用肿瘤】 常用于肺癌、胃癌、肝癌等肿瘤。

【使用注意】 脾胃虚寒及气虚脓清者不宜使用。

《本草经疏》：痈疽已溃勿服，大热由于虚者勿服，脾胃薄弱、易于作泄者勿服。

参考文献

[1] 陈杨．连翘抗病毒有效部位（LC-4）体外抗呼吸道合胞病毒作用研究［D］．哈尔滨：哈尔滨医科大学，2009.

[2] 付萍，杨铭，陈颖丽，等．抗病毒滴丸抗病毒作用的实验研究［J］．中国实验方剂学杂志，2007，13（6）：46-48.

[3] 张杲．连翘（Forsythia suspensa）叶药用价值及其药用活性组分的初步研究［D］．西安：陕西师范大学，2006.

[4] 赵咏梅，李发荣，杨建雄，等．连翘苷降血脂及抗氧化作用的实验研究［J］．天然产物研究与开发，2005，17（2）：157-159.

[5] 魏晋宝，杨光义，陈欢，等．连翘苷的提取方法、药理毒理及药动学研究进展［J］．中国药师，2015，18（12）：2144-2148.

[6] 胡文静，钱晓萍，涂云霞，等．连翘乙醇提取物抗肿瘤作用的实验研究［J］．南京中医药大学学报，2007，23（6）：379-381.

147. 血当归

【品种来源】 本品乃双子叶植物药菊科植物血当归 *Rumex chalepensis* Mill. 的全草。别名菊三七、牛西西、血丝大黄、乳突叶酸模、红筋大黄、土大黄、止血草、金不换、化血莲、散血七。

【中药渊源】 血当归是一味常用的土家药，其在苗药中被称为薯莨，是民间常用的中草药，在少数民族地区广泛使用，在土家医治则治法的理论指导下，常在七法中用于赶法，八则中用于热则寒之等。

【药物功效】 凉血止血，解毒杀虫，清热通便。

【性味归经】 甜，平，归肺、肝二经。

【临床应用】 研究表明，土大黄内服可用于各种出血症，如痨伤所致的吐血、咳血，跌打损伤所致的出血、便血，以及再生障碍性贫血导致的出血等症的治疗。

【文献论述】

(1)《滇南本草》："治跌打损伤。生用破血，炙用补血。"

(2)《天宝本草》："治包块癥瘕，妇女血滞，腰脚痛，男子遗精，痢症。"

（3）《本草纲目》：“治金疮折伤出血及上下血病。”

（4）《简易草药》：“能破血，祛瘀，散血，消肿。通治五劳七伤，跌打损伤。”

（5）《国药的药理学》：“治血痢，月经过多，分娩后的后期出血等。又遇虎咬、毒蛇咬、蜂刺伤时，取汁涂敷伤处。”

【常用剂量】 9~15g

【服用方法】 内服：煎汤。外用：适量，煎水洗；或捣敷。

【药理作用】

（1）血当归的甲醇、乙酸乙酯、水提取物均能促进成骨细胞的增殖和分化。

（2）研究发现，血当归成分中，白藜芦醇及其苷对肠癌、肝癌、乳腺癌、肺癌、白血病等均具有拮抗作用，在致癌作用的起始、增殖、发展三个主要阶段，本品均有抑制乃至逆转作用。

（3）研究发现，血当归成分中大黄素型蒽醌类化合物对疱疹性口炎病毒、单纯疱疹病毒、副流感病毒等均有抑制作用。

（4）研究发现，血当归成分中大黄素具有明显的体外抗菌活性，对大肠杆菌、福氏痢疾杆菌、金黄色葡萄球菌、肝炎双球菌等均有抑制作用。

（5）实验研究表明，用土大黄制备的注射液可明显延长家兔的血浆复钙时间，亦可缩短家兔出血及凝血时间。

【常用肿瘤】 常用于肠癌、肝癌、乳腺癌、肺癌等肿瘤。

【使用注意】 孕妇慎用。

参考文献

[1] 刘红森，李艳玲，杨继章．土大黄的药理作用及临床应用研究进展［J］．中国药房，2013，24（15）：1422-1425.

[2] 徐宗．血当归粗提物体外成骨活性研究［D］．武汉：中南民族大学，2011：1-3.

[3] 王征，罗泽民，邓林伟．白藜芦醇的药理作用机理和合成途径［J］．天然产物研究与开发，2003，15（2）：178-181.

[4] 张燕，李治建，夏木西努尔·肖盖提，等．土大黄化学成分及药理作用研究进展［C］．中药和民族药学术会议，2012：14-15.

[5] ChengHsiung Chang，ChunChing Lin，JenqJer Yang，et al. Anti-inflammatory effects of emodin from ventilago leiocarpa［J］．American Journal of Chinese Medicine，1996，24（2）：139-142.

[6] Demirezer LÖ，Kuruüzüm-Uz A，Bergere I，et al. The structures of antioxidant and cytotoxic agents from natural source：anthraquinones and tannins from roots of Rumex patientia［J］．Phytochemistry，2001，58（8）：1213-1217.

148. 百味莲

【品种来源】 本品为葫芦科雪胆属植物雪胆 *Hemsleya amabilis* Diels 及大子雪胆 *H. macrosperma* C. Y. Wu. 的块根。常年可采，秋季采质佳，切片晒干。又名雪胆、罗锅底、苦金盆、蛇莲、金腰莲、金龟莲、金盆、赛金刚。

【中药渊源】百味莲是一味常用的土家药，其在苗药中被称为酒桑抱确，是民间常用的中草药，在少数民族地区广泛使用，在土家医治则治法的理论指导下，常在七法中用于赶法，八则中用于热则寒之等。

【药物功效】清热解毒，抗炎消菌，止泻止血。

【性味归经】苦、凉，归肺、肝、大肠经。

【临床应用】

（1）治带状疱疹、急性黄疸型肝炎、流感等。

（2）治喉痛及牙龈肿痛：金龟莲、射干、骨碎补、马勃、地骨皮、板蓝根、水灯心。水煎服。

（3）治实火牙痛：金龟莲、苛草根、枸地芽根。水煎服。

（4）治外伤痛、牙痛、喉痛、腹痛：金腰莲块根。洗净，切片，晒干，研成细粉。痛时服 0. 3~0. 5g。

（5）治泌尿、皮肤、消化、呼吸、五官等多种感染性疾病：金腰莲块根。洗净，切片，晒干，研末（或制成片剂、胶囊）。每次一至四份，日服二至三次，小儿酌减。亦可制成10%膏剂，外敷患处。

（6）治疗痈肿痛及汤火伤：金龟莲、水黄连、蒲公英。捣绒外敷。

【文献论述】

（1）《广西药植名录》："治肠胃湿热，赤痢，口糜，痈肿，痔疮，火伤。"

（2）《广西实用中草药新选》："解毒，收敛，生肌。治毒蛇咬伤，汤火伤，痢疾，腹泻。"

（3）《贵州草药》："清热，利湿，解毒，镇痛。治发痧肚痛，吐泻，红痢。"

（4）《昆明民间常用草药》："健胃，止痛，消炎，止血。治腹胀，痢疾，肝炎，前列腺炎，外伤出血。"

（5）《草木便方》："祛风。治火眼热毒，肠胃热结气痛。"

（6）《分类草药性》："治咽喉痛，风寒火牙，涂恶疮。"

【常用剂量】6~9g

【服用方法】内服：煎汤，或研末。外用：捣敷。

【药理作用】

（1）雪胆根95%乙醇浸膏经乙酸乙酯萃取后，进行反复低压柱层析、氯仿与甲醇不同比例洗脱，所得化合物Ⅰ和化合物Ⅲ均具有抗肿瘤活性。

（2）雪胆胃肠丸能使小鼠无水乙醇所致胃溃疡的溃疡面积明显减小，能降低大鼠溃疡指数，对试验性胃溃疡有明显的保护作用。

（3）研究结果表明，雪胆素片在大剂量小剂时作用下能够抑制内毒素所致的兔体温升高，具有降温作用。

（4）雪胆素片对二甲苯所致的小鼠耳廓肿胀及角叉菜胶所致的大鼠足趾肿胀有一定的抑制作用；对氨水致咳的小鼠有明显的镇咳作用。

（5）本品还具有抑制流感病毒、抗乙肝病毒和保肝等作用。

【常用肿瘤】 常用于肝癌和前列腺癌等肿瘤。

【使用注意】 脾虚胃寒者勿用。

参考文献

[1] 陶朝阳，吕泰省．雪胆根抗肿瘤活性成分研究［J］．第二军医大学学报，1999，20（5）：337-339.

[2] 刘艳丽，李笑然，范金胤，等．雪胆胃肠丸对胃溃疡的作用实验研究［J］．时珍国医国药，2010，21（2）：301-302.

[3] 李亮，朱玲，刘蓉，等．雪胆素的药效学试验［J］．四川生理科学杂志，2005，27（3）：135.

[4] 陈夏静，伍怡颖，匡文娟，等．雪胆素片抗炎镇咳作用的实验研究［J］．四川生理科学杂志，2009，31（4）：153-154.

[5] 苏红，白华，齐静，等．中药雪胆及其制剂研究进展［J］．中国畜牧兽医，2012，39（3）：202-205.